中国脑卒中防治报告

Report on Stroke Prevention and Treatment in China

2020

主　编　王陇德　常继乐　焦雅辉

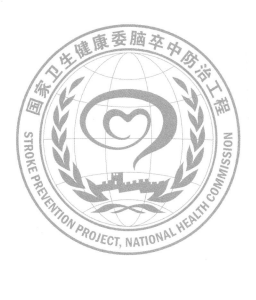

中国人口出版社
China Population Publishing House
全国百佳出版单位

图书在版编目(CIP)数据

中国脑卒中防治报告.2020/王陇德,常继乐,焦雅辉主编.

――北京:中国人口出版社,2021.7

ISBN 978 – 7 – 5101 – 7891 – 7

Ⅰ.①中… Ⅱ.①王…②常…③焦… Ⅲ.①脑血管疾病 – 防治 – 研
究报告 – 中国 – 2020　Ⅳ.①R743

中国版本图书馆 CIP 数据核字(2021)第 077217 号

中国脑卒中防治报告 2020

ZHONGGUO NAOCUZHONG FANGZHI BAOGAO 2020

王陇德　常继乐　焦雅辉　主编

责 任 编 辑	张宏文　曾迎新	
责 任 印 制	王艳如　董 宏	
出 版 发 行	中国人口出版社	
印　　　刷	小森印刷(北京)有限公司	
开　　　本	889 毫米 ×1 194 毫米　1/16	
印　　　张	13	
字　　　数	300 千字	
版　　　次	2021 年 7 月第 1 版	
印　　　次	2021 年 7 月第 1 次印刷	
书　　　号	ISBN 978 – 7 – 5101 – 7891 – 7	
定　　　价	108.00 元	

网　　　址	www.rkcbs.com.cn
电 子 信 箱	rkcbs@126.com
总编室电话	(010)83519392
发行部电话	(010)83510481
传　　　真	(010)83538190
地　　　址	北京市西城区广安门南街 80 号中加大厦
邮 政 编 码	100054

防治卒中
健康中國

題贈國家衛生計生委
腦卒中防治工程
陳竺 二零一五年四月二十八日

《中国卒中宣言》

　　让我们以生命的尊严，传递给全社会一项重要共识——卒中已成为威胁人类生命、健康和生活质量的灾难。关注卒中，立即行动！

　　脑卒中（俗称中风，包括脑梗死和脑出血）是一种急性脑血管病，具有发病、致残、死亡和复发率高的特点。据世界卫生组织统计，全世界每6个人中就有1人可能罹患卒中，每6秒钟就有1人死于卒中，每6秒钟就有1人因卒中而永久致残。

　　在我国，卒中已成为居民第一位死亡原因，是人民群众生命健康的第一杀手。更为严重的是，我国有糖尿病人近1亿，高血压患者2.2亿，血脂异常者2亿，超重和肥胖者2.4亿，吸烟者3.5亿，卒中高危人群数量惊人。

　　让我们唤醒专业人士和公众的警觉，为了生命健康，为了千家万户远离危险和忧患，向卒中宣战！

　　卒中可防可控！我们郑重向广大民众提出5项简易措施：认知高血压、糖尿病、血脂异常等卒中危险因素；进行体力活动及常规锻炼；健康饮食，避免肥胖；戒烟限酒；学会识别卒中预警症状和应对方法。

脑卒中筛查与防治是一项重大国民健康促进工程，需要各级卫生部门、医疗机构、医务工作者同心协力，提高防控意识，构建全国脑卒中筛查与防治网络体系，普及健康科普知识，倡导健康生活方式，开展卒中高危人群筛查，进行早期诊断与干预，改进治疗和康复现状，加强其发病机理及防控管理科学研究。"健康所系，性命相托"。让我们肩负起使命，动员全社会力量共同参与，竭尽全力控制发病之风险，扶助健康之完美，为降低我国卒中发病率、致残率与死亡率，为维护人民群众的健康权益、促进社会和谐而不懈努力！

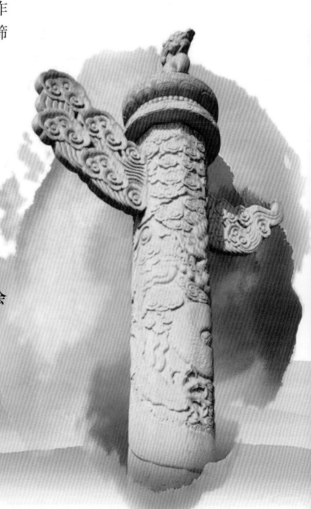

国家卫生健康委脑卒中防治工程委员会

《中国脑卒中防治报告》编写委员会

主　编

王陇德　常继乐　焦雅辉

副主编（以姓氏拼音为序）

刘建民　刘　鸣　彭　斌　单春雷　王伊龙　王拥军　张鸿祺　赵国光

委　员（以姓氏拼音为序）

巢宝华　崔丽英　董　强　高润霖　葛均波　顾东风　郭燕红　韩雅玲　胡大一　胡盛寿

华　扬　霍　勇　吉训明　姜卫剑　康德智　李大川　李天晓　凌　锋　刘远立　王金环

王永炎　吴　静　吴良有　谢　鹏　徐安定　曾进胜　张伯礼　张建宁　张　澍　张　运

赵继宗　周良辅

《中国脑卒中防治报告》专家委员会

（以姓氏拼音为序）

安中平　白玉龙　毕　齐　蔡定芳　蔡艺灵　柴尔青　陈　东　陈会生　陈康宁　陈生弟

陈　忠　程敬亮　程晓曙　楚　兰　邓学东　杜怡峰　樊东升　范一木　方　琪　方向华

高培毅　高　山　高　颖　顾　新　顾宇翔　郭　力　郭立新　郭蓉娟　郭　伟　郭晓蕙

韩建峰　何　俐　贺茂林　洪天配　胡　波　胡风云　黄东锋　黄小波　黄　燕　黄一宁

惠品晶　贾建平　贾子善　焦力群　柯开富　李国忠　李红燕　李建初　李坤成　李　玲

李秀华　李焰生　李　勇　励建安　刘昌伟　刘力生　刘　鹏　刘新峰　刘月春　刘运海

娄　昕　楼　敏　卢光明　陆恩祥　吕佩源　罗本燕　马长生　马青峰　毛　颖　缪中荣

母义明　牛小媛　潘速跃　潘旭东　彭小祥　彭　亚　蒲传强　任力杰　沈　英　施福东

施海彬　史怀璋　宋海庆　宋为群　孙宁玲　谭国军　唐　杰　唐洲平　滕伟禹　田金洲

佟小光　汪　昕　汪　阳　王大明　王　峰　王芙蓉　王继光　王佳伟　王建安　王锦权

王　磊　王丽华　王　硕　王文志　王枭冶　王延江　王运杰　王增武　王振海　温朝阳

吴　钢　吴　江　吴晓牧　吴　毅　武　剑　肖海鹏　谢晓东　徐　冰　徐如祥　徐　运

许百男　许予明　薛　蓉　严晓伟　杨明会　杨　莘　杨跃进　游　潮　于生元　余　波

袁　军　张鸿祺　张建民　张力伟　张　猛　张　通　张微微　张晓彪　张颖冬　张永巍

张允岭　章军建　赵　冬　赵　钢　赵性泉　钟莲梅　钟　书　周定标　周盛年　周玉杰

朱良付　朱榆红　祝新根

5

前言

　　脑卒中自 2015 年以来已成为我国第一位的疾病致死及致残原因,是严重危害我国国民健康的重大慢性非传染性疾病。中国是脑卒中大国,随着社会老龄化和城市化进程加速,居民不健康生活方式流行,心脑血管疾病危险因素普遍暴露,我国脑卒中疾病负担有爆发式增长的态势。脑卒中作为一种可防可控的疾病,早期筛查、积极干预效果显著。2009 年,原卫生部启动脑卒中筛查与防治工程,并于 2011 年正式成立国家卫生健康委脑卒中防治工程委员会(以下简称"国家脑防委"),同年启动了国家重大公共卫生专项"脑卒中高危人群筛查和干预项目",并制定了"关口前移、重心下沉,提高素养、宣教先行,学科合作、规范诊治,高危筛查、目标干预"的 32 字防控策略。

　　经过十余年的不懈努力,我国脑卒中防控工作在各级卫生健康行政部门的持续推动下,在医疗卫生机构和广大医务人员的积极参与下,已经取得了显著成效。目前,已在全国 31 个省(区、市)和新疆生产建设兵团设立了 327 家脑卒中筛查与防治基地医院,累计完成脑卒中高危人群筛查 900 余万人次,百万人群前瞻干预队列已具规模,为国家慢性病防控提供决策依据和有力支撑。卒中中心建设工作自 2005 年正式启动以来效果显著,国家—省—市—县医院四级管理架构已建立,卒中中心建设标准和现场指导评估指标不断完善。2019 年,国家脑防委共组织 55 组专家对 280 余家卒中中心进行了现场调研,以查促建,推动了卒中中心建设和防治工作规范化开展。截至 2019 年 12 月,国家脑防委共计授牌示范高级卒中中心 30 家,高级卒中中心(含建设单位)466 家,综合防治卒中中心 181 家,防治卒中中心 717 家。高级卒中中心覆盖全国 30 个省(区、市)及新疆生产建设兵团。其中,以山东、广东、河南、江苏四省数量最多,西藏、青海、内蒙、宁夏等偏远地区建设发展仍很滞后。2019 年,国家脑防委持续推进院前高危人群筛查、院中规范诊治、院后随访管理的一体化的健康管理综合工作模式落地,积极开展脑心健康管理师的专项培训,培训的600 余名脑心健康管理师参与到了筛查项目工作中,累计开展了 446 288 人次的脑卒中高危因素筛查和干预工作,并对数百万患者家属开展了心脑血管疾病的健康宣教。具有中国特色的"防、治、管、康、健"五位一体的全流程脑卒中体系从无到有,初步实现。

自 2015 年起,国家脑防委每年组织脑卒中防治领域专家编写《中国脑卒中防治报告》,既是过去一年我国脑卒中防治领域内公共卫生、科研、临床、筛查和干预项目等方面的最新进展,也是我国脑卒中相关权威数据发布的平台,更是公众了解我国脑卒中防治工作进展的窗口。《中国脑卒中防治报告 2020》参考国内最新重大研究成果,由 50 余名脑卒中防治领域专家执笔,近百位专家讨论和修改,历时 1 年时间完成,从中国脑卒中流行病学概况、中国脑卒中诊治进展、中国脑卒中防治体系建设进展、中国脑卒中高危人群筛查和干预项目进展及中国脑卒中防治工作展望 5 个方面,对 2019 年我国脑卒中防治工作进行了系统梳理和总结,对下一步脑卒中防治工作提出了主要任务和目标。

习近平总书记在 2016 年全国卫生与健康大会上强调:没有全民健康,就没有全面小康。党的十八大以来,以习近平同志为核心的党中央,把人民身体健康作为全面建成小康社会的重要内涵,从维护全民健康和实现国家长远发展出发,身体力行、率先垂范,正在铺设一条以人民为中心的"健康之路"。按照《脑卒中综合防治工作方案》的目标要求,到 2020 年,全国脑卒中发病率增长速度要降到 5% 以下,心脑血管疾病死亡率下降 10%。实现这一目标时间紧,任务重,我们要坚决按照党中央、国务院的部署,认真学习领会习近平总书记关于健康中国建设的重要指示精神,把人民健康放在优先发展的战略地位,努力全方位全周期保障人民健康,坚定信心,踏实苦干,继续狠抓脑卒中防治工作,积极动员全社会力量共同参与,将脑卒中防治工作不断引向深入,持续提高医疗卫生机构脑卒中防治水平,不断提升国民健康素养,扎实推进健康中国建设,为实现"两个一百年"奋斗目标、为实现中华民族伟大复兴的中国梦打下坚实健康基础。

2020 年 10 月

《中国脑卒中防治报告2020》概览

1. 中国脑卒中概况

全球疾病负担研究（Global Burden of Disease Study，GBD）数据显示，脑卒中是我国居民死亡的首位病因。中国是最大的发展中国家，人口占世界总人口的五分之一，其脑卒中现患人数高居世界首位。

（1）发病率

2019 年 GBD 数据显示，我国脑卒中发病率由 2005 年 222/10 万下降至 2019 年 201/10 万，缺血性脑卒中发病率由 2005 年 117/10 万升高至 2019 年 145/10 万，而出血性脑卒中发病率呈现缓慢下降的趋势，由 2005 年 93/10 万下降至 2019 年 45/10 万。

（2）患病率

我国脑卒中患病率整体呈上升趋势。GBD 数据显示，2019 年我国缺血性脑卒中患病率为 1 700/10 万（年龄标化率 1256/10 万）、出血性脑卒中患病率为 306/10 万（年龄标化率 215/10 万）。"脑卒中高危人群筛查和干预项目"数据显示，我国 40 岁及以上人群的脑卒中人口标化患病率由 2012 年的 1.89% 上升至 2019 年的 2.58%，由此估算，2019 年我国 40 岁以上人群现患和曾患脑卒中人数约为 1 704 万。

（3）复发率

脑卒中具有高复发的特点。中国脑血管病大数据平台数据显示，脑卒中存活患者发病 1 年内卒中复发率为 7.48%。

（4）死亡率

GBD 数据显示，2019 年我国脑卒中死亡率为 154/10 万，粗死亡率较 1990 年上升 32%，而年龄标化死亡率下降 40%。脑卒中粗死亡率的上升可能与我国人口持续老龄化相关，年龄标化死亡率下降可能与医疗体系不断完善、全民健康素养不断提升以及脑卒中相关科普宣教广泛开展有关。

（5）伤残调整寿命年

GBD 数据显示 2005—2019 年我国缺血性脑卒中的伤残调整寿命年整体呈现下降趋势，自 2005 年 1 268/10 万下降到 2019 年 1 148/10 万，出血性脑卒中的伤残调整寿命年也呈现下降趋势，自 2005 年 2068/10 万下降到 2019 年 1 142/10 万；但我国脑卒中所致伤残调整寿命年仍远高于英、美、日等发达国家同期水平。

（6）经济负担

《中国卫生健康统计年鉴 2019》显示，2018 年我国缺血性脑卒中出院人数为 3 732 142 人、出血性脑卒中为 564 131 人，相比 2008 年，十年时间分别增长了 8 倍和 3 倍。2018 年我国缺血性脑卒中和出血性脑卒中患者人均住院费用分别为 9 410 元和 19 149 元，相比 2008 年分别增长 56% 和 125%，一定程度上反映了溶栓、取栓、外科手术等高费用特异性诊疗技术的开展和普及。

2. 国际脑卒中流行病学现状

根据 GBD 数据估计 2019 年中国缺血性脑卒中发病率仍高出全球平均水平（202/10 万人年 vs. 99/10 万人年），而死亡率/发病率比（Mortality to Incidence Ratio，MIR）低于全球水平（0.36 vs. 0.43）；中国出血性脑卒中的发病率（75/10 万人年 vs. 59/10 万人年）和死亡率（81.55/10 万人年 vs. 42.2/10 万人年）也高于全球平均水平。

3. 中国脑卒中防治体系建设进展

（1）脑卒中筛查与防治基地医院建设

工程在全国 31 个省（市、区）及新疆生产建设兵团遴选了 327 家区域龙头三级医院作为脑卒中筛查与防治基地医院。

（2）卒中专科联盟建设

在首都医科大学宣武医院、上海长海医院、河南省人民医院、福建医科大学附属第一医院、吉林大学第一医院、苏州大学附属第一医院、聊城市人民医院等单位和崔丽英、华扬、刘建民、缪中荣、李天晓、康德智等国内一批从事脑卒中防治工作的知名专家积极倡议下，于 2019 年 9 月成立中国卒中专科联盟，选举王陇德院士当选第一届联盟主席。各地积极响应中国卒中专科联盟的号召，先后在河南、山东、新疆、广东、广西、云南、吉林、山西等十余个省份成立当地的区域联盟。

（3）卒中急救地图建设

截至 2019 年 11 月，中国卒中急救地图平台已有 23 个省（市、区）的 100 个城市发布了卒中急救地图，1 400 多家医疗机构成为中国卒中急救地图医院。

（4）中国心源性卒中防治项目及基地医院建设

截至 2019 年 11 月，心源性脑卒中项目分别在江苏省、辽宁省、湖南省、陕西省等省份开展省级联盟建设,在83家基地医院建立了院内项目管委会,有效地推动项目执行。

4. 中国卒中中心建设

(1)规模进展

2019年国家脑防委共计授牌示范高级卒中中心30家,高级卒中中心(含建设单位)466家,综合防治卒中中心181家,防治卒中中心717家。高级卒中中心建设已在全国30个省份及新疆生产建设兵团广泛开展,其中以山东、广东、河南、江苏四省数量最多,宁夏等偏远地区建设发展仍很滞后,西藏尚未开展卒中中心建设。

(2)高级卒中中心数据关键技术现况

2019年1～12月共466家高级卒中中心(包括已挂牌、建设单位)参与数据直报,上报病例数据合计153 374例。其中缺血性脑卒中占71.55%,脑出血占16.03%,蛛网膜下腔出血占6.17%。

1)静脉溶栓技术

2019年全国高级卒中中心开展静脉溶栓例数61 379例,其中尿激酶溶栓10 503例,占17.1%,入院到给药的时间(DNT)中位数为44分钟。

2)血管内介入再通技术

2019年全国高级卒中中心AIS的血管内介入再通技术总计完成26 594例,其中直接取栓22 906例,桥接取栓6 674例。

3)颈动脉成形术(CEA和CAS)

2019年高级卒中中心CEA手术上报例数6 600例,上报CAS共18 649例。

4)动脉瘤介入及外科夹闭术

2019年颅内动脉瘤的介入栓塞例数28 442例,开颅夹闭手术11 864例。

(3)防治卒中中心数据直报情况

2019年全国防治卒中中心共开展静脉溶栓22 076例,其中尿激酶溶栓6 896例,占比31.2%。

(4)中国卒中急救地图建设

全国现有23个省(市、区),100个城市开通卒中急救地图,覆盖参与医院共1 400家。

5. 卒中防治规范化培训及推广

(1)建立培训基地

2019年国家脑防委开展"中国卒中中心培训基地"评选工作,根据我国各高级卒中中心的建设水平、卒中防治关键适宜技术应用和推广、培训能力等情况,授予首都医科大学宣武医院等26家单位为"中国卒中中心培训基地"。

（2）开展专业培训

2019 年共举办 6 期全国卒中中心建设培训会，累计培训 1 500 余人。

2019 年国家脑防委成功举办 5 期脑心健康管理师培训班，累计培训学员 600 余人。

（3）卒中防治健康宣传

2019 年，全国共开展科普宣教 85 528 场、举行健康讲座 7 734 场，通过电视、电台、报纸、网络等开展宣传 16 710 场次。举行包括"心脑健康中国行"等多种形式的义诊 6 770场，发放宣传册 284 万余，惠及群众达 1 400 余万人次，受到了民众的欢迎。

6. 中国脑卒中高危人群筛查和干预项目

人群筛查数据概况

2019 年脑卒中高危人群筛查和干预项目共覆盖全国 31 个省份的 234 家基地医院、451 个筛查干预项目点，最终经过清洗后纳入分析库的数据共 546 245 例，其中登记失访 4275 人，登记死亡 2 552 人，覆盖全国 31 个省份的 220 家基地医院、405 个干预项目点。

（1）筛查人群人口学特征

筛查人群性别构成，男性占 41.93%，女性占 58.07%；城市人群占 52.97%，农村人群占 47.03%。

（2）筛查人群卒中危险因素占比（标化）

高血压占比 38.58%，血脂异常占比 40.32%，吸烟中男性占比 32.69%，缺乏运动占比 27.77%，超重或肥胖占比 13.18%，卒中病史和短暂性脑缺血发作病史占比分别为2.58% 和 1.60%。

（3）卒中高危人群检出率

2019 年项目检出高危人群 151 266 人，标化检出率 26.02%。

（4）卒中高危人群年轻化趋势明显

2019 年新筛查出的高危人群中，40～64 岁人群标化后占比为 73.13%。

（5）卒中高危人群危险因素占比

2019 年新筛高危人群中不同危险因素占比顺序与筛查总人群相同，前三位依次为高血压、血脂异常和运动缺乏，标化检出率分别为 75.25%、71.45% 和 48.62%。

（6）卒中患病率

2019 年院外筛查显示：我国 40 岁以上人群现患和曾患脑卒中人数约为 19 466 人，标化患病率为 2.58%，由此估算 2019 年，我国 40 岁以上人群现患和曾患脑卒中人数约为 1704 万人，其中 70～79 岁年龄段脑卒中标化患病率最高，为 7%。

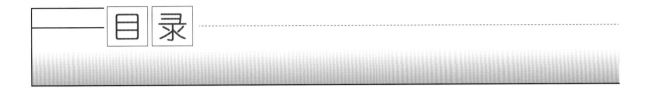

目录

第一部分

中国脑卒中流行病学概况

一、中国脑卒中流行病学现状与趋势

脑卒中(stroke)是脑血管病变或血流异常所致脑部血液循环障碍,从而引起的急性神经功能缺损综合征,主要包括缺血性脑卒中(脑梗死)和出血性脑卒中(包括脑出血、蛛网膜下腔出血等)。脑卒中具有发病率高、复发率高、致残率高和死亡率高的特点。全球范围内脑卒中是导致人类死亡的第二大病因和成人残疾的主要原因,全世界因脑卒中所致的死亡2/3以上发生在发展中国家。中国是最大的发展中国家,人口占世界总人口的五分之一,其脑卒中现患人数高居世界首位[1]。2017年全球疾病负担研究(Global Burden of Disease Study 2017,GBD)数据显示,脑卒中是我国居民死亡的首位病因[2]。脑卒中所致伤残调整寿命年(Disability-adjusted Life Year,DALY)高于其他多数疾病,包括心脏病、呼吸系统疾病及消化系统疾病等[1]。

过去近30年里,我国脑卒中发病率持续增长,与其他发展中国家一致,而与发达国家的下降趋势相反(图1-1)[1]。随着社会老龄化持续加剧、高血压等危险因素控制欠佳等问题加重,我国脑卒中疾病负担有持续增长的态势,并呈现出地域差异、城乡差异以及年轻化趋势[1]。据推测,2030年我国脑血管疾病事件发生率将比2010年升高约50%[3]。随着脑卒中疾病负担的加重,我国政府相关部门、医疗科研单位和学术组织投入大量资源对脑卒中防治进行研究。尽管近年来我国在脑卒中病因、发病机制、预防、诊断、治疗和康复等方面取得了令人鼓舞的研究成果,但可指导临床实践的高质量研究证据尚不充足。

综上所述,我国脑卒中疾病负担沉重,防治工作任重道远。

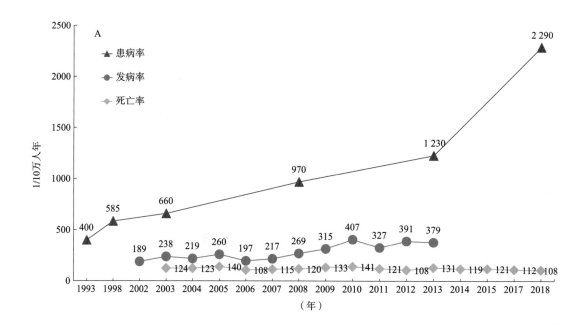

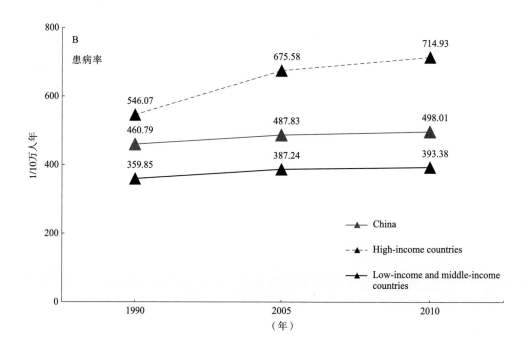

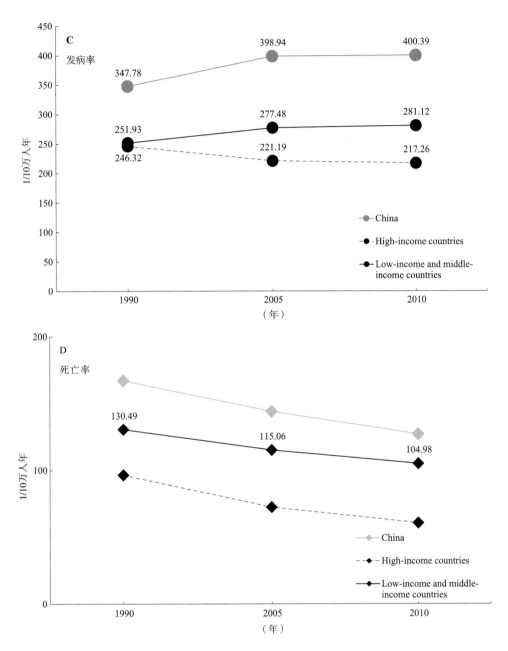

图 1-1　中国脑卒中患病率、发病率、死亡率及与发达国家和其他发展中国家对比

A. 1993—2018 年部分年份中国人群脑卒中患病率、发病率及死亡率；B. 1990—2010 年中国脑卒中患病率变化趋势与发达国家及其他发展中国家比较（GBD 数据估计）；C. 1990—2010 年中国脑卒中发病率变化趋势与发达国家及其他发展中国家比较（GBD 数据估计）；D. 1990—2010 年中国脑卒中死亡率变化趋势与发达国家及其他发展中国家比较（GBD 数据估计）

（一）脑卒中发病率

我国缺血性脑卒中发病率处于持续上升的趋势，出血性脑卒中发病率缓慢下降（图 1-2）。

中国国家卒中筛查（China National Stroke Screening Survey，CNSSS）数据显示，我国 40～74 岁人群首次脑卒中发病率（按照我国 2010 年人口年龄和性别构成进行标化）由 2002 年 189/10 万上升到 2013 年 379/10 万，平均每年增长 8.3%[4]。根据中国脑卒中流行病学专项调查（National Epidemiological Survey of Stroke in China，NESS‐China）报告显示，2013 年我国 20 岁以上居民脑卒中发病率为 345/10 万，年龄标化发病率为 247/10 万[5]。

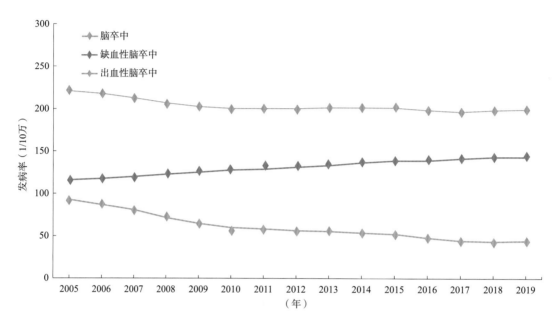

图 1-2　2005—2019 年中国缺血性脑卒中和出血性脑卒中发病率（GBD 数据）

（二）脑卒中患病率

我国脑卒中患病率整体呈上升趋势。GBD 数据显示，2019 年我国缺血性脑卒中患病率为 1700/10 万（年龄标化患病率 1 256/10 万）、出血性脑卒中患病率为 306/10 万（年龄标化患病率 215/10 万）[6]。"脑卒中高危人群筛查和干预项目"数据显示，我国 40 岁及以上人群的脑卒中人口标准化患病率由 2012 年的 1.89% 上升至 2019 年的 2.58%，根据第六次人口普查数据及我国人口老龄化变化趋势，推算 2019 年我国 40 岁及以上脑卒中现患人数达 1 704 万。

（三）脑卒中复发率

脑卒中具有高复发率的特点。根据中国脑血管疾病大数据平台登记数据，国家脑防委 2017—2018 年组织了一项专项调查，对来自 30 个省份、222 家卒中基地医院的 304 935 例首发脑卒中患者进行调查随访，结果显示：发病 3 个月内，脑梗死、脑出血和蛛网膜下腔出血的复发率分别为 2.81%、6.05% 和 5.72%；发病 1 年内,脑卒中患者复发率为 7.48%,其中脑梗死、脑出血和蛛网膜下腔出血的复发率分别为 6.59%、11.65% 和 10.25%。

(四)脑卒中死亡率

我国脑卒中死亡率仍处于较高水平。《中国卫生健康统计年鉴 2019》[9] 显示,2018 年我国农村居民脑卒中粗死亡率为 160/10 万,城市居民为 129/10 万;根据第六次人口普查数据估算,2018 年我国约有 194 万人死于脑卒中;脑卒中已成为我国农村居民第二位(占所有死亡病因构成比 23.16%)、城市居民第三位(占所有死亡病因构成比 20.53%)死亡病因。2010—2018 年,城市居民脑卒中粗死亡率无明显变化,而农村居民粗死亡率呈波动性上升趋势并持续高于城市居民同期水平(图 1-3)[9]。根据 GBD 数据显示,2019 年我国脑卒中死亡率为 154/10 万,粗死亡率较 1990 年相比上升 32%,而年龄标化死亡率下降 40%[10]。脑卒中粗死亡率的上升可能与我国人口持续老龄化相关,年龄标化死亡率下降可能与医疗体系不断完善、全民健康素养不断提升以及脑卒中相关科普宣教广泛开展有关。

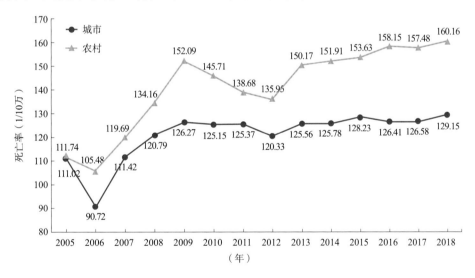

图 1-3 2005—2018 年中国城乡居民脑卒中死亡率(《中国卫生健康统计年鉴 2019》)

(五)脑卒中伤残调整寿命年

伤残调整寿命年(DALY)是疾病导致死亡损失的健康生命年和导致伤残损失的健康生命年相结合的指标,DALY 综合考虑了死亡和残疾两种健康损伤,是衡量疾病整体负担的重要指标。GBD 数据显示,2005—2019 年我国缺血性脑卒中的伤残调整寿命年整体呈现下降趋势,自 2005 年 1 268/10 万下降到 2019 年 1148/10 万,出血性脑卒中的伤残调整寿命年也呈现下降趋势,自 2005 年 2 068/10 万下降到 2019 年 1 142/10 万;但我国脑卒中所致伤残调整寿命年仍远高于美、英、日等发达国家同期水平(图 1-4、图 1-5)[6]。

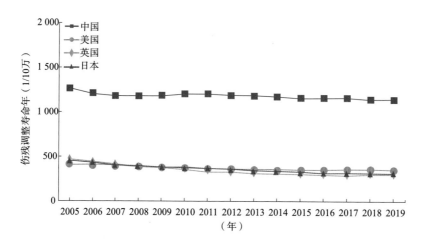

图 1-4　2005—2019 年中、美、英、日缺血性脑卒中伤残调整寿命年(GBD 数据)

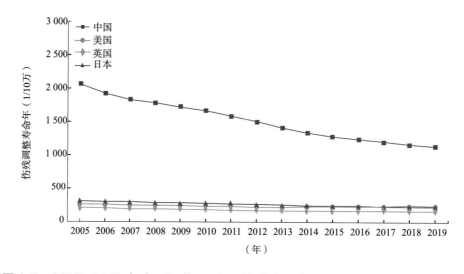

图 1-5　2005—2019 年中、美、英、日出血性脑卒中伤残调整寿命年(GBD 数据)

二、中国脑卒中流行病学特征

(一)年龄特征——发病年轻化

脑卒中发病呈现年轻化趋势,我国脑卒中患者平均发病年龄在 65 岁左右,低于发达国家(75 岁左右)[1]。一项近期发表的研究对西南地区 2002—2016 年 6 462 例脑卒中患者特征进行了纵向分析,发现 15 年间脑卒中患者的发病年龄和入院时神经功能缺损严重程度均呈现下降趋势[10]。GBD 数据显示,中国脑卒中人群发病年龄 70 岁以下患者比例在 2005—2017 年持续增加,由 60.39% 增长至 62.15%(图 1-6)[6]。2012—2016 年国家"脑卒中高危人群筛查和干预项目"数据显示[11],40 岁及以上脑卒中患者首次发病的平均年龄为 60.9 ~ 63.4 岁,首次发病年龄构成中 40 ~ 64 岁年龄段占比超过 66.6%。尽管上述研究之间存在数据标准化方式的差异,但总体反映了我国脑卒中发病的年轻化趋势。

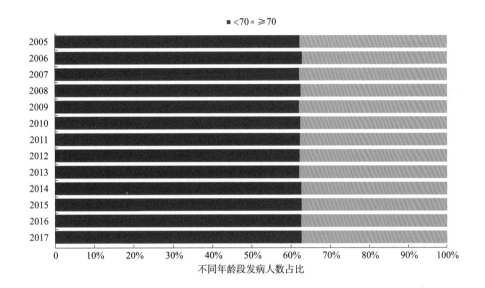

图 1-6　2005—2017 年中国脑卒中患者不同年龄段发病人数构成比(GBD 数据)

(二)性别差异——男性高于女性

NESS – China 结果显示[5],2012—2013 年我国男女脑卒中患者的平均发病年龄分别为 65.5 岁和 67.6 岁,年龄标化死亡率分别为 122/10 万和 108/10 万,差异不具有统计学意义;对于 60 ~ 69 岁及 70 ~ 79 岁年龄段脑卒中死亡率男性显著高于女性,而 80 岁以上年龄段死亡率女性高于男性。2012—2016 年国家脑卒中高危人群筛查和干预项目数据显示[12],我国 40 岁以上人群脑卒中标化患病率男性高于女性。《中国卫生健康统计年鉴 2019》[9]结果显示,2005—2018 年城市和农村居民脑卒中粗死亡率男性均高于女性(图 1-7)。虽然 80 岁以下各年龄段粗死亡率男性均高于女性,但是年龄标化死亡率男女之间没有显著差异,这可能与女性高龄人群占比更大相关。男性脑卒中疾病负担较女性高,可能与吸烟、饮酒等危险因素在男性中更为流行相关[1]。

(三)地域分布——发病率北高南低,高 MIR 西南突出

我国脑卒中发病率、患病率、死亡率总体表现为"北高南低,中部突出"的分布。NESS –

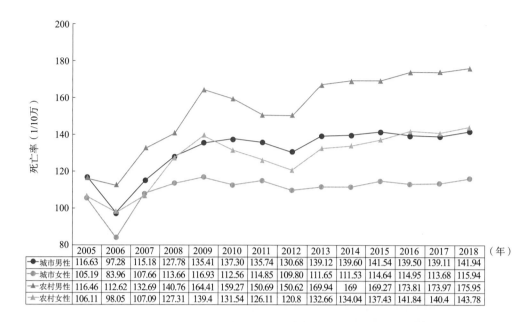

	2005	2006	2007	2008	2009	2010	2011	2012	2013	2014	2015	2016	2017	2018	(年)
城市男性	116.63	97.28	115.18	127.78	135.41	137.30	135.74	130.68	139.12	139.60	141.54	139.50	139.11	141.94	
城市女性	105.19	83.96	107.66	113.66	116.93	112.56	114.85	109.80	111.65	111.53	114.64	114.95	113.68	115.94	
农村男性	116.46	112.62	132.69	140.76	164.41	159.27	150.69	150.62	169.94	169	169.27	173.81	173.97	175.95	
农村女性	106.11	98.05	107.09	127.31	139.4	131.54	126.11	120.8	132.66	134.04	137.43	141.84	140.4	143.78	

图 1-7　中国城市与农村居民脑卒中死亡率的性别差异(《中国卫生健康统计年鉴 2019》)

China 发布的 2012—2013 年脑卒中数据显示[5],东北地区脑卒中发病率(365/10 万)与死亡率(159/10 万)均最高,其次为中部地区(发病率 326/10 万,死亡率 154/10 万),南部地区均最低(155/10 万,65/10 万);脑卒中患病率中部地区最高(1 550/10 万),其次为东北地区(1 450/10 万),南部地区最低(625/10 万)。伴随脑卒中疾病负担分布不均衡,我国脑卒中相关医疗资源分布也呈现出地域不均衡的状态。脑卒中死亡率/发病率比(mortality - to - incidence ratio, MIR)是反映脑卒中相关医疗资源可及性及质量的指标,四川大学华西医院于 2019 年发表的研究结果表明:脑卒中 MIR 在东部和南部沿海等经济发达地区最低(提示相关医疗资源更丰富),西南地区最高,反映了西南地区脑卒中医疗资源相对匮乏[1],提示应加大对这一地区的医疗投入和就医的可及性。

(四)城乡差异——农村高于城市

农村脑卒中患病率、死亡率高于城市。国家卫健委《国家卫生服务调查》显示,1993—2008 年我国脑卒中患病率农村低于城市,但近 10 年农村患病率迅速增长并于2013 年反超城市水平,且该差异伴随脑卒中总体患病率升高,在 2018 年更为显著(图 1-8)[13]。"脑卒中高危人群筛查和干预项目"数据显示[14],2018 年我国农村和城市 40 岁及以上人群的人口标准化患病率分别为 2.6%、2.49%,农村高于城市。根据《中国卫生健康统计年鉴 2019》[11],自 2005 年开始,农村脑卒中死亡率持续超过城市地区,两者之间差距呈现波动性增大,2018 年农村居民和城市居民的脑卒中死亡率分别为 160/10 万和129/10 万,这种差距可能随着时间的推移继续拉大(图 1-3)。

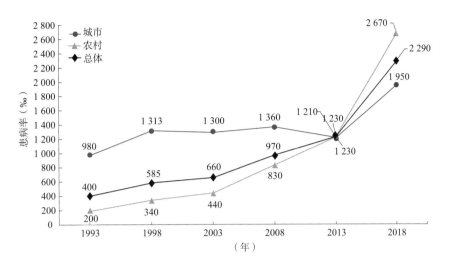

图 1-8　1993—2018 年脑卒中城乡患病率（《国家卫生服务调查》）

（五）不同类型脑卒中流行病学特征

相比发达国家,我国急性脑小血管病在脑卒中患者中占比较高,而心源性脑卒中占比较低[1]。急性脑小血管病包括原发性脑出血和腔隙性脑梗死,其发病机制可能与高血压所致脑小血管病变相关,其高发病率提示我国高血压防控工作尚有待完善。我国心源性脑卒中占比低于发达国家,这可能是由于房颤的筛查和检出不足。

我国出血性脑卒中的占比高于发达国家。我国脑出血的比例在全国范围内存在地域差异,以中部地区最高、东部沿海最低。中部城市长沙地区在 1986—2013 年多次调查发现出血性脑卒中的占比超过 50%,其原因尚不明确[15]。以上特点多与社会经济发展水平、生活习惯、高血压等干预因素相关,是可防可治的。

三、中国脑卒中近、远期结局

我国缺血性脑卒中患者发病 1 个月内病死率为 2.3%～3.2%,3 个月病死率为 9%～9.6%,致死/致残率为 34.5%～37.1%,1 年病死率为 14.4%～15.4%,致死/致残率为 33.4%～33.8%[16];出血性脑卒中 3 个月致死/致残率为 40.4%～59.5%,1 年致死/致残率为 38.9%～63.9%[1]。一项关于缺血性脑卒中住院患者结局 15 年动态变化的研究发现,2002 年至 2016 年患者 3 个月病死率从 9.6% 降至 6.4%、致死/致残率从 42.9% 降至 33.3%,1 年病死率从 15.9% 降至 10.7%、致死/致残率从 35.4% 降至 26.4%[12]。中国慢性病前瞻性研究（CKB）对我国 489 586 名 35～74 岁的社区居民进行长达 9 年的随访发现,新发脑卒中 45 732（9%）例,其中 80% 为缺血性脑卒中,16% 为脑出血,2% 为蛛网膜下腔出血,2%为其他类型脑卒中;不同类型的缺血性脑卒中28天病死率不同:缺血性脑卒中为3%、脑出血为47%、蛛网膜下腔出血19%、其他类型24%;在28天存活者中,41%的患者在5年内脑卒中复发,不同类型的脑卒中5年复发率不同:缺血性卒中41%,脑出血44%,蛛网膜下腔出血22%,其他类型40%;17%的患者在5年内死亡[7],不同类型的脑卒中5年死亡率不同:缺血性卒中16%,脑出血28%,蛛网膜下腔出血16%,其他类型15%。

四、中国脑卒中经济负担

《2013第五次国家卫生服务调查分析报告》调查结果显示,我国脑血管病住院费用在逐渐增长[14]。这可能是因为社会经济发展、人口老龄化程度加重、疾病模式转变、医疗新技术推广应用,以及患者对高级别医疗机构服务的需求日益增加。《中国卫生健康统计年鉴2019》显示,我国2005—2018年脑卒中,尤其是缺血性脑卒中的出院人数及人均医药费用均呈增长态势[17]。2018年,我国缺血性脑卒中出院人数为3 732 142人、出血性脑卒中为564 131人,相比2008年十年间分别增长了8倍多和3倍多(图1-9)。这一增长,一方面反映了随着老龄化增长和危险因素的流行,脑卒中的发病率持续上升;另一方面也可能反映随着脑卒中相关科普宣教广泛开展,人民群众对于脑卒中的认识程度增高导致就诊率增加。2018年,我国缺血性脑卒中和出血性脑卒中患者人均住院费用分别为9 410元和19 149元,相比2008年分别增长56%和125%,这在一定程度上反映了溶栓、取栓、外科手术等高费用特异性诊疗技术的开展和普及(图1-10)。

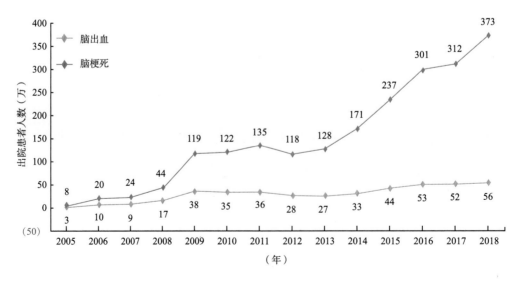

图1-9 中国2005—2018年脑梗死与脑出血出院患者人数

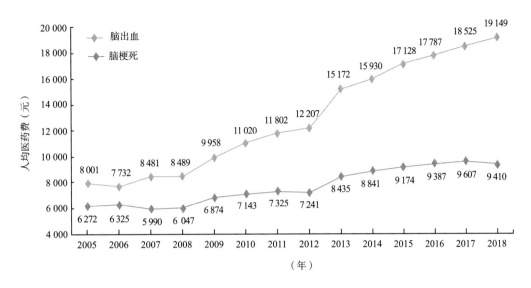

图 1-10　中国 2005—2018 年脑梗死与脑出血出院患者人均医药费

　　随着医保工作的推广和深入,我国城乡居民医保覆盖率由 2002 年不到 10% 上升到 2017 年 95%,覆盖 93% 城镇居民和 98% 农村居民[18]。2018 年全国基本医疗保险(包括职工基本医疗保险、城乡居民基本医疗保险和新型农村合作医疗保险)参保率维持在 95% 以上,覆盖 134 459 万人[19]。目前,静脉溶栓药物阿替普酶已在全国各地纳入乙类医保报销目录。一项基于 49 588 例缺血性脑卒中住院患者住院费用的大样本研究数据显示,2010—2012 年,具有职工基本医疗保险和城镇居民基本医疗保险的缺血性脑卒中患者住院次均费用分别为 10 131 元和 7 662 元,报销比例分别为 74.61% 和 56.46%[20]。

五、国际脑卒中流行病学现况

　　根据 GBD 数据估计 2010 年中国缺血性脑卒中发病率高出全球平均水平约 1/3,而死亡率/发病率比(Mortality to Incidence Ratio, MIR)低于全球水平(0.19 vs.0.24);中国出血性脑卒中的发病率(159.8/10 万人年 vs.81.5/10 万人年)和死亡率(80.2/10 万人年 vs.46.1/10 万人年)接近全球平均水平的 2 倍[21, 22]。据估计 2016 年全球新发脑卒中达 1 367 万人,较 1990 年降低 8.1%,而 2016 年中国新发脑卒中人数达 551 万人,较 1990 年增长 5.4%[23]。值得欣喜的是,中国以及其他多数国家和地区乃至全球整体水平而言,脑卒中所致死亡数在 1990—2019 年均显著下降(图 1-11)。

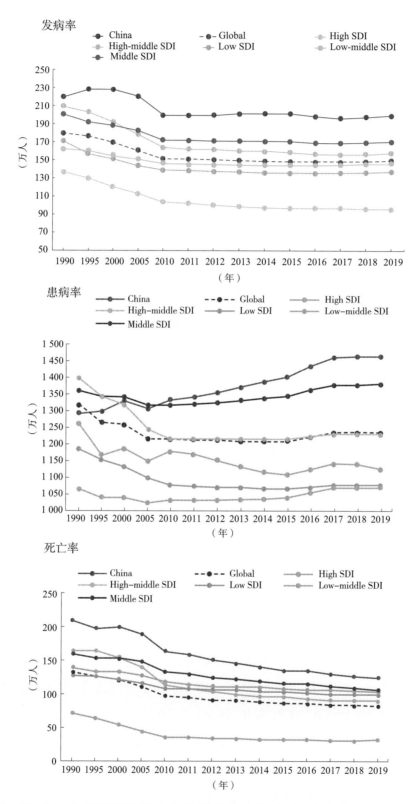

图 1-11　1990—2019 年全球不同发展水平地区脑卒中发病率、患病率、死亡率变化趋势。SDI（Social-demographic Index）社会人口学指标是评估社会经济、教育、生育水平的综合指标,中国属于 **High-middle SDI**（数据来源 GBD Study）

六、脑卒中危险因素

脑卒中是威胁我国居民健康的主要慢性非传染性疾病之一,其危险因素分为可干预性和不可干预性两类。可干预性危险因素包括高血压、糖尿病、血脂异常、房颤、吸烟、酒精摄入、饮食、超重或肥胖、体力活动不足、心理因素等。来自全球 32 个国家的 Interstroke 研究结果显示,世界范围内 90.7% 的脑卒中与以上 10 项可干预性危险因素相关,其中对于我国人群,该 10 项危险因素与 94.3% 的脑卒中发生相关[24]。不可干预性危险因素包括年龄、种族、遗传因素等,近年来有学者开始探索基因多态性与脑卒中发病[25, 26]、疗效[27, 28]及预后[29]的关系。基因研究有助于了解发病机制,指导更精准的个体化诊断和治疗,该方向有待进一步研究。脑卒中可防可治,控制危险因素、进行一级预防是降低脑卒中发病率的根本措施[30]。

(一)高血压

高血压是脑卒中最重要的可干预性危险因素[31, 32]。全国大型流行病学调查显示,2013—2014 年我国高血压现患人数约 3 亿,较 2002 年增长了近 1 倍[33]。值得注意的是,我国高血压流行病学分布在不同地区间具有显著差异,东北和华北地区患病率最高[34],与脑卒中患病率北高南低分布一致。随着经济发展、生活水平提高,人民对慢性疾病越来越重视,我国居民高血压的知晓率、治疗率和控制率已取得一定进步,但其控制率仍不足 20%,远低于西方发达国家[34-36]。尽管我国农村地区和城镇地区高血压患病率相近,但农村地区高血压患者的知晓率、治疗率和控制率均显著低于城市患者($P < 0.01$)[33]。NESS-China 研究显示,我国 40 岁以上脑卒中患者中 88% 合并高血压[5]。Interstroke 研究提示,高血压患者发生脑卒中的风险显著增加(OR 2.98, 99% CI 2.72 ~ 3.28)且接近一半的脑卒中可归因于高血压(Population Attributable Risk, PAR, 47.9%, 99% CI 45.1% ~ 50.6%)[24]。高血压也与脑卒中预后相关,有研究发现缺血性脑卒中或短暂性缺血发作患者发病后未控制的高血压可增加 1 年不良功能结局及脑卒中复发风险[37]。

(二)糖尿病

2019 年国际糖尿病联盟(International Diabetes Federation , IDF)官网更新了全球糖尿病概览(第九版 http://www.diabetesatlas.org/),报告显示:我国成年(20 ~ 79 岁)糖尿病患病人数高达 1.164 亿,其中有 3 550 万患者年龄超过 65 岁,是全球糖尿病患病人数最多的国家。2013 年进行的中国慢性病及危险因素监测研究显示,我国 18 岁及以上居民糖尿病患病率约为 10.9%,总体知晓率为 36.5%,治疗率为 32.2%,治疗者中血糖控制率为 49.2%;知晓率和治疗率在年长者、女性及城市人群中较高,而控制率则在年轻人和城市人群中较高[38]。我国成年脑卒中患者中约 14% 合并糖尿病[5]。中国慢性病前瞻性研究(China Kadoorie Biobank,CKB)7 年随访结果发现,与无糖尿病人群相比,糖尿病患者的全因死亡率(RR 2.00,95% CI 1.93 ~ 2.08)及脑卒中相关病死率(RR 1.98,95% CI 1.81 ~ 2.17)均增加[39]。

(三)血脂异常

血脂异常是动脉粥样硬化发生、发展的重要危险因素之一,也是脑卒中发生的独立危险因素。我国 18 岁及以上居民血脂异常患病率约为 34%,且城市高于农村,而血脂异常患者的知晓率(31.0%)、治疗率(19.5%)和控制率(8.9%)均在较低水平[40]。中国慢性病及其危险因素监测研究(CCDRFS)结果显示,在动脉粥样硬化性心脑血管疾病高危人群中,74.5% 的参与者低密度脂蛋白胆固醇 LDL - C 未达标,而其中仅 5.5% 接受降脂药物治疗;在极高危人群中,93.2% 的参与者 LDL - C 未达标,其中仅 14.5% 接受降脂药物治疗[41]。一项研究纳入 6 个前瞻性队列共 267 500 名中国居民,进行中位数 6 ~ 19 年共 2 295 881 人的随访研究,发现血总胆固醇浓度(HR 1.08,1.05 ~ 1.11)、低密度脂蛋白胆固醇浓度(1.08,1.04 ~ 1.11)及甘油三酯浓度(1.07,1.05 ~ 1.09)每升高 1 mmol/L 均可显著增加缺血性脑卒中的风险;出血性脑卒中发生风险增高与总胆固醇和高密度脂蛋白胆固醇异常相关,但与低密度脂蛋白胆固醇和甘油三酯水平无关[42]。近期有研究提示血浆脂蛋白相关磷脂酶 A2(Lp - PLA$_2$)活性升高与脑卒中发病风险增高相关[43],且与缺血性脑卒中早期神经功能恶化相关[44]。

(四)房颤

"脑卒中高危人群筛查和干预项目"2014—2015 年全国社区调查显示,我国 40 岁以上社区人群房颤总体标准化患病率为 2.31%[45]。房颤可增加脑卒中发生风险,抗凝是房颤患者预防脑卒中发生的重要手段,得到国内外指南的一致推荐。2019 年发表的《心房颤动基层诊疗指南》建议,对非瓣膜病房颤患者推荐使用 CHA$_2$DS$_2$ - VASc 积分评估栓塞风险,男性 ≥2 分、女性 ≥3 分者需服抗凝药物;瓣膜病房颤为栓塞的重要危险因素,有明确抗凝适应证,无需栓塞风险评估[46]。中国房颤登记研究(China Registry of Atrial Fibrillation,CRAF)2012 年 7 ~ 12 月从全国 111 家医院连续性纳入 4 161 例房颤患者,其中 3 562(85.6%)例为非瓣膜病房颤、599(14.4%)例为风湿性心瓣膜病房颤;76.5% 的非瓣膜病房颤患者和 72.8% 的瓣膜病房颤患者为脑卒中高风险(CHA$_2$DS$_2$ - VASc ≥2),

但患者总体抗凝率仅 37.1%（新型抗凝药 0.9%），且非瓣膜病房颤患者使用率显著低于瓣膜病房颤患者（25.6% vs.57.3% ，$P < 0.001$）[47]。

抗凝治疗也是脑卒中重要的二级预防措施，我国脑卒中患者约 10% 合并房颤[48]，且对脑卒中住院患者通过动态心电图长程监测可发现更高的房颤比例[49]。尽管近年来我国脑卒中伴房颤患者在住院期间或者出院时口服抗凝剂的比例逐年增加，仍然仅 1/3 的患者在出院时使用抗凝治疗，1 年后坚持抗凝治疗的患者比例仅 10%，且超过 60% 的脑卒中伴房颤患者住院期间使用抗血小板而非抗凝治疗[1]。中国国家卒中筛查（CNSSS）从2013—2014 年纳入的 1 252 703 名 40 岁以上社区居民中筛查出 5 588 名脑卒中伴房颤患者，这些患者更偏向于选择抗血小板药物而非抗凝药物（16% vs.2%）；而在接受抗凝药物的患者中，大多数患者选择华法林，仅不到 2% 的患者选择新型抗凝药[50]。新影像标志物的出现也为房颤研究带来新的方向，近期有队列研究提示在缺血性脑卒中合并房颤伴或不伴风湿性心脏病的患者中，脑叶微出血与缺血性脑卒中发病前抗血小板治疗独立相关（OR 3.075，1.175 ~ 8.045）而与抗凝治疗无关[51]，而脑小血管病总负担与缺血性脑卒中后出血转化相关（OR 3.23，1.48 ~ 7.04）[52]。

（五）吸烟

近十年来我国吸烟率一直居高不下，且农村高于城市[53]。中国健康与营养调查研究数据显示，2011 年我国现有吸烟者高达 3.11 亿，其中 2.95 亿为男性；同时，男女日均吸烟量均有上升，且开始吸烟年龄均有下降[54]。吸烟可增加脑卒中发生风险和死亡率，戒烟可降低脑卒中发病率并改善预后、降低复发[24, 55]。研究表明在脑卒中或 TIA 发生后 6个月内戒烟可降低 5 年内脑卒中复发、心肌梗死及死亡这一复合指标的发生风险（HR0.66,0.48 ~ 0.90）[56]。家族史与缺血性脑卒中发生风险之间的相关性在吸烟者中更为显著，而在戒烟 10 年以上者与不吸烟者之间没有差异[57]。吸烟还可能影响治疗效果，在吸烟的轻型脑卒中或 TIA 患者中，与单用阿司匹林相比，阿司匹林联合氯吡格雷可降低CYP2C19 * 2 和 CYP2C19 * 3 等位基因非携带者的脑卒中复发率，而该基因效应不存在于非吸烟患者中[27]。此外，有研究提示被动吸烟可能与脑卒中发生（PAF 3.88%）和疾病负担增加相关[58]。

（六）酒精摄入

我国超过 1/3 的男性和 2% 的女性有每周饮酒的习惯[59]。与不饮酒者或已戒酒者相比，大量饮酒（男性每周饮酒 >21 个单位，女性 >14 个单位）可增加脑卒中发生风险（OR2.09，1.64 ~ 2.67）[60]。值得注意的是，一项基于 23 433 名社区男性居民的调查发现，即使是小剂量饮酒(平均每天酒精摄入<15g)也显著增加缺血性脑卒中的发生风险[61]。大量饮酒也可导致脑卒中相关死亡率升高。一项探索我国男性饮酒行为与死亡率之间关系的 15 年随访研究显示,与不饮酒者相比,长期饮酒者脑卒中相关死亡率上升 16%(HR 1.16,95% CI 1.08~1.24),且死亡风险随着饮酒剂量增加而升高[62]。

(七)不合理膳食

随着我国社会经济快速发展,我国居民的膳食结构和饮食习惯发生了巨大变化,膳食特点逐渐趋向于高热能、高脂肪和高糖模式,同时久坐的生活方式带来了能量消耗下降,增加了患慢性疾病的风险[63]。研究表明水果和蔬菜摄入的不足与高血压、缺血性脑卒中、肿瘤和许多其他慢性疾病相关[64]。一项针对天津地区居民饮食结构的研究显示,2008—2011 年居民的人均蔬菜水果日消耗量较 25 年前显著增加,但仍低于现行《中国居民膳食指南》推荐水平[65]。与中国南方传统饮食(以大米、蔬菜和水果为主)相比,北方的传统饮食(以精制谷物和盐渍蔬菜为主)与脑卒中风险增加相关[66]。长期钠摄入过多会引起高血压、心血管疾病和脑卒中等疾病发生。开滦研究根据居民 2006 年的食盐摄入量将参与者分为低(盐<6 g/d)、中(盐 6~10 g/d,等量钠 2 400~4000 mg/d)、高摄入量(盐>10 g/d)三个组,再根据 2006 年至 2010 年 5 年食盐摄入量变化分为稳定、降低、升高组,结果发现与食盐摄入中量—稳定组相比,中量—减少组发生缺血性脑卒中风险降低(HR 0.76, 0.63~0.92),但出血性脑卒中风险无显著变化(HR 0.84, 0.55~1.29)[67]。正在中国北方农村地区开展的中国低钠盐与脑卒中关系研究(SSaSS 研究)是世界首个旨在通过限盐降低心脑血管疾病发病率和死亡率的群组随机对照试验(NCT02092090),其研究结果可能为脑卒中预防提供新证据。

(八)超重或肥胖

超重和肥胖不仅能够与高血压、糖尿病、血脂异常等常见危险因素共同作用增加患脑卒中风险,还能通过其他机制比如改变内皮细胞功能、血栓形成、系统炎症等,促进脑卒中发生[68, 69]。中国健康营养调查研究发现,我国居民人均每日膳食能量摄入由 1982 年的 2 783kcal 降至 2010—2012 年的 2 064kcal,但同期脂肪供能比从 12.0% 增长至 32.3%,居民平均身体质量指数(BMI)由 21.1kg/m² 增长至 23.9kg/m²[70]。估计 2014 年我国有近 9 000 万肥胖人口[71]。最新数据显示,中国目前 46% 的成人和 15% 的儿童为超重或肥胖[72]。超重和肥胖会增加脑卒中的发病风险,尤其是缺血性脑卒中风险。2018 年一项纳入 44 个前瞻性队列研究 4 432 475 名参与者的系统评价显示,BMI 与脑卒中风险之间存在 J 型剂量反应关系,BMI 每增加 5 个单位脑卒中风险增加 1.10 倍(RR 1.10, 1.06~

1.13），且风险在 BMI < 24kg/m² 范围内无明显增长，在 BMI > 25kg/m² 范围内随 BMI 增加而显著增长[73]。有意思的是，近期有学者提出与低体重者相比，超重或肥胖的脑卒中患者预后可能更好[74, 75]，该肥胖—脑卒中悖论有待进一步探究。

（九）体力活动不足

体力活动不足是导致脑卒中发生的危险因素[24]，规律的体育锻炼能够降低脑卒中风险[32]。中国慢性病监测项目（2010）数据显示，我国成年人业余时间经常锻炼者（每次锻炼 ≥ 10 分钟、每周 ≥ 3 天的中等或高强度休闲性身体活动）比例为 11.9%，经常锻炼率以 18 ~ 24 岁组最高，25 ~ 44 岁和 75 岁以上人群最低，男性高于女性（13.1% vs. 10.6%）；城市人群高于农村人群（19.9% vs. 8.2%）[76]。为有效达到降低心脑血管疾病风险的效果，2019 美国心血管病一级预防指南建议：每周应进行不少于 150 分钟的中等强度有氧体力运动或不少于 75 分钟的高强度有氧体力运动；即使不能达到上述强度，如能进行一些中高强度的运动也是有益的[77]。体力活动不仅可预防脑卒中发生，对于已发生脑卒中的患者也应逐渐恢复体力活动，从而促进康复、预防复发[78, 79]。

（十）心理因素

有学者认为不良心理因素会增加脑卒中风险。中国慢性病前瞻性研究（CKB）纳入了 487 377 例既往无脑卒中、心脏病或肿瘤病史的 30 ~ 79 岁人群，中位随访 7 年，发现校正性别、年龄、婚姻状况等相关因素之后，重度抑郁发作可能会增加脑卒中风险（HR 1.15，0.99 ~ 1.33），且脑卒中风险与抑郁症状个数存在剂量—反应关系，与症状个数"0 ~ 2"群体相比，症状个数"6"（HR 1.33，1.01 ~ 1.74）和症状个数"7"（HR 1.47，1.04 ~ 2.08）群体脑卒中风险均显著增加[80]。

（十一）高同型半胱氨酸血症

同型半胱氨酸是蛋氨酸和半胱氨酸代谢过程的中间产物，正常情况下，同型半胱氨酸在体内能被分解代谢，血浆浓度维持在较低水平，但环境、遗传等多种原因可影响同型半胱氨酸代谢导致同型半胱氨酸在血浆中的浓度升高，即高同型半胱氨酸血症。高同型半胱氨酸血症是发生脑血管疾病的独立危险因素之一，且与预后存在紧密关系[81]。近期一项系统评价纳入 13 个研究共 2 243 例缺血性脑卒中患者和 871 例健康人群对照，研究发现患者总体以及 TOAST（Trial of Org 10172 in Acute Stroke Trearment）分型各亚型患者的血中同型半胱氨酸浓度均显著高于健康对照组[82]。高同型半胱氨酸血症可增加脑卒中发生风险，且该效应在高血压患者中较非高血压患者更为显著[83]。

通过补充与同型半胱氨酸代谢相关的维生素可能降低脑卒中风险。一项纳入了 12 个前瞻性研究，共 389 938 例参与者的系统评价显示，叶酸每日摄入量每增加 100μg（pooled RR 0.94，0.90~0.98）或维生素 B_6 每增加 0.5mg（pooled RR 0.94，0.89~0.99）均可显著降低脑卒中发生风险[84]。中国脑卒中一级预防研究（China Stroke Primary Prevention Trial，CSPPT）纳入 20 702 例既往无脑卒中或心梗病史的高血压患者，结果提示与单用依那普利相比，依那普利联合叶酸（0.8 mg/d）能显著降低脑卒中发生风险（HR 0.79，0.68~0.93）；且在校正年龄、性别、研究中心、血压后，伴有高同型半胱氨酸血症（H 型高血压）的高血压患者较非 H 型高血压患者获益更为显著[85]。

（十二）空气污染

空气污染也会增加脑卒中的风险。空气污染按照形态分为气态污染和颗粒污染，气态污染物的代表有二氧化硫（SO_2）、二氧化氮（NO_2）、一氧化碳（CO）和臭氧（O_3）等[86]；颗粒污染物是悬浮在大气中来源不同的固态和液态颗粒混合物，即悬浮颗粒物（Particulate Matter，PM），肉眼不能分辨，在气象学中称为霾。颗粒污染物根据其空气动力学等效直径可分为 PM_{10}、$PM_{2.5}$ 和 $PM_{0.1}$，其中 $PM_{2.5}$ 与健康的关系最为密切。GBD 研究显示，中国 $PM_{2.5}$ 大气浓度在 1900 年至 2013 年呈持续增长，2013 年中国在 79 个国家中高居第二位[87]。一项纳入 15 个省份 117 575 名成年居民的研究发现，长期生活在高浓度 $PM_{2.5}$ 大气环境下的居民新发脑卒中风险增高，$PM_{2.5}$ 浓度每增加 10μg/m^3，新发脑卒中风险增加 13%，其中缺血性脑卒中风险增加 20%、出血性脑卒中增加 12%[88]。$PM_{2.5}$ 污染与出血性脑卒中风险之间的关联在糖尿病患者中更显著[89]。此外，有研究提示臭氧浓度升高可能增加某些特定人群脑卒中发生风险（发病前 2~3 天接触臭氧浓度每升高 10μg/m^3，农村居民脑卒中风险增加 7.8%，男性增加 6.5%，60 岁以上人群增加 5.8%），但对人群总体而言无显著效应[90]。$PM_{2.5}$、PM_{10}、一氧化碳和臭氧还可增加脑卒中相关死亡率风险，且该效应在高龄人群和寒冷季节更为显著[90]。

此部分参考文献请扫码：

第二部分

中国脑卒中诊治进展

一、缺血性脑卒中诊治进展

（一）急性期救治方案

1. 绿色通道

急性缺血性脑卒中占卒中发生率的 69.6% ~ 70.8%[1, 2]，疾病发生后将造成严重的社会和经济负担。尽管脑卒中早期治疗的手段不断增多、治疗时间窗不断延长、治疗人群不断扩大，但并不意味着早期治疗的紧迫性可以有片刻放松。目前所有卒中早期治疗策略都具有高度的时间依赖性。[3] 随着发病时间的延长，可挽救的"半暗带"脑组织的可能性不断降低，患者适宜早期治疗的机会逐渐丧失，延迟 30 分钟启动卒中早期治疗会导致良好预后率降低 8.3%。[4] 对于静脉溶栓，发病至用药时间每缩短 1 分钟，可以增加 1.8 天的健康生活寿命；[5] 而对于血管内治疗，发病至治疗时间每缩短 1 分钟，可增加 4.2 天的健康生活寿命。[6] 因此，对于急性缺血性脑卒中患者缩短发病至再通时间对卒中的转归至关重要。近年来，随着各级卒中中心的建设，院内卒中绿色通道越来越普及，院内卒中救治流程越来越高效。但是院前延误（发现、派遣、转运）仍占据卒中患者发病至治疗时间的主要部分，也是造成救治延误、影响卒中溶栓率及患者预后的重要因素。因此，如何早期识别卒中症状，及时转运疑似卒中的患者，需要公众、急救人员、辅助医疗人员、全科医师的共同关注和努力。

（1）公众健康教育

由北京协和医院牵头、全国 69 家医院参加的 FAST – RIGHT 项目组在中国进行了有关急性卒中症状的认知和应对的全国调查,这项基于社区的横断面研究在 2017 年 1 ~ 5 月,纳入了出现在中国 69 个行政区域的共 187 723 名成年人（年龄≥40 岁）,以确定中国民众对卒中的识别率和正确的应对率。卒中识别率和正确应对率的估计值分别是 81.9%（153 675/187 723）和 60.9%（114 380/187 723）,然而这些比率因社会人口学状况、地区和卒中风险而有很大差异。约有 1/3 的卒中患者不计划拨打急救电话。急救电话使用意愿低的人群特征为:年龄较小（40 ~ 59 岁）,性别为男性,农村地区,中国东部、南部和西北地区,高体重指数（BMI≥24）,低学历（小学或以下）,个人收入低（<731 美元/每年）,与直系亲属生活,有多个孩子（≥2 个）,罹患卒中的朋友,对于获取卒中知识的途径较少,不吸烟,规律运动,家族史不详以及无心血管疾病病史。呼叫救护车的意愿与正确识别卒中密切相关（OR2.05, 95% CI 2.00 ~ 2.10;P < 0.001）。该研究首次明确了中国公众的卒中知晓度及应对情况,建议不仅要告知公众如何识别卒中,而且要教育公众在卒中发生时即刻拨打急救电话。[7]

（2）急诊服务体系

《中国急性缺血性脑卒中诊治指南 2018》建议:具备接受急诊静脉溶栓条件的急性缺血性脑卒中患者从急诊就诊到开始溶栓应争取在 60 分钟内完成,有条件应尽量缩短进院至溶栓时间（Door-to-needle Time,DNT）。[8] 由北京天坛医院牵头的中国卒中中心联盟研究了急诊医疗服务（Emergency Medical Services,EMS）的利用率及其与及时治疗的关联性,并对于缺血性卒中的急诊医疗服务和及时治疗调查。此研究回顾并纳入了自 2015 年 6 月至 2018 年 6 月 560 447 例脑梗死的患者,其中仅有 69 841 例（12.5%）患者由 EMS 转运。研究结果表明:年龄较小,教育水平较低,保险范围较小,收入较低,卒中严重程度较低,同时患有高血压、糖尿病和周围血管疾病的患者使用 EMS 可能性低。然而,心血管疾病病史与 EMS 使用量增加相关。与自我转运相比,EMS 的转运与显著缩短的平均院前时间,DNT（如果发送了提前预警）,更早地到达（平均院前时间≤2 小时,调整后 OR = 2.07,95% CI 1.95 ~ 2.20;发病—入院时间≤3.5 小时,调整后 OR = 2.32,95% CI 2.18 ~ 2.47）,更快地治疗［对于合适的患者使用 Ⅳ – tPA（Intravenous Recombinant Tissue-type plasminogen Activator,静脉内重组组织型纤溶酶原激活剂）,OR = 2.96,95% CI 2.88 ~ 3.05;如果发病—入院时间 ≤2 小时,3 小时内行 Ⅳ – tPA 治疗, OR = 1.70,95% CI 1.62 ~ 1.77;如果发病—入院时间 ≤3.5 小时,4.5 小时内行 Ⅳ – tPA 治疗,OR = 1.76,95% CI 1.70 ~ 1.83］相关。因此,开发有效的 EMS 系统和促进文化适应性的教育工作对于改善 EMS 激活是必要的。[9]

（3）快速识别

最新研究报道，面、臂、言语、时间（Face-arm-speech-time，FAST）评分增加凝视项后（G－FAST），预测前循环大动脉闭塞的敏感性及特异性不劣于 NIHSS 评分，[10]且更简单、易操作。首都医科大学附属北京世纪坛医院的研究者进行了一项回顾性观察研究以判断 G－FAST 评分对急性前循环大动脉闭塞性卒中的预测价值，其回顾性纳入2012 年5 月至 2018 年4 月期间连续就诊首都医科大学附属北京世纪坛医院具有完整的发病6 小时内血管影像资料的前循环梗死病例。以数字减影血管造影（Digital Subtraction Angiography，DSA）或 CT 血管成像（Computed Tomographic Angiography，CTA）判定的有无急性前循环大动脉闭塞（Large Anterior Vessel Occlusion，LAVO）结果为参照标准，分为有大动脉闭塞组与无大动脉闭塞组。利用受试者工作特征曲线（Receiver Operating Characteristic，ROC）下的面积分析 G－FAST 评分判定急性前循环大动脉闭塞性卒中的准确度，并比较其与国立卫生院神经功能缺损评分（National Institute of Health stroke scale，NIHSS）、Alberta 卒中早期 CT 评分（Alberta Stroke Program Early CT Score，ASPECTS）对前循环大动脉闭塞的预测价值。研究共纳入 138 例急性前循环缺血性卒中病例（其中82 例有大动脉闭塞，占 59.4%）。单因素分析显示：有大动脉闭塞组的基线 NIHSS 评分（12.0 vs. 8.9, $P =$ 0），凝视、面、臂、言语、时间评分（Gaze-the Face Arm Speech Time, G-FAST）（3.1 vs. 2.2, $P =$ 0）显著高于无大动脉闭塞组，ASPECTS 显著低于无大动脉闭塞组（7.4 vs. 8.2, $P =$ 0.001）。ROC 结果显示：G-FAST 评分、NIHSS 评分及 ASPECTS 预测前循环大动脉闭塞的 ROC 曲线下面积分别为 0.781, 0.733, 0.664, 其中 G-FAST 评分的预测准确度最高。G-FAST 评分预测前循环大动脉闭塞的最佳界值为 2.5 分，其敏感度为 79.3%，特异度为 64.3%。进一步单因素分析显示：G-FAST 评分≥3 分组的 LAVO 与 G-FAST 评分≤2 分组比较存在显著差异［76.5%（65/85）vs.（17/53），$P =$ 0］。因此，G-FAST评分对急性前循环大动脉闭塞性卒中具有一定预测价值。G-FAST 高分值患者在条件允许时可考虑尽早进行血管内治疗。[11]

（4）急性期转运

中国城市卒中中心中急性脑梗死患者静脉溶栓治疗的院际转移：靖江市人民医院研究者回顾性地纳入了 2016 年 10 月 1 日至 2018 年 6 月 1 日的急性脑梗死（Acute Ischemic Stroke，AIS）患者，并同时收集患者的一般信息和治疗时间点，他们通过院际转运或直接在三个卒中中心就诊并接受了重组组织纤溶酶原激活剂（recombinant tissue Plasminogen Activator，rt－PA），接受 rt－PA 治疗的患者分为院际转运组和直接治疗组。此回顾性研究总共招募了 326 例患者，其中院际转运组 84 例，直接组 242 例。院际转运组的发病—

入院时间（Onset-to-door Time, OTD）较长（124.5 ± 50.6 min vs. 83.2 ± 47.2 min, $P <$ 0.01），但却有较短的入院到用药时间（Door to Needle Time, DNT）（53.0 ± 26.3 min vs. 81.5 ± 31.1 min, $P < 0.01$），卒中的发病—治疗时间为 177.4 ± 51.0 min vs. 164.7 ± 53.3 min（$P = 0.057$）。与直接治疗组相比，院际转运组则实现了相似的 0～2 分的改良 Rankin 评分（mRS）（59.5% vs. 58.7%, $P = 0.768$）。因此，院际转运并非与 90 天预后不良相关的独立危险因素。此外，该研究发现中国城市卒中中心的 AIS 转诊患者的 OTD 较长，而 DNT 较短。[12]

2. 急性期治疗及预后

（1）脑梗死急诊溶栓治疗

急性缺血性卒中（Acute Ischemic stroke, AIS）具有致残率高、发病率高及复发率高的特点，给患者带来了沉重的经济负担。其治疗原则为早预防、早诊断、早治疗及早康复，治疗目的为挽救缺血半暗带，减少神经功能的损害。目前国际国内普遍认为发生 AIS 时可选择不同的治疗方法，AIS 最主要的治疗方法是静脉溶栓，静脉溶栓治疗可降低 39% 的长期病死率[13]，可显著提高患者的神经功能和日常生活能力。静脉溶栓的目的是抢救缺血的神经细胞，具有操作简单、方便、快捷、费用低等优点，可在短时间内完成，《中国急性缺血性脑卒中诊治指南 2018》[8] 也明确溶栓治疗是挽救缺血性脑组织的主要治疗方法。静脉溶栓的弊端为易发生出血、溶栓后再梗死，且具有严格的时间窗及禁忌证，对于大血管堵塞造成的梗死效果差，血管再通率偏低等。

我国溶栓治疗是缺血性卒中急性期治疗的短板。2015—2016 年国家神经内科质控调查研究发现静脉溶栓治疗执行率为 4.1%，通过中国卒中登记研究（China National Stroke Registry, CNSR）Ⅰ和Ⅱ分析表明，缺血性卒中的静脉溶栓治疗率正在稳步上升[14, 15]。CNSR Ⅱ登记研究中发病 2 小时内的患者中仅 18.3% 的患者接受静脉给予重组人组织型纤溶酶原激活剂（rt - PA）溶栓治疗[15]。2018 年美国卒中大会上中国脑防委发表的中国卒中中心建设项目的结果显示：与 2014 年相比，2016 年中国接受静脉溶栓治疗的患者数显著增加（从 2014 年 6 714 例/年增长至 2016 年 11 312 例/年）。

南京市第一医院进行的一项荟萃分析，发现对伴大脑中动脉高密度征（Hyperdense Middle Cerebral Artery Sign, HMCAS）的脑梗死的静脉溶栓治疗应当更积极，研究前瞻性和回顾性地纳入了接受静脉溶栓治疗的中风患者，在治疗前行头部 CT 检查时对其功能结局（如 mRS 评分）和系统性颅内出血（s ystematic Intracranial Hemorrhage, sICH）做了 HM-CAS 相关评估。与无 HMCAS 的患者相比，对于 HMCAS 患者使用随机效应模型计算不良结局和 sICH 的合并风险比（Risk Ratios, RR）：11 项研究共纳入 11 818 例患者，HMCAS 阳性组 3 个月预后不良的风险为阴性组的 1.56 倍（RR = 1.56; 95% CI 1.50～1.62; $P <$

0.001)。两组间的 sICH 风险无显著性差异,与非 HMCAS 患者相比,在 3 小时内进行溶栓的有关研究的敏感性分析在其功能性结局方面却表现出显著差异(RR = 1.56;95% CI 1.49 ~ 1.62;$P < 0.001$)。因此,治疗前 CT 上的 HMCAS 可预测静脉溶栓后 3 个月内的不良预后,但与 sICH 无统计学关联。[16]

《中国急性缺血性脑卒中诊治指南 2018》[8] 推荐:对 AIS 发病 3 小时内和 3 ~ 4.5 小时的患者应按照适应证、禁忌证和相对禁忌证严格筛选患者,尽快静脉给予 rt - PA 溶栓治疗。发病 6 小时内推荐使用尿激酶溶栓相对安全、有效。近年来,随着多模式影像学的发展,可对发病时间 4.5 ~ 6 小时、醒后卒中或发病时间不明的患者提供扩大溶栓时间窗的证据。2018 年,EXTEND 研究对发病 4.5 ~ 9 小时或醒后发病,同时 MRI 提示有明显 PWI/DWI 错配(低灌注区/DWI 梗死核心 > 1.2,低灌注区体积 > 20ml)的 AIS 患者行 rt - PA 溶栓治疗,结果显示 4.5 ~ 9 小时的溶栓显著增加了良好预后的比例(mRS 0 ~ 1 分),但溶栓组的症状性颅内出血发生率多于对照组[17]。随后发布的 WAKE - UP 研究采用 DWI - FLAIR 错配标准(DWI 上已显示确认可见的缺血性病灶,同时结合 FLAIR 在同一区域缺乏清晰可见的高信号),证明了最后表现正常时间大于 4.5 小时的患者或醒后卒中的患者 rt - PA 溶栓治疗的有效性及安全性。[18] 我国学者也对不同时间窗内静脉溶栓治疗疗效做了探索研究,并得出了不同的结论,有待进一步大规模研究证实。

1)静脉溶栓时间延迟对后循环急性脑梗死疗效的影响:清华大学附属长庚医院进行的一项回顾性观察研究,连续分析了接受单独 IVT 治疗的后循环卒中(Posterior Circulation Stroke,PCS)病例。主要终点设定为 3 个月的良好结局(mRS ≤ 2 分),而血管造影再通则设定为次要结局。此研究共招募了 95 例 IVT 的 PCS 病例。结局良好的患者和结局不理想的患者具有相似的基线特征,但结局良好患者 NIHSS 评分明显较低(5 vs. 12;$P < 0.001$),头部 CT 的基底动脉高密度征也较少(分别为 26.5% 和 70.4%;$P < 0.001$)。对于发病—治疗时间(Onset-to-treatment Time,OTT)为 0 ~ 90 分钟(n = 5),91 ~ 180 分钟(n = 38),181 ~ 270 分钟(n = 37)或 ≥ 271(n = 15)分钟的患者,好转率分别为 100.0%、71.1%、67.6% 或 73.3%。此外,再通率分别为 100.0%、68.4%、64.9% 和 46.7%,Cochran - Armitage 趋势测试表明接受再通的 PCS 患者比例随着 OTT 的增加而降低。在多元 Logistic 回归分析中,基线 NIHSS 评分(OR = 0.884,95% CI 0.804 ~ 0.971;$P = 0.010$)和基底动脉高密度征(OR = 0.208,95% CI 0.062 ~ 0.693;$P = 0.011$)与良好预后呈负相关。此外,再通的 OTT(OR = 0.993,95% CI 0.987 ~ 0.999;$P = 0.029$)与基线 NIHSS 评分之间存在负相关性(OR = 0.881,95% CI 0.802 ~ 0.967;$P = 0.008$)。该研究提示,无论卒中严重程度如何,随着延迟时间更长,PCS 患者中 IVT 后再通的治疗效果显著下降。[19]

2)超出时间窗范围脑梗死的血管内治疗可能并不会导致不良预后:中山大学附属

第一医院进行了一项系统回顾和荟萃分析,以比较脑梗死患者在≤6 小时的时间范围内进行血管内治疗的临床结果。从研究开始到 2018 年 11 月,在 PubMed,EMBASE 和 Ovid MEDLINE 内进行了搜索,并将以下结果经由随机效应模型进行评估:疗效结局(即机能自主性和再通成功)以及安全性结果(即症状性颅内出血和死亡)。此研究还进行了亚组分析,以检查患者或研究的特点是否与预后相关,包括 5 192 例患者[1 414 例超时间窗(Extended Time Window,ETW)的患者;3 778 例≤6 小时内接受治疗的患者]在内的 9 项观察性研究符合分析条件。总体分析表明,ETW 患者的机能自主性比治疗时间≤6 小时的患者差(OR = 0.78;95% CI 0.68 ~ 0.90,P = 0.0006)。然而,通过亚组分析显示,当使用通过影像学选择灌注不匹配患者时,两组之间的机能自主性无显著差异(OR = 1.00;95% CI 0.70 ~ 1.43,P = 1.000)。由此研究可知,与窗口时间≤6 小时相比,当患者通常是通过灌注影像技术选择时,ETW 内进行血管内治疗缺血性卒中可能不会导致不良结果。[20]

3)急性脑梗死 rt - PA 后的远隔缺血后处理:目前急性缺血性脑卒中的急救和治疗仍以快速开通阻塞的血管、恢复脑组织供血为主,但迅速恢复脑血流灌注后,由于机体各环节的联合作用,对损伤的脑细胞会造成进一步损害,导致神经元的坏死或凋亡,即缺血再灌注损伤,会引发炎症细胞浸润、脑水肿、兴奋性氨基酸毒性以及能量代谢紊乱等后果,成为临床医生治疗急性脑缺血卒中患者普遍面临的难题[21]。远隔缺血后处理是一种强大的内源性机制,可防止缺血再灌注损伤造成的脑神经元损伤,有中国学者就远隔缺血后处理的安全性进行了研究,发现急性脑梗死 rt - PA 后的远隔缺血后处理安全有效:北京宣武医院对接受静脉内溶栓(intravenous thrombolysis,IVT)的急性脑梗死患者进行了一项随机预试验。患者按 1:1 的比例随机接受远隔缺血后处理(remote ischemic postconditioning,RIPC)或标准药物治疗,在对照组中,所有参与者都接受了标准的医疗护理,包括抗血小板治疗(阿司匹林 100mg 和/或氯吡格雷 75mg)治疗,如果 IVT 后 24 小时内的随访 CT 扫描未显示明显的颅内出血,则与阿托伐他汀 20 mg /d 或瑞舒伐他汀 10 mg /d 联合使用。在 RIPC 组中,除了标准的医疗护理外,参与者在 IVT 的 2 小时内即刻进行 RIPC,并于之后重复 RIPC 治疗 7 天。可行性终点是 RIPC 的完成以及从第一次 RIPC 到 RIPC 组中完成 IVT 的时间。安全性终点包括 RIPC 引起的组织和神经血管损伤,生命体征变化,血浆肌红蛋白水平变化,任何出血性转化以及其他不良事件。30 名患者(15 名 RIPC 组,15 名对照组)在进行 IVT 后招募入组。平均年龄为 65.7 ± 10.2 岁,国立卫生院卒中量表(National Institutes of Health Stroke Scale,NIHSS)评分中位数为 6.5(4.0 ~ 10.0)。RIPC 的完成率为 97.0%。在 RIPC 组中,从第一次 RIPC 到完成 IVT 的平均时间为 66.0(25.0 ~ 75.0)分钟。在 RIPC 组中观察到 1 例出血性转化。两组之间的肌红蛋白水平无明显差异

（$P > 0.05$）。该研究表明，静脉内 rt – PA 溶栓后，RIPC 对 AIS 患者安全有效。[22]

4）亚洲人群低剂量阿替普酶溶栓疗效与安全性：《中国急性缺血性脑卒中诊治指南2018》[8]中，对发病 3 小时内的急性缺血性脑卒中进行溶栓的前提之一是患者年龄 ≥18岁即可。但对高龄患者（年龄 ≥80 岁）采用阿替普酶静脉溶栓治疗有增加症状性颅内出血的风险。[23]在溶栓剂量方面，美国及欧洲国家指南建议以 0.9mg/kg 作为阿替普酶静脉溶栓标准治疗剂量，而日本推荐阿替普酶使用剂量为 0.6mg/kg，目前依据《中国急性缺血性脑卒中诊治指南 2018》[8]，我国普遍采用前者。但鉴于中国人与欧美人的种族、体质以及脑卒中危险因素等方面的不同，我国学者进行了亚洲人群低剂量阿替普酶溶栓疗效与安全性分析：天坛医院比较了亚洲人群急性脑梗死患者低剂量（0.55 ~ 0.65 mg/kg）与标准剂量（0.85 ~ 0.95 mg/kg）阿替普酶溶栓治疗的疗效与安全性。该 META 分析纳入2005 年至 2018 年 8 项研究共 6290 人，平均年龄 66 岁，36% 为女性，接受低剂量溶栓患者比例为 23.4%。主要结局指标为 90 天死亡或功能残疾（mRS 2 ~ 6 分），次要结局指标为死亡和症状性颅内出血。低剂量治疗组年龄偏大（68.4 岁 vs.65.1 岁），起病至治疗时间短（2.30 h vs.2.52 h），NIHSS 评分偏高（11 vs.9）及心源性栓塞比例高（47.1%vs.29.7%）。低剂量治疗组与标准剂量治疗组主要结局指标无显著差异（OR,1.00,95%CI, 0.85 ~ 1.19），症状性颅内出血无显著差异（OR,0.87, 95% CI,0.63 ~ 1.19）。低剂量治疗存在降低溶栓患者死亡风险的趋势（OR,0.77,95% CI,0.59 ~ 1.01）。此研究提示，与标准剂量的阿替普酶治疗急性缺血性脑卒中相比，在降低死亡率方面，低剂量静脉阿替普酶对功能恢复的总体疗效具有可比性，同时还有更高的潜在的安全性。[24]

5）急性缺血性卒中再灌注治疗中的血压悖论：早期有效控制血压可显著降低 AIS患者颅内出血的风险[25]。因此各国根据国情，制定了大概的指导方案，美国推荐对于准备接受静脉溶栓治疗的患者，血压控制在 <185/110mmHg；[26]《中国急性缺血性脑卒中诊治指南 2014》[27]推荐对于准备接受静脉溶栓治疗的患者，血压控制在 <180/100mmHg。但对于血压具体应该控制到多少，静脉溶栓期间何时启动降压治疗，还没有循证医学证据；研究显示脑梗死急性期血压变化急剧，可加重神经功能损害，血压过低导致灌注不足，梗死面积扩大。[28]高血压与早期神经功能恶化相关，溶栓后早期血压管理尤为重要。此外，当大脑供血动脉发生闭塞或狭窄严重时，脑血流则可经其他侧支血管或新形成吻合血管给缺血区提供血供形成脑侧支循环，使缺血脑组织得到一定程度血流灌注，[29]因此有效监测脑血流意义重大。来自华山医院并同时参与了国际卒中灌注成像注册（International Stroke Perfusion Imaging Registry，INSPIRE）研究的学者，为了探寻卒中后基线血压与大血管闭塞/狭窄的急性缺血性卒中患者脑侧支血流和功能性结局的关系，在再灌注治疗的同时进行了血流监测的前瞻性队列研究，发现了急性缺血

性卒中再灌注治疗中的血压悖论。此研究纳入的被试均在基线时进行了多模态 CT 扫描,并有随访影像资料和完整的临床资料,且被最终确诊为患有大血管闭塞/狭窄的患者。90 天改良 Rankin 量表在 0~1 分被定义为极好的功能预后。脑侧支血流则是通过组织体积比延迟时间 > 3 秒内的,且造影剂传输严重延迟的灌注病变以定量(延迟时间 > 3 秒/延迟时间 > 6 秒)。研究共纳入了 306 名患者,随着基线收缩压每增加 10mmHg,在多因素分析中获得较好功能性结局的概率则降低 12%(OR = 0.88, P = 0.048),且较高的基线血压则与更好的侧支血流相关。在再灌注成功患者的亚组分析中,血压升高可以减缓梗死体积的增加且预示良好临床结局;在无再灌注的患者中,上述结论相反。该研究提示,具有大血管闭塞/狭窄的急性缺血性卒中患者的较高基线血压与更好的侧支血流相关。然而,对于无再灌注的患者,较高的基线血压与梗死灶的体积增长相关,并可能导致临床不良结局。血压与预后之间的关系高度依赖于再灌注,在再灌注治疗前对急性缺血性卒中的患者进行积极的降压治疗可能是不合适的。[30]

6)预测阿替普酶溶栓患者不良预后:静脉溶栓伴随着出血转化、致命性颅内出血风险的增加,导致患者预后不良甚至死亡。因此,能够在接诊急性缺血性卒中患者时早期预测患者 rt‑PA 静脉溶栓的预后有着重大的意义,这不仅能够让医生客观地评价患者的预后,还能够指导医生的治疗方案,有利于医生与患者及家属进行交流。目前对于 rt‑PA 静脉溶栓预后不良尚无统一定义。现有研究较多采用改良 Rankin 量表(modified Rankin Scale,mRS)来作为评定卒中患者静脉溶栓预后良好/不良结局的标准。静脉溶栓预后不良的危险因素多来源于各国学者对不同静脉溶栓数据库的回顾性分析。除了传统所知的高龄、糖尿病、发病时间窗较长及就诊时基线 NIHSS 评分较高等因素会导致静脉溶栓患者预后不良风险增加,近年来,各国学者对不同的静脉溶栓数据库进行回顾性研究,根据逻辑回归分析建立了多个静脉溶栓预测模型。预测模型的变量大多涉及可简便、快速获得的临床资料和影像信息。我国学者也从血清标志物、影像学标志物、模型建立等方面为预测溶栓再灌注治疗后的预后进行了不懈的努力探索;此外,我国学者也探索了脑梗死急性期溶栓治疗并发症的相关因素。同济大学医学院杨浦医院回顾性分析了 247 例急性脑梗死溶栓患者,运用 ACBS 模型(见表 2-1)预测阿替普酶溶栓患者不良预后,145 例改善或完全恢复,73 例无变化,29 例死亡或病情恶化(出院 mRS 较入院增高)。该研究采用受试者工作曲线评价不同预测模型的效力。与单因素预测模型比较(例如入院 NIHSS 或者入院 mRS),ACBS 模型 AUC 值显著增高(0.7788),其敏感性为 69.2%,特异性为 74.3%。ACBS 评分系统分值为 3~12 分,分数越高(表 2-1),预后越差,该研究确定的界限值为 7.7。[31]

表 2-1　ACBS 评分系统

特征	标准	评分
年龄（岁）	<60	0
	60 ~ 69	1
	70 ~ 79	2
	≥80	3
CRP（mg/L）	<7	1
	7 ~ 16.4	2
	≥16.5	3
血糖水平（mmol/L）	<7.5	1
	7.5 ~ 8.9	2
	≥9	3
收缩压（mmHg）	<155	1
	155 ~ 164	2
	≥155	3

7）估计的肾小球滤过率（estimated Glomerular Filtration Rate，eGFR）的动态变化可预测卒中患者静脉溶栓后的全因死亡率：苏州大学附属第二医院回顾性地纳入了 2010 年 5 月至 2017 年 5 月共 391 名经过 IVT 治疗的 AIS 患者。在入院时和 IVT 后 24 小时内测量血清肌酐，主要结局包括 3 个月的全因死亡率和重大不良心脏和脑血管事件（Major Adverse Cardiac and Cerebrovascular Events，MACCE）。在 3 个月的随访中，有 37 名（9.5%）患者死于各种原因。死亡率与入院时 eGFR 降低相关（调整后 HR = 4.17；95% CI 1.50 ~ 11.58；趋势性 P = 0.016），也与 IVT 后 24 小时内 eGFR 降低相关（调整后 HR = 5.88；95% CI 1.41 ~ 24.52；趋势性 P = 0.009）。IVT 后死亡率与 eGFR 升高呈负相关（校正后 HR = 0.70；95% CI 0.51 ~ 0.96；趋势性 P = 0.027）。此外，IVT 后 eGFR 降低也与 MACCE 风险增加相关（校正后 HR = 3.64；95% CI 1.41 ~ 9.39；趋势性 P = 0.009）。使用三次方条规分析的多变量 Cox 回归模型，观察到 eGFR 与 3 个月全因死亡率之间呈 L 形关联，并观察 eGFR 动态变化与 3 个月全因死亡率之间呈线性关联。该研究表明，IVT 后 eGFR 动态降低可独立预测 AIS 患者的 3 个月全因死亡率。[32]

8）豆纹动脉供血区低灌注与溶栓后早期不明原因神经功能恶化相关：浙江大学附属第二医院对其前瞻性急性脑梗死数据库进行了回顾性分析。早期不明原因神经功能恶化定义为入院后 24 小时较入院时 NIHSS 评分增高 2 分,但除外其他已知原因。豆纹动脉区低灌注定义为仅豆纹动脉供血区 TTP > 6 s,但大脑中动脉终末分支无低灌注。306 名单侧大脑中动脉区急性梗死且接受溶栓治疗并完成灌注成像检查的患者纳入分析,不明原因早期神经功能恶化发生率为 8.2%,其中不明原因早期神经功能恶化在豆纹动脉区低灌注患者发生率为 27.6%,在其他类型低灌注中发生率为 6.1%。校正年龄、基线 NIHSS 及起病至治疗时间后,豆纹动脉区低灌注与不明原因早期神经功能恶化显著相关(OR,5.974,$P = 0.001$)。[33]

9)分时段 NIHSS 评分对急性脑梗死患者功能预后的预测作用:北京大学深圳医院前瞻性纳入了接受阿替普酶溶栓治疗的急性脑梗死患者 269 人,采用受试者工作曲线评估 NIHSS 评分预测不良功能预后的效力,采用约登指数确定 NIHSS 界限值。该研究发现入院时 NIHSS 评分 ≥ 12 分预测不良功能预后,其敏感度性 0.51,特异性 0.84;但溶栓后 24 小时、7 天及 10 天预测不良功能预后的 NIHSS 界限值均为 5。通过分析 AUC 值,距起病时间越长,NIHSS 评分的预测价值越大。该研究同时建议,在入院 NIHSS ≥ 12 分的急性脑梗死患者中大规模开展血管内治疗。[34]

10)阿替普酶溶栓后颅内出血转化危险因素研究:厦门大学中山医院回顾性分析了 403 例接受阿替普酶溶栓的急性脑梗死患者,平均年龄 67 岁,33.7% 为女性,起病至溶栓时间为 52.05 ± 20.12 分钟,11.4% 发生出血转化。出血转化的高危因素包括:APTT 时间延长(≥ 30.3s),低纤维蛋白原(< 1.5g/L)及血小板降低(< 185 × 10^9/L)。然而,吸烟为出血转化的保护因素。该研究为进一步筛选溶栓患者,避免颅内出血转化提供了参考。[35]

11)早期纤维蛋白原降低提示再灌注治疗后症状性颅内出血:浙江大学附属第二医院回顾性分析了 1 135 名急性脑梗死患者,检测了基线及溶栓开始后 2 小时血管内治疗结束即刻的纤维蛋白原水平(即随访纤维蛋白原水平),早期纤维蛋白原变化由随访纤维蛋白原水平减去基线水平。结局指标为治疗后 24 小时症状性颅内出血。在单纯静脉溶栓患者中,纤维蛋白原水平由(3.36 ± 0.94)g/L 降至(2.47 ± 0.80)g/L;在静脉溶栓联合血管内治疗组中,纤维蛋白原水平由(3.35 ± 0.82)g/L 降至(2.52 ± 0.83)g/L。症状性颅内出血比例为 3.9%。在单纯静脉溶栓组,纤维蛋白原损耗确定为随访纤维蛋白原水平 < 2.5 g/L 且降幅 > 0.5 g/L,这与症状性颅内出血显著相关(OR,6.09,95% CI,2.65 ~ 13.99);在联合治疗组中,纤维蛋白原损耗确定为随访纤维蛋白原水平 < 2.0g/L 且降幅 > 1.0g/L,也与症状性颅内出血显著相关(OR,7.16,95% CI,2.60 ~ 19.71)。该研究提示早期纤维蛋白原下降与阿替普酶再灌注治疗后的症状性颅内出血显著相关,建议在急性脑梗死患者中进一步开展纤维特异性溶栓物质检测。[36]

（2）急性脑梗死血管内治疗

血管内治疗可以显著改善急性脑梗死患者预后,但适用条件严格,能够接受血管内治疗的患者人数极低,中国学者的研究扩大了急性脑梗死患者中血管内治疗的适宜人群及适宜疾病范围,同时扩展了治疗时间窗,并分析了血管内治疗预后的相关因素。

1）机械取栓在儿童急性脑梗死患者中的应用:杭州师范大学附属医院分析了从2012年至2017年共7例接收机械取栓治疗的急性脑梗死儿童,年龄介于7~14岁,平均年龄11.1岁,术前平均 NIHSS 评分15.4分（范围9~22分）,7例患者平均支架取栓1.7次/人,其中两例联合球囊扩张治疗。5例患者术后 mTICI 达Ⅲ级,2例达Ⅱb级。术后6例改善,1例死亡,出院平均 NIHSS 评分3.67分,90天平均 mRS 评分1分。仅1例术后蛛网膜下腔出血并3日后死亡。该研究提示:在儿童急性脑梗死患者中,Solitaire 支架取栓再通率高且临床预后良好,但其安全性有待临床试验进一步证实。[37]

2）急性脑梗死伴心房颤动患者直接取栓可行性分析:南通市通州区人民医院回顾性分析了95例伴心房颤动的急性脑梗死患者,分为直接血管内治疗组、阿替普酶溶栓联合血管内治疗组及单纯静脉溶栓组。年龄、入院 NIHSS 评分及起病至治疗时间等主要基线资料组间平衡,直接血管内治疗组良好灌注的比例（mTICI≥Ⅱb）与联合血管内治疗组类似（70.0% vs.68.6%,$P>0.05$）,90天良好预后（mRS≤2）显著高于联合血管内治疗组及单纯静脉溶栓组（70.0% vs.37.1% vs. 30.0%,$P<0.01$）。直接血管内治疗组症状性出血转化比例与单纯静脉溶栓组类似（6.7% vs.13.7%,$P>0.05$）,但显著低于联合血管内治疗组（6.7% vs.31.4%,$P<0.05$）;直接血管内治疗组死亡率显著低于其他两组（6.7% vs.14.3% vs.20.0%,$P<0.05$）。该研究建议:发病4.5小时内伴房颤的患者适用直接血管内治疗,同时提示该研究结论受到病例数及回顾性研究设计限制。[38]

3）颅内动脉粥样硬化狭窄所致椎基底动脉闭塞患者血管内治疗预后良好结局的预测因素:北京天坛医院回顾性分析了103例接受血管内治疗的由颅内动脉粥样硬化狭窄导致的椎基底动脉闭塞患者,其中颅内动脉粥样硬化狭窄定义为狭窄>70%,或固定狭窄>50%伴灌注降低或再狭窄,结局指标为90天良好功能预后（mRS≤2）。40.8%患者90天时 mRS≤2。与良好功能预后相关的因素包括:既往抗血小板治疗,静脉溶栓联合血管内治疗,高后循环 DWI-ASPCET 评分,高 BATMAN 评分（基于 CTA 的基底动脉闭塞评分系统,共10分,涵盖栓塞负荷和侧支循环评价见图2-1）,非全身麻醉,起病至再通时间（≥542分钟）及治疗前高 NIHSS 评分。基于受试者工作曲线分析,治疗前 NIHSS 评分预测作用显著,AUC 值为0.816,敏感性78.7%,特异性72.5%,其界限值为19.5。[39]

4）ASL-DWI 不匹配可能有助于选择血管内治疗受益患者:广州暨南大学附属第一

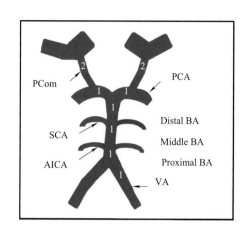

图 2-1　BATMAN 评分简介[40]

VA:椎动脉;AICA:小脑前下动脉;SCA:小脑上动脉;PCA:大脑后动脉;PCom:后交通动脉;BA:基底动脉

评价规则:①任何一条椎动脉通畅:1 分;②远、中、近基底动脉段通畅:各 1 分;③大脑后动脉通畅:各 1 分;④后交通动脉通畅:各 2 分

医院进行了一项单中心回顾性研究,在院内回顾性收集在 6 小时内接受血管内治疗,或在 12 小时内出现动脉旋转标记 ASL – DWI(arterial spin labeling – DWI , ASL – DWI)不匹配的患者(参考 DEFUSE2 研究,定义为组织低灌注体积/核心梗死灶体积≥1.8),DWI – ASPECTS≤5 分的急性脑梗死患者数据,同时记录每位患者的临床特征和结局。在入组的 19 例患者中,所有患者均成功进行了再灌注,其中 10 例在 3 个月后获得了良好的预后(mRS≤2)。2 例出现症状性颅内出血,并出现不良结局(mRS 评分 >2)。该研究提示,由大血管阻塞引起 DWI 可见的大面积病变的急性脑梗死患者,如果在 6 小时内进行血管内再通治疗可取得良好的疗效,若出现 ASL – DWI 不匹配,或 6 小时后再行血管内再通治疗同样有较好疗效。[41]

5)急性脑梗死再灌注治疗后血栓负荷评分(Clot Burden SScore,CBS)变化对预后的预测价值:广州医科大学附属第二医院进行了一项系统回顾和荟萃分析以研究 CBS 在接受再灌注治疗的 AIS 患者中的预后价值。此研究首先在相关数据库中搜索了 AIS 患者与 CBS 相关的合格文章。其中良好的功能预后,再通或出血性转化的效应大小与随机/固定效应模型合并,并进行了敏感性分析和异质性测试,此荟萃分析最终筛选出 15 个合格的研究,共纳入了 3 302 名接受再灌注治疗的 AIS 患者。AIS 患者的 CBS 每增加 1 分,则与良好的功能预后(合并 OR = 1.15,95% CI 1.09 ~ 1.20)和较高的再通率(合并 OR = 1.27,95% CI 1.14 ~ 1.40)相关。分组的结果表明,基线时较高的 CBS 与更高可能性的良好功能结局(合并 OR = 1.59,95% CI 1.30 ~ 1.94)和较高的再通率(合并 OR = 2.53,95% CI 1.79 ~

3. 57）相关。进一步分层分析显示，在单独静脉溶栓治疗（IVT）组中，CBS升高与良好的功能预后（连续合并 OR = 1. 18,95% CI 1. 10 ~ 1. 27;分类合并 OR = 3. 38,95% CI 2. 01 ~ 5. 69）或再通相关（分类合并 OR:4. 13,95% CI:2. 00 ~ 8. 51）,但在单独的血管内治疗组中则未见相似结果。此研究在 CBS 和出血转化之间未发现明显关联。由此研究可知,尤其是对于单独接受 IVT 的患者,CBS 可能是 AIS 患者再灌注治疗后功能预后和成功再通后的预测指标。[42]

6）血管内治疗后收缩压波动范围收窄预示大血管闭塞患者良好功能预后:太原中心医院回顾性分析了 2015 年 6 月至 2018 年 6 月间接受血管内治疗的大血管闭塞急性脑梗死患者数据,共 72 例。术后 24 小时内每小时均测量收缩压和舒张压。血压变异度用收缩压/舒张压的标准差,变异系数及连续变异度表示。结局指标为 3 个月功能独立评价（即良好功能预后,mRS≤2 分）。研究结果提示,良好功能预后的比例为 58. 3%,入院中位 NIHSS 评分及 ASPECT 评分分别为 14 分和 8 分。良好功能预后的患者最高收缩压［(154. 3 ± 16. 8) vs. (163. 5 ± 15. 6), P = 0. 02］,收缩压变异系数［(8. 8% ± 2. 0%) vs. (11. 0% ± 1. 8), P < 0. 001］,连续变异系数［(11. 4 ± 2. 3) vs. (14. 6 ± 2. 0), P < 0. 001］及标准差［(10. 5 ± 2. 4) vs. (13. 8 ± 3. 9), P < 0. 001］均低于不良功能预后组。多因素 Logistic 回归分析发现:收缩压变异系数与不良功能预后显著相关（OR,4. 273,95% CI,1. 030 ~ 17. 727, P = 0. 045）,收缩压变异系数 AUC 值为 0. 868（95% CI,0. 781 ~ 0. 955, P < 0. 001）,敏感性为 93. 3%,特异性为 73. 8%,界限值为 12. 499,对 3 个月不良功能预后有良好预测效果。该研究发现,大血管闭塞的脑梗死患者接受血管内治疗后,收缩压变异系数降低,提示 3 个月良好功能预后。[43]

7）脑白质疏松严重程度与脑梗死患者机械取栓治疗预后相关:南京医科大学金陵医院回顾性分析了多中心 251 例治疗前 NIHSS≥8 分的且接受支架取栓的急性脑梗死患者。根据 Van Swieten 量表,脑白质疏松分为 0 ~ 2 分（无 ~ 中度）及 3 ~ 4 分（重度）两组。主要结局指标为 90 天良好功能预后（mRS 0 ~ 2 分）。研究结果表明,患者良好预后的比例在重度组的显著低于无—中度组（18. 4% vs. 50. 2%, P < 0. 001）。多因素分析提示,重度脑白质疏松是良好功能预后的负面预测因素（OR, 0. 27, 95% CI, 0. 10 ~ 0. 77, P = 0. 014）。该研究提示重度脑白质疏松与支架取栓脑梗死患者的 90 天功能预后相关。[44]

（3）脑梗死急性期药物治疗研究

脑梗死急性期治疗与预后显著相关,关于抗血小板及神经保护的新药研究从未停止,同时不断改善现有治疗方案,例如 CHANCE 及 POINT 研究。我国学者对脑梗死急性期治疗也做了有益探索。

1）替罗非班可能改善溶栓脑梗死患者的预后:华北理工大学附属医院进行了一项随

机分组对照研究,他们根据替罗非班给药的时间点,将接受阿替普酶静脉溶栓治疗并符合其他研究纳入标准的患者随机分为 4 组:A 组(2 h),B 组(2 ~ 12 h),C 组(12 ~ 24 h)和 D 组(对照组),并同时分析了 NIHSS 评分,mRS 评分和不良事件的变化。在 7 ± 1 天时,A 组的疗效优于 C 组($P = 0.006$)和 D 组($P = 0.001$),但 A 组和 B 组之间的疗效没有显著差异($P = 0.268$)。相类似的,在 14 ± 2 天时,A 组的疗效优于 C 组($P = 0.026$)和 D 组($P = 0.001$),但 A 组和 B 组之间的疗效没有显著差异($P = 0.394$)。根据 mRS 的评估,A、B 和 C 组的预后好于 D 组(分别为 $P = 0.042, 0.008$ 和 0.027),这与替罗非班给药的时间点无关,且四组之间不良事件的发生率无显著差异。该研究提示,替罗非班联合阿替普酶是安全有效的,尤其是在急性缺血性卒中患者的阿替普酶静脉溶栓后 2 小时或 2 ~ 12 小时给药时特别有益。[45]此外,首都医科大学宣武医院进行替罗非班的回顾性研究,该研究纳入了接受溶栓治疗后 24 小时内神经功能恶化的急性脑梗死患者共 187 人,分为替罗非班治疗组(121 人)和非替罗非班治疗组(66 人)。替罗非班治疗指在阿替普酶溶栓 24 小时内静脉给药,方案如下:用 100ml 生理盐水稀释 5mg 替罗非班,首先 0.25 ~ 0.5mg(5 ~ 10ml)团注(速度 1ml/min),后序贯静脉持续给药(速度 0.25 ~ 0.5mg/h)。早期神经功能恶化定义为溶栓治疗后 24 小时内与恶化前即刻评分比较,NIHSS 评分增加 ≥4 分或在特定类别中 NIHSS 增加 ≥2 分。有效性指标为 3 个月优良功能预后(mRS≤1)和良好功能预后(mRS≤2)。安全性指标为症状性颅内出血,任何颅内出血,严重系统性出血及死亡。研究结果显示,多因素校正后,早期替罗非班治疗与症状性颅内出血(OR,1.05,95% CI,0.19 ~ 2.27,$P = 1.000$)、颅内出血(OR,1.13,95% CI,0.45 ~ 4.25)及死亡(OR,0.77,95% CI,0.19 ~ 2.27,$P = 0.875$)无显著关系,但预示优良功能预后(OR,2.24,95% CI,1.16 ~ 3.94,$P = 0.027$)和良好功能预后(OR,2.31,95% CI,1.48 ~ 3.99,$P = 0.011$)。亚组分析发现早期替罗非班疗效具有时间依赖性,使用越早效果越显著。该研究提示在溶栓后早期神经功能恶化的急性脑梗死患者中 24 小时内使用替罗非班并未增加症状性颅内出血、颅内出血及死亡的风险,并且可能改善 3 个月神经功能预后,但上述结论有待随机临床试验证实。[46]

2)丁苯酞对脑梗死的神经保护作用:第二军医大学对 12 个 RCT 研究共 1160 名脑梗死患者进行了 META 分析,比较了单纯丁苯酞治疗/标准治疗联合丁苯酞治疗与标准治疗的差异。结局指标为 Barthel 指数和 NIHSS 评分。连续变量采用标准化平均差(SMD)表示,二分类变量采用相对危险度(RR)表示。结果表明单纯丁苯酞治疗并不优于标准治疗,Barthel 指数的 SMD 为 0.25(95% CI,− 0.14 ~ 0.63;$P = 0.21$),NIHSS 评分的 SMD 为 0.73(95% CI,− 0.14 ~ 1.59,$P = 0.10$)。但丁苯酞联合标准治疗效果优于标准治疗,Barthel 指数的 SMD 为 1.65(95% CI,1.25 ~ 2.04;$P < 0.01$),NIHSS 评分的 SMD 为 1.40

（95% CI,0.72～2.09,$P<0.01$）。然而,使用丁苯酞可能增加了肝功能异常的比例,RR为3.55（95% CI,1.19～10.56,$P<0.05$）。该研究提供了丁苯酞作为神经保护药物的证据,但需要注意药物的肝脏不良反应。[47]

3）氯吡格雷耐药性研究:NR1I2（Nuclear Receptor Subfamily 1）基因编码一组氯吡格雷代谢途径中的转录因子核受体,如孕烷受体（（Pregnane X receptor,PXR）。中山大学团队评估了NR1I2基因单核苷酸多态性（Single Nucleotide Polymorphisms,SNPs）和细胞色素P450（Cytochrome P450,CYP)2C19等位基因对氯吡格雷耐药性（CR）的贡献,以及对脑梗死患者结局的影响。该前瞻性研究共纳入634名急性脑梗死患者,均接受每日抗血小板治疗（氯吡格雷或阿司匹林）,并随访1年,对每位患者进行SNP测序,并监测血小板功能、记录mRS评分和主要心脑血管不良事件。研究发现,NR1I2 SNP rs13059232和CYP2C19等位基因（2*/3*）与氯吡格雷耐药相关。在氯吡格雷队列中,NR1I2 SNP rs13059232是长期结局的独立危险因素（$P<0.001$）,但在配对的阿司匹林队列中未发现这一关系。该研究提示,NR1I2 SNP rs13059232可以作为急性脑梗死患者氯吡格雷治疗和个体化抗血小板治疗的生物标记。[48]

3. 脑梗死急性期管理及预后

血压、血糖、血脂的综合管理对急性脑梗死患者的结局具有重要影响,最佳干预时机、强度、目标仍有争议。另外,研究发现外周血白细胞、凝血指标、炎性指标等与患者病情进展、临床结局相关,可能有助于风险分层、预后预测,指导急性期治疗。

（1）血压管理

患者基线收缩压对强化血压控制与心血管结局关系的影响:强化血压控制是指将收缩压控制在120 mmHg以下。中山大学第一附属医院的研究回顾性地纳入了SPRINT（The Systolic Blood Pressure Intervention Trial)匿名数据库的9 361名患者,根据基线收缩压,将其分为高收缩压组（≥140 mmHg,4 397人）和低收缩压组（<140 mmHg,4 964人）,每组内患者接受强化血压控制或标准血压控制。主要结局包括心梗、不引起心梗的急性冠脉综合征、卒中、急性失代偿心衰和心血管因素引起的死亡。治疗相关不良事件包括低血压、猝倒和心动过缓。中位随访时间为3.26年。研究发现,低收缩压组和高收缩压组发生主要结局的风险比分别为0.65（95% CI 0.50～0.83）和0.84（95% CI 0.66～1.06）;两组发生治疗相关不良事件的风险比分别为2.03（95% CI 1.44～2.85）和1.80（95% CI 1.32～2.47）。该研究提示,基线收缩压低的患者可能从强化血压控制中获益,而基线收缩压高的患者获益不明。[49]

（2）血糖

1）白细胞计数联合血糖水平预测死亡、肺炎风险:苏州大学第二附属医院回顾性纳入了 2013 年 12 月到 2014 年 5 月,苏州市 22 家医院的 3 124 名脑梗死患者,根据白细胞计数和血糖水平分为 4 组:二者均正常、血糖高而白细胞正常、白细胞高而血糖正常、二者均高。结果发现,二者均高组的患者发生院内死亡的风险是二者均正常组的 2.22 倍（HR = 2.22, 95% CI 1.21 ~ 4.07）,发生肺炎的风险是其 2.61 倍（OR = 2.61, 95% CI 1.66 ~ 4.10）。在预测能力方面,白细胞计数联合血糖指标的 C 统计量显著高于单用白细胞计数或血糖。该研究提示,入院时高白细胞计数且高血糖水平是脑梗死患者院内死亡或发生肺炎的独立危险因素,白细胞计数联合血糖的预测能力优于单一指标。[50]

2）半乳糖凝集素 - 3 与脑梗死患者心血管事件和死亡风险的关系,以及对高血糖的影响:苏州大学医学部前瞻性纳入 2 970 名 CATIS 试验（The China Antihypertensive Trial in Acute Ischemic Stroke）的脑梗死患者,根据基线血糖水平分为高血糖组、正常血糖组,每组内根据血清半乳糖凝集素 - 3 水平再分为 3 层。主要结局为血管因素引起的死亡,次要结局包括全因死亡、卒中复发和卒中 1 年内出现血管事件。研究发现,在高血糖组中,高半乳糖凝集素 - 3 水平与主要结局（HR = 1.72, 95% CI 1.05 ~ 2.84）、卒中复发（HR = 2.64, 95% CI 1.14 ~ 6.012）和血管事件（HR = 2.68, 95% CI 1.33 ~ 5.38）显著相关（P < 0.05）,但在正常血糖组中未发现关联。在高血糖组中,半乳糖凝集素 - 3 与主要结局存在线性关系（P = 0.007）。该研究提示,在高血糖脑梗死患者中,半乳糖凝集素 - 3 可能作为预后的预测因素。[51]

（3）血脂及他汀类药物

1）在房颤相关的脑梗死患者中,卒中前他汀药物的使用可降低氧化低密度脂蛋白水平、改善临床结局:成都市第二人民医院前瞻性纳入 242 名伴房颤的脑梗死患者,将其分为卒中前服用他汀类药物（106 人）和不服用他汀类药物（136 人）两组,并随访 3 个月,在入院和 3 个月时,均用酶联免疫吸附测定法测量血浆氧化低密度脂蛋白水平。结局包括 3 个月时死亡、残疾（mRS≥3）、死亡或残疾。研究发现,在入院时和 3 个月时,服用他汀组的血浆氧化低密度脂蛋白水平都显著低于不服用他汀组（P < 0.001）。入院血浆氧化低密度脂蛋白水平与 3 个月时死亡结局相关（aOR = 1.05, 95% CI 0.99 ~ 1.12, P = 0.047）。在多因素校正模型中,卒中前服用他汀与更低的 3 个月死亡结局（aOR = 0.38, 95% CI 0.16 ~ 0.91, P = 0.031）、残疾结局（aOR = 0.38, 95% CI 0.15 ~ 0.99, P = 0.047）、死亡与残疾复合结局（aOR = 0.31, 95% CI 0.17 ~ 0.74, P = 0.009）显著相关。这提示在房颤相关的脑梗死中,卒中前使用他汀药物可能可以降低血浆氧化低密度脂蛋白水平,并改善临床结局。[52]

2）卒中前使用低剂量他汀药物可降低卒中严重程度并改善临床结局:四川大学华西医院的回顾性队列研究连续纳入了 1 878 名脑梗死患者,主要终点为入院卒中严重程度和 90 天时的功能结局,次要终点为入院时低卒中严重程度的相关因素。研究发现,卒中前使用低剂量他汀类药物的患者在 90 天时有更好的 mRS 评分($P = 0.007$)和更好的功能结局($P = 0.005$)。逻辑回归分析显示,卒中前使用低剂量他汀类药物(OR = 0.15,95% CI 0.08 ~ 0.27,$P < 0.001$)和男性(OR = 0.81,95% CI 0.66 ~ 0.99,$P = 0.035$)是入院时卒中严重程度低的保护因素,但在房颤(OR = 1.65,95% CI 1.12 ~ 2.44,$P = 0.012$)和白细胞计数高(OR = 1.12,95% CI 1.08 ~ 1.17,$P < 0.001$)的亚组中未发现这一关系。这提示,在中国人群中,卒中前服用低剂量他汀类药物可降低卒中严重程度、改善 90 天功能结局,与入院卒中病情较轻独立相关。[53]

3)卒中前他汀类药物使用与脑出血无关:重庆医科大学附属第二医院的荟萃分析纳入了 25 篇文章的 26 327 名卒中患者,未发现卒中前使用他汀类药物与总脑出血(aOR = 1.478,95% CI 0.924 ~ 2.362,$P = 0.103$)、溶栓后症状性脑出血(aOR = 1.567,95% CI 0.994 ~ 2.471,$P = 0.053$)和未接受血管再开通治疗患者脑出血(aOR = 1.342,95% CI 0.872 ~ 2.065,$P = 0.181$)的关系。卒中后使用他汀类药物与血管再开通治疗后更低的症状性脑出血风险相关(cOR = 0.292,95% CI 0.168 ~ 0.507,$P < 0.001$)。未发现胆固醇水平与总脑出血的关系。该研究提示,不论脑梗死患者是否接受血管再开通治疗,卒中前或卒中后使用他汀类药物、胆固醇水平都不是发生症状性脑出血和总脑出血的危险因素。卒中后使用他汀类药物可能减少症状性脑出血的发生。[54]

(4)卒中预后生物标记物

1)与卒中预后相关的生物标记:苏州大学医学部前瞻性纳入了来自 CATIS 研究的 3 405 名患者,测量了 12 种生物标记物水平,随访时间 3 个月,主要结局为死亡或残疾(mRS ≥ 3),次要结局为残疾、死亡和血管事件。共 866(25.4%)名患者出现残疾或死亡。多因素分析显示,较高的 C 反应蛋白、补体 C3、基质金属蛋白酶 - 9、肝细胞生长因子水平和抗磷脂酰丝氨酸抗体阳性均与主要结局相关。在这 5 项生物标记物均较高的患者中,发生主要结局(OR = 3.88,95% CI 2.05 ~ 7.36)、残疾(OR = 2.81,95% CI 1.49 ~ 5.33)、死亡(OR = 5.67,95% CI 1.09 ~ 29.52)和血管事件(OR = 4.00,95% CI 1.22 ~ 13.14)的风险较高。与含传统危险因素的模型相比,纳入这 5 项标记物的新模型对预测联合结局和血管事件的能力显著提高。该研究提示,纳入这 5 项生物标记可能显著提高对脑梗死患者危险分层的准确性。[55]

2)高收缩压脑梗死患者中血红蛋白水平与 3 个月结局相关:苏州大学医学部前瞻性地纳入 CATIS 研究中的 3 881 名急性脑梗死患者,测量其基线血红蛋白水平并随访 3 个月。主要复合结局为 3 个月时死亡或残疾(mRS ≥ 3),次要结局包括残疾、死亡。与血红蛋白水平处在后 25% 的患者相比,处在前 25% 的患者出现主要结局(aOR = 1.38,95% CI

1.03 ~ 1.86)、残疾(aOR = 1.49,95% CI 1.11 ~ 1.99)、死亡(aOR = 0.79,95% CI 0.41 ~ 1.52)的风险更高。多因素样条回归显示,血红蛋白水平与主要结局($P_{linearity}$ = 0.037)和残疾($P_{linearity}$ = 0.004)线性相关。亚组分析进一步证明高血红蛋白水平与不良预后相关。该研究提示,脑梗死急性期高血红蛋白水平与 3 个月时预后差相关。[56]

3)在不伴房颤、未接受抗凝治疗的脑梗死患者中,国际标准化比值与预后相关:北京天坛医院回顾性纳入了 14 782 名来自中国国家卒中登记Ⅱ(Chinese National Stroke Registry Ⅱ,CNSR Ⅱ)的脑梗死患者。在 1 年的随访时间内,共有 1 080(7.3%)人死亡,538(3.9%)人卒中复发,1 319(8.9%)人出现复合终点,3 001(20.3%)人功能结局不良。与国际标准化比值(International Normalized Ratio,INR)水平中等(0.9 ~ 1.1)的患者相比,INR 高(> 1.1)的患者出现死亡(OR = 1.58,95% CI 1.32 ~ 1.98)、卒中复发(OR = 1.40,95% CI 1.10 ~ 1.79)、复合终点(OR = 1.52,95% CI 1.29 ~ 1.79)和不良功能结局(OR = 1.21,95% CI 1.06 ~ 1.39)的风险更高。在 INR 低(< 0.9)的患者中未发现关联。研究提示,在不患有房颤且未接受抗凝治疗的患者中,入院 INR 水平高与卒中不良结局相关。[57]

4)低血清维 A 酸水平与脑梗死后的高死亡风险相关:北京协和医学院前瞻性地纳入了 1 530 名新发卒中患者,随访 6 个月,主要结局包括全因死亡或心血管因素死亡。325 名患者在 6 个月内去世,全因死亡率为 21.2%,心血管因素死亡率为 13.1%。将血清维 A 酸水平四等分并进行多变量回归分析,结果显示,血清维 A 酸水平较高的三组与最低组相比,其全因死亡率降低 55%,心血管因素死亡率降低 63%,提示与预后显著相关。含维 A 酸水平的新模型对结局的预测能力显著提高,包括全因死亡的净重新分类改善(Net Reclassification Improvement,NRI),心血管因素死亡的整体判别改善(Integrated Discrimination Improvement,IDI)及 NRI。该研究提示,在新发卒中患者中,低血清维 A 酸水平与高死亡率相关,维 A 酸水平可能成为独立于已知危险因子的预测因素。[58]

5)高生长分化因子 15 水平与脑梗死后临床预后不良相关:苏州大学医学部前瞻性地纳入了来自 CATIS 研究的 3 066 名患者,测量其基线血清生长分化因子 15(Growth Differentiation Factor 15,GDF – 15)水平。主要结局为卒中后 3 个月死亡或残疾,次要结局为死亡、残疾、血管事件和卒中复发。随访 3 个月后,676(22.05%)名患者残疾,86(2.80%)名患者死亡,81(2.64%)名患者出现血管事件,51(1.66%)名患者出现卒中复发。校正混杂因素后发现,GDF – 15 的自然对数每升高 1 个标准差,出现主要结局的风险提高 1.26 倍(95% CI 1.15 ~ 1.39),出现残疾、死亡、血管事件的风险分别提高 1.13(95% CI 1.02 ~ 1.25)、1.79(95% CI 1.48 ~ 2.16)、1.26(95% CI 1.00 ~ 1.58)倍。将 GDF – 15 水平纳入已有的风险预测模型后,模型的 C 统计量、NRI、IDI 均有显著提高($P < 0.05$)。该

研究提示,高水平 GDF – 15 与急性脑梗死后的不良预后相关,可能作为潜在的生物标记。[59]

6)组织抑制因子金属蛋白酶 – 1 与急性脑梗死后临床结局相关:苏州大学医学部前瞻性地纳入 3 342 名来自 CATIS 研究的卒中患者,测量其基线血清组织抑制因子金属蛋白酶 – 1(Tissue Inhibitor Metalloproteinase – 1,TIMP – 1)水平。主要结局为卒中 3 个月内死亡或残疾(mRS≥3),次要结局包括死亡、残疾、血管事件。随访 3 个月后,843(25.2%)名患者残疾。校正混杂因素后,TIMP – 1 自然对数每升高 1 个标准差(0.17 ng/ml),发生主要结局的风险提高 1.17 倍(95% CI 1.06 ~ 1.29),残疾风险提高 1.13 倍(95% CI 1.02 ~ 1.25),死亡风险提高 1.49 倍(95% CI 1.19 ~ 1.87),发生死亡或血管事件的风险提高 1.34 倍(95% CI 1.11 ~ 1.62)。将 TIMP – 1 水平纳入现有风险预测模型后,模型对主要结局的预测能力显著提高(NRI = 9.0%,$P = 0.02$;IDI = 0.2%,$P = 0.03$)。TIMP – 1 和基质金属蛋白酶 – 9 水平都高的患者出现各类结局的风险都更高。该研究提示,TIMP – 1 水平高与脑梗死后的高死亡率、高残疾率相关,也进一步提示细胞外基质生物标记在脑梗死预后方面的作用。[60]

7)脑梗死患者早期 D – 二聚体水平与不良预后相关:四川大学华西医院前瞻性地纳入了 2 479 名卒中患者,在发病 24 小时以内测量其 D – 二聚体水平。功能结局不良定义为 mRS≥3,终点包括 5 天时弥散加权成像(Diffusion Weighted Imaging,DWI)显示复发、30 天 mRS≥3、30 天死亡、90 天 mRS≥3。研究发现,高 D – 二聚体水平与 5 天时 DWI 复发(OR = 2.28,95% CI 1.32 ~ 3.95)、30 天 mRS≥3(OR = 1.59,95% CI 1.37 ~ 1.85)、30 天死亡(OR = 1.92,95% CI 1.27 ~ 2.90)、90 天 mRS≥3(OR = 1.61,95% CI 1.05 ~ 2.46)均相关。该研究提示对于脑梗死患者,发病 24 小时内高 D – 二聚体水平与预后差相关。[61]

8)脑梗死患者中高血清神经营养因子 – 1 水平与良好预后相关:苏州大学医学部前瞻性地纳入了来自 CATIS 研究的 3 346 名患者,测量其基线血清神经营养因子 – 1(netrin – 1)水平。主要结局为死亡或残疾(mRS 评分≥3)。随访 3 个月后,845 名(25.25%)患者出现主要结局。在比较前 25% 和后 25% 两组时,校正混杂因素后发现,高血清 netrin – 1 水平与低发生结局风险相关(OR = 0.65,95% CI 0.47 ~ 0.88,$P_{\text{trend}} = 0.002$)。血清 netrin – 1 的自然对数每增加 1 个标准差,出现结局的概率减少 17%(95% CI 7% ~ 26%)。多因素样条回归模型显示,血清 netrin – 1 水平和主要结局风险有负线性关系($P_{\text{linearity}} = 0.003$)。在已有模型中加入 netrin – 1 四分类因素可以提高预测结局的准确性(NRI = 14.74%,$P = 0.002$;IDI = 0.40%,$P = 0.005$)。该研究提示,高血清 netrin – 1 水平与脑梗死 3 个月后良好结局相关,可能作为脑梗死患者结局的生物标记。[62]

9)脑源性神经营养因子对卒中后运动功能恢复的预测能力有限:深圳市第二人民医

院回顾性地纳入了 348 名卒中患者,在入院时测量其血清脑源性神经营养因子(Brain-de-rived neurotrophic factor ,BDNF)水平。主要结局为出院时功能独立性评定量表(functional independence measure ,FIM)的运动功能评分,次要结局包括出院时 FIM 总分、入院时 FIM 运动功能评分、住院时间和出院目的地。结果发现,血清 BDNF 水平与出院时 FIM 运动功能评分(r = 0.173, P = 0.001)和 FIM 总分(r = 0.155, P = 0.004)在统计学上显著相关,但无临床意义。用血清 BDNF 预测 FIM 运动功能评分的精确度较低,受试者工作曲线下面积为 0.581(P = 0.026)。在高 FIM 运动功能评分的患者中,血清 BDNF 水平与脑白质各向异性分数显著相关(n = 10, r = 0.609, P = 0.031),但在低 FIM 运动功能评分的患者中未发现该关联(n = 11, r = −0.132, P = 0.349)。该研究提示,血清 BDNF 水平对卒中后运动功能恢复的预测能力有限,且该水平可能与脑白质各向异性分数相关。[63]

4. 卒中发病机制

近年来,脑血流动力学、遗传学等研究阐述了脑血管病的病理生理及代偿机制,为脑血管病的精准诊断、治疗、预防提供了重要信息。

(1)缺血预适应与脑血流自动调节

吉林大学第一医院等开展前瞻性自身对照研究,纳入健康成人 55 例,在远隔缺血预适应前、后 24 小时内分别测量脑血流自动调节参数和采血,检测神经保护因子及炎性标志物,进行自身对照。结果显示,与对照相比,远隔缺血预适应 6 小时后脑血流自动调节显著增加,效果持续至少 24 小时;2 种神经保护因子(胶质细胞促神经生长因子、血管内皮细胞生长因子 A)和 4 种炎性标志物(转化生长因子 − β1、白血病抑制因子、基质金属蛋白酶 − 9 和金属蛋白酶组织抑制剂)显著升高,而单核细胞趋化蛋白 − 1 显著下降。研究提示,对于健康成人,远隔缺血预适应可诱导 6 小时后脑血流自动调节增加,持续至少 24 小时。另外,可调节多种神经保护因子和炎症相关标识物表达。远隔缺血预适应产生的脑血流自动调节增加与血液标志物表达改变可能有益于脑血管功能。[64]

(2)大动脉粥样硬化性脑梗死的表观遗传学研究

上海第六人民医院、同济大学东方医院等研究了大动脉粥样硬化性卒中的甲基化改变。在筛选期,纳入病例、对照各 12 例,进行表观基因组关联分析,然后在 2 个队列中进行验证(病例 − 对照数分别为 110 例:122 例,191 例:191 例)。结果显示,大动脉粥样硬化卒中患者在 672 个基因中存在 1 012 个显著不同的甲基化 CpG 岛(平均甲基化差异 > 5% ,P < 0.01)。疾病、基因本体及通路分析提示这些甲基化基因在心血管、代谢、神经和免疫相关基因富集,其中 MTRNR2L8 基因启动子甲基化异常(平均甲基化差异 − 13.01% ,P = 8.86 × 10^{-14})。研究基于 MTRNR2L8 基因显著改变的 CpG 岛平均数量建立了诊断预测模型,具有较高的特异度和敏感度(曲线下面积 0.774,P < 0.001)。研究

提示,DNA 甲基化在大动脉粥样硬化性卒中中发挥重要作用,MTRNR2L8 基因甲基化可能是潜在的治疗靶点和诊断标记物。[65]

(3)颅内动脉粥样硬化的卒中机制

香港中文大学等基于颅内动脉粥样硬化的卒中风险和血流动力学研究,探讨了症状性颅内动脉粥样硬化卒中机制分类及临床意义。研究结合 DWI、MRA/CTA,将颅内动脉粥样硬化的卒中机制分为 4 型:①载体动脉粥样硬化堵塞穿支;②动脉—动脉栓塞;③低灌注;④混合机制,分析卒中机制与基线数据、1 年内卒中复发的关系。该研究回顾性纳入了香港、郑州两中心的症状性颅内动脉狭窄的急性卒中患者 153 例,低灌注和混合机制(低灌注合并动脉 – 动脉栓塞)最常见,分别为 35.3% 和 37.3%,混合机制组患者较其他组血脂异常、高血压的患病率显著更高。卒中机制分类的组内、组间重复性较好(κ, 0.791 ~ 0.908)。接受药物治疗患者 122 例,混合机制组相同供血区 1 年内缺血卒中复发率较其他组显著更高(24.4% vs. 7.8%,HR 3.40,95% CI 1.25 ~ 9.20,log – rank P = 0.010)。研究提示,症状性颅内动脉粥样硬化狭窄的卒中患者,动脉—动脉栓塞和低灌注常常共存,可能与更高的卒中复发风险相关。[66,67]

(4)脑桥梗死形态学研究

广州医科大学附属第二医院、中山大学附属第一医院等开展前瞻性、多中心、注册登记研究,纳入急性脑桥梗死患者 1 003 例(非孤立性 330 例),根据脑桥梗死形态分为前内侧、前外侧、被盖区、双侧和单侧多发梗死。对于孤立性脑桥梗死,前内侧、前外侧、被盖区、双侧和单侧多发梗死者分别占 44.9%、19.8%、16.0%、13.1% 和 6.2%;对于非孤立性脑桥梗死,前内侧、前外侧、被盖区、双侧和单侧多发梗死者分别占 30.3%、19.7%、24.5%、15.2% 和 10.3%。非孤立性与孤立性脑桥梗死相比,前内侧梗死较少,被盖区、单侧多发梗死较多。未来可进一步分析脑桥梗死形态与病因、卒中机制的研究。[68]

5. 影像进展

近年来,脑及脑血管的结构及功能影像快速发展,有助于患者结局预测、侧支循环评估及风险分层。

(1)影像标志物

1)FLAIR 血管高信号征的临床意义:FLAIR 血管高信号征(Fluid-attenuated inversion recovery Vascular Hyperintensities, FVH)对急性脑梗死的临床意义不明,中国医科大学盛京医院连续纳入急性前循环脑梗死患者 160 例,其中有 FVH 征者 83 例。有 FVH 征的急性脑梗死患者皮层梗死体积更大,颅内动脉狭窄/闭塞比例更高,入院神经功能缺损更严重,且与急性脑梗死患者 90 天预后显著相关。研究提示,FVH 在皮层较大面积梗死、颅内动脉狭窄/闭塞、入院时神经功能缺损较严重的患者中更常见,在侧支循环较好的情况下,FVH 可能作为急性前循环梗死患者 90 天良好预后的预测因子。[69]

2)合并糖尿病的急性脑梗死患者胼胝体异常与感觉运动连接受损:浙江大学附属第二医院开展前瞻性病例对照研究,纳入单侧大脑中动脉供血区的急性脑梗死患者 45 例及正常对照 14 例,结果显示,与无糖尿病患者、正常对照者相比,糖尿病患者胼胝体峡部的各向异性分布(Fractional Anisotropy,FA)显著降低,原始运动皮层功能连接更低。对于糖尿病患者,胼胝体峡部 FA 值下降与原始运动皮层功能连接及原始感觉皮层功能连接降低有关。原始运动皮层功能连接降低与不良结局独立相关。研究提示,糖尿病相关的胼胝体异常损伤了感觉运动连接,可能与脑梗死后恢复较差有关。[70]

(2)侧支循环评估

1)单相 CTA vs. 多相 CTA 评估侧支循环:南京医科大学附属第一医院开展研究,纳入急性脑梗死患者 73 例,入组条件:发病 5 ~ 15 小时或发病时间不明,前循环大动脉闭塞(大脑中动脉 M1/M2 和/或颈内动脉颅内段),应用 CTP 评估缺血半暗带并重建单相、多相 CTA,评估侧支循环状态,应该用 mRS 评估 90 天临床结局(0 ~ 2 级为良好)。结果显示,单相 CTA 较多相 CTA 低估侧支循环状态;多相 CTA 对缺血半暗带和良好临床结局的预测能力更好[曲线下面积(95% CI)分别为 0.902(0.809 ~ 0.959)和 0.771(0.655 ~ 0.864)]。以多相 CTA 侧支循环评分 > 3 分为截点,对预测缺血半暗带和良好临床结局的准确度最高(敏感度、特异度分别为 78.4%、90.9%;84.8%,69.4%)。[71]

2)CTA 评估侧支循环脑血流与缺血半暗带、临床结局的关系:浙江大学附属第二医院开展回顾性研究,连续纳入大脑中动脉 M1 段闭塞导致的急性脑梗死患者 204 例,基于再灌注治疗前 CTP 和 MIStar 软件,测量闭塞侧外侧裂处侧支血管最大脑血流量(cCBFmax),分析其与出血转化、临床结局的关系。多元 Logistic 回归分析显示,cCBFmax 高与出血转化风险低(OR 0.99,95% CI 0.98 ~ 1.00)、临床结局良好(mRS 0 ~ 2,OR 1.02,95% CI 1.01 ~ 1.03)独立相关。提示该方法用于定量评估侧支循环是可行的,且与急性脑梗死患者的临床结局显著相关。[72]

(3)颈动脉病变

头颈部动脉斑点状钙化与脑梗死风险:中国人民解放军总医院与国外学者合作,开展横断面病例对照研究,分析头颈部动脉斑点状钙化与急性脑梗死风险的关系。病例组连续纳入首次非腔隙性卒中 50 例,对照组为无症状颈动脉粥样硬化患者 50 例,应用头颈CTA,评估头颈部动脉粥样硬化好发部位斑点状钙化数量。结果显示,脑梗死组动脉斑点状钙化更常见(钙化数量:8.74 ± 4.96 vs.1.84 ± 1.82,$P < 0.001$),双侧颈动脉分叉处、虹吸部及所有部位斑点状钙化的卒中风险 OR 值(95% CI)分别为 2.49(1.55 ~ 4.00)、1.52(1.13 ~ 2.04)、1.98(1.45 ~ 2.69)。将斑点状钙化数量 > 3 作为卒中风险增加的截值,与总钙化体积相比,斑点状钙化的曲线下面积更高(0.88 vs. 0.77)。在脑梗死组,病灶侧斑点状钙化数量较对侧更高(5.18±3.05 vs. 3.56±2.67,$P<0.001$)。研究提示,头颈部动脉斑点状钙化与非腔隙性脑梗死显著相关,提示可能改进患者脑梗死风险分层。[73]

(4)神经影像新技术探索

1)神经突方向分散度和密度成像技术分析脑梗死患者脑微结构改变:华中科技大学同济医院开展横断面研究探索了神经突方向分散度和密度成像技术(Neurite Orientation Dispersion and Density Imaging,NODDI)对急性脑梗死的价值,并与弥散张量成像/弥散峰度成像(DTI/DKI)进行对比。研究纳入超急性期、急性期、亚急性期脑梗死患者共71例,进行多模磁共振成像。结果显示,与对侧相比,病灶侧细胞内体积分数(V_{ic})、方向分散指数(ODI)显著增加,等向性体积分数(V_{iso})显著下降。脑梗死不同时期的ODI值不同,与发病时间显著正相关。与DTI/DKI技术相比,NODDI的百分比变化绝对值更大。研究提示,NODDI可有效分析脑梗死患者的脑微结构改变,比DTI/DKI更敏感,可能为脑梗死的生理机制提供更多信息。[74]

2)磁共振体素内不相干运动扩散成像和三维伪连续动脉自旋标记灌注成像在急性脑梗死中的应用价值:东南大学医学院附属盐城医院开展回顾性研究,纳入单侧急性脑梗死患者49例,应用磁共振体素内不相干运动扩散成像和三维伪连续动脉自旋标记灌注成像测量扩散图像病灶最大层面高信号梗死面积(S_D)及相应层面异常灌注面积(S_{CBF})。以$S_{CBF} > S_D$表示存在缺血半暗带,选取梗死核心、近病灶边缘脑组织(Brain tissue Near the edge of the Lesion,BNL)及相应对侧为感兴趣区。结果显示,急性脑梗死患者梗死核心的弥散相关系数、脑血流低于对侧,有缺血半暗带组BNL的脑血流较对侧明显减低,其相对脑血流较无缺血半暗带组显著减低。梗死核心的相对脑血流与弥散系数显著相关。研究提示,IVIM可有效评估急性脑梗死病灶和灌注信息,其灌注相关参数对缺血半暗带的评估能力较3D-pcASL差。[75]

(5)危重症治疗

1)EDEMA评分可用于预测后循环卒中恶性脑水肿的发生:早期预测潜在致命性的恶性脑水肿(Potentially Lethal Malignant Edema,PLME)有助于分辨出合适的患者进行积极干预,而EDEMA评分为最近新开发的PLME预测评分,使用发病24小时内的变量预测PLME。四川大学华西医院一项前瞻性研究纳入了399名前循环卒中、脑水肿、NIHSS得分≥8、24小时内行头颅CT的患者,旨在外部预测EDEMA评分在中国队列中对PLME的预测能力,并研究将EDEMA评分中增加卒中严重性是否可以改善预测性能。其中PLME结果定义为中线偏移大于5mm或行去骨板减压术。研究结果显示399人中79人(18%)观察到PLME,而较高的EDEMA分数与较高的PLME风险相关(OR 1.70,95%

CI 1.45 ~ 1.98），EDEMA 评分显示对 PLME 的中等判别能力（AUC 0.73；95% CI 0.68 ~ 0.77）和中等校正（$P = 0.294$）且显示加入卒中严重程度评分（NIHSS）后，EDEMA 评分的预测性能显著提高。该研究提示 EDEMA 评分在大型中国队列中对 PLME 的预测能力尚可，且 EDEMA 可以与卒中严重程度相结合，可以帮助预后预测与临床决策进行。[76]

2）大脑半球梗塞的卒中相关并发症及其对不良预后的影响：卒中相关的神经系统与内科疾病并发症是缺血性卒中后病人死亡或不良预后的主要原因。四川德阳人民医院的一项前瞻性研究招募了 256 名大脑半球梗塞（Large Hemisphere Infarction，LHI）患者，并随访 3 个月，研究大脑半球梗塞的并发症发生率及其对不良预后的影响。本研究不良预后定义为 3 个月后 mRS 评分 4 ~ 6。256 名患者中，41 例（16.0%）于住院期间死亡，而 3 个月内有 94 例（36.7%）患者死亡，140 例患者（55.3%）存在不良预后。并发症方面，总共 194 例（75.8%）患者存在并发症。其中三种最常见的内科疾病并发症为肺炎（53.5%），电解质紊乱（30.9%）和尿失禁（18.4%）。三种最常见的神经系统并发症为恶性脑水肿（31.2%），出血转化（27.7%）和卒中后癫痫发作（7.0%）。总体而言，出现不良预后的 LHI 患者发生卒中相关并发症的几率高于预后良好的患者（91.4% vs.55.8%，$P < 0.001$）；而并发症中，出现恶性脑水肿（OR 19.76，95% CI 4.73 ~ 82.45）和肺炎（OR 2.45，95% CI 1.11 ~ 5.40）与 LHI 患者 3 个月的不良预后独立相关。本研究提示四分之三以上的 LHI 患者存在卒中相关并发症，且预后不良的 LHI 患者发生中风相关并发症的概率更高；而所有并发症中，恶性脑水肿和肺炎与 3 个月后不良预后独立相关。[77]

3）杂交手术间挽救大脑中动脉支架取出失败情况：支架取出失败和围术期斑块相关栓塞是颈动脉支架置入术的罕见并发症。武汉大学中南医院神经外科报道了一例在杂交手术间进行颈动脉内膜剥脱和支架辅助下血栓切除术治疗的急性大脑中动脉闭塞病例。患者，65 岁男性，因症状性左侧颈内动脉狭窄伴严重钙化进行颈内动脉支架置入术。采用可自行扩张的可回收支架进行机械血栓切除。然而，可回收支架被颈动脉狭窄处堵塞，无法收回。作者尝试了多种方法回收支架以避免栓塞相关并发症均未成功。因此作者决定进行手术回收支架。外科医生在杂交手术间进行了全身麻醉、术中神经检测。根据标准设置手术间。在颈动脉前外侧表面经外膜纵行切开，取出两枚支架，并将斑块从内膜游离出。采用 6 - 0 单丝缝合动脉切口。血管缝合后进行血管造影确认是否有血管壁损伤或血流问题。颈动脉内膜切除术后进行了支架辅助下血栓切除术。术后数字减影血管成像（DSA）证实大脑中动脉实现了再通。该患者的神经功能损害在术后明显恢复。[78]

4）机械取栓术后恶性脑水肿发生情况的探讨：皖南医学院弋矶山医院神经科团队收集了 130 例前循环血管闭塞相关卒中后机械取栓术（MT）的患者，在 MT 后 72 小时内进行随访，恶性脑水肿（MBe）被定义为在随访的影像学上出现 ≥5mm 的中线偏移。90 天改良 Rankin 量表评分被用于功能评估。研究结果提示,130 例患者(年龄 68.6 ± 10.9 岁,男性 50%)中,35 例(26.9%)出现 MBe。与无 MBe 的患者相比,MBe 患者的功能独立性较低(OR = 7.831;95% CI = 1.731 ~ 35.427;P = 0.008),90 天死亡率显著升高(OR = 7.958;95% CI = 2.274 ~ 27.848;P = 0.001)。104 例(80%)患者成功再通(改良的脑梗死溶栓评分为 2b ~ 3),24 例(23.1%)患者出现 MBe。尽管再通成功,校正混杂因素后,颈内动脉闭塞(OR = 3.746;95% CI = 1.169 ~ 12.006;P = 0.026)和更差的侧支评分(1 级 vs. 0 级:OR = 0.727;95% CI = 0.192 ~ 2.753;P = 0.638;2 级 vs. 0 级:OR = 0.130;95% CI = 0.021 ~ 0.819;P = 0.030)与 MBe 的发生显著相关。该研究认为,MT 后 MBe 并不少见,且与更差的功能预后有关。血管闭塞和侧支循环可能在 MBe 的发生发展中起作用。[79]

(二)二级预防

脑梗死和短暂性缺血性发作作为最常见的脑血管病类型,具有较高的复发率和致残率,有效的二级预防是减少复发和死亡的重要手段。缺血性脑血管病的危险因素多样,应充分认识,积极干预,以减少脑血管病的复发。本部分主要介绍了新型二级预防药物包括抗血小板药物和新型口服抗凝剂对二级预防作用的研究进展;并介绍了新型的卒中复发风险的预测方式如自主神经相关参数、血栓弹力标记术及 PM2.5 和季节变化可能为缺血性卒中的危险因素。

1. 中国人群中社会经济学状态和卒中复发风险之间的相关性

社会经济状况(SES)与卒中复发风险之间的关系很少被研究,特别是在发展中国家。南京医科大学金陵医院前瞻性地纳入了 2 294 例首次脑卒中患者,并且进行随访。基线收集可支配收入和教育水平衡量的社会地位信息。主要终点定义为卒中 7 天后的致死性或非致死性复发性卒中。用多变量 Cox 回归模型分析 SES 与脑卒中复发风险的关系。该研究平均随访 2.8 ± 1.2 年,298 例(13.0%)患者有脑卒中复发。在对潜在的混杂因素进行调整后,与家庭月收入 ≥ 1 539 美元的患者相比,收入为 769 ~ 1 538 美元、462 ~ 768 美元和 1 ~ 461 美元的患者的复发风险率(HR)分别为 1.87(95% CI 1.11 ~ 3.17)、2.40(95% CI 1.43 ~ 4.03)和 2.79(95% CI 1.65 ~ 4.69)。与教育水平 ≥ 13 年的患者相比,教育水平为 7 ~ 12 年和 0 ~ 6 年的患者校正后 HR 为 1.21(95% CI 0.79 ~ 1.86)和 1.73(95% CI 1.11 ~ 2.70)。该研究认为 SES 较低的中国脑卒中患者具有较高的复发风险。这些结果对我国脑卒中二级预防有一定的参考价值。[80]

2. 替格瑞洛联合阿司匹林和氯吡格雷联合阿司匹林方案对轻型卒中或短暂性缺血性发作患者血小板活性的作用比较

首都医科大学附属北京天坛医院设计了一项开放标签,盲终点,随机对照Ⅱ期试验。

研究共前瞻性地纳入多中心的 675 例急性轻型卒中或短暂性脑缺血发作患者。干预措施为替格瑞洛(180mg 负荷剂量,90mg 每日两次)或氯吡格雷(300mg 负荷剂量),在症状出现后 24 小时内服用阿司匹林(前 21 天每天 100mg)。主要结局事件定义为 90 天时血小板高反应性的患者比例。血小板高反应性定义为 P2Y12 反应单元大于 208。次要结局定义为包括携带会影响氯吡格雷代谢的遗传变异的患者在 90 天(两种方式各 7 天)时血小板反应性高,以及在 90 天(两种方式各 7 天)、6 个月和 1 年时任何卒中(缺血或出血)复发。研究结果显示,90 天时,替格瑞洛/阿司匹林组中的 280 例患者中 35 例(12.5%)和氯吡格雷联合阿司匹林组 290 例患者中 86 例(29.7%)出现血小板高反应(HR:0.40;95% CI 0.28 ~ 0.56;$P < 0.001$),携带 CYP2C19 功能缺失等位基因的患者中 10.8% vs. 35.4%(HR:0.31;0.18 ~ 0.49;$P < 0.001$)。在替格瑞洛/阿司匹林组 336 例患者中,21 例(6.3%)发生卒中,在氯吡格雷联合阿司匹林组 339 例患者中,30 例(8.8%)发生卒中(HR:0.70;95% CI 0.40 ~ 1.22;$P = 0.20$)。与氯吡格雷联合阿司匹林组相比,替格瑞洛/阿司匹林组大动脉硬化患者 90 天时卒中复发率较低(6.0% vs. 13.1%;HR:0.45,95% CI 0.20 ~ 0.98;$P = 0.04$)。替格瑞洛/阿司匹林组和氯吡格雷联合阿司匹林组的大出血或小出血事件发生率无差异(4.8% vs. 3.5%;$P = 0.42$)。因此,研究认为与氯吡格雷联合阿司匹林治疗的患者相比,使用替格瑞洛联合阿司匹林治疗的轻型卒中或短暂性缺血发作患者的血小板高反应性比例更低,尤其是那些携带 CYP2C19 功能丧失等位基因的患者。[81]

3. 氯吡格雷—阿司匹林联用在轻型卒中和短暂性缺血性发作中的作用

POINT 研究和 CHANCE 研究的事后分析:首都医科大学附属北京天坛医院团队共纳入 5 170 例来自 CHANCE 研究的患者和 4 881 例来自 POINT 研究的患者。主要结局定义主要缺血性事件(缺血性卒中、心肌梗死或缺血性血管性死亡)。主要安全结果是大出血。结果发现与阿司匹林单独治疗相比,氯吡格雷联合阿司匹林治疗在 90 天内降低了主要缺血性事件的风险(6.5% vs. 9.1%;HR:0.70,95% CI:0.61 ~ 0.81;$P < 0.001$),主要在开始 21 天内风险得以下降(5.2% vs. 7.8%;HR:0.66,95% CI:0.56 ~ 0.77;$P < 0.001$),而非第 22 天到第 90 天。而氯吡格雷联合阿司匹林组大出血发生率较高,但差异无显著性。该 POINT 研究和 CHANCE 研究事后分析结果显示,轻型缺血性卒中或高危 TIA 后双联抗血小板获益主要见于事件后前 21 天内。[82]

4. ABCD1 基因多态性和轻型脑梗死或短暂性缺血发作患者相关性

首都医科大学附属北京天坛医院团队进行对 CHANCE 研究中的 3 010 名轻度卒中或短暂性脑缺血发作患者数据进行了二次分析。在 2 836 名接受氯吡格雷联合阿司匹林(n = 1 414)或单独阿司匹林(n = 1 422)治疗的患者中,对 4 种单核苷酸多态性[ABCB1 −154T > C(rs4148727)、ABCB1 3435C > T(rs1045642)、CYP2C19 * 2(681G > A、rs4244285)和

CYP2C19 * 3(636G > A、rs4986893)]进行了基因分型。ABCB1 基因变异(154 TC/CC 和 3435 CT/TT)与氯吡格雷疗效的相关性在另一个与氯吡格雷疗效相关的基因 CYP2C19 状态下进行评估。CHANCE 研究中受试者被随机分配到氯吡格雷联合阿司匹林组或阿司匹林单用组。主要结局事件是 3 个月后卒中复发。安全性结局事件是 3 个月后出血风险。研究结果显示,在 2 836 例患者中,共 2 146 例(75.7%)患者携带 ABCB1 - 154TC/CC[570 (20.1%)]435ct/TT[1 851(65.3%)]基因型。氯吡格雷联合阿司匹林治疗与 ABCB1 - 154 TT 和 3435 CC 基因型(HR,0.43;95% CI,0.26 ~ 0.71)患者的新卒中风险低相关,但与阿司匹林相比,ABCB1 - 154 TC/CC 或 3435 CT/TT 基因型(HR,0.78;95% CI,0.60 ~ 1.03)患者的新卒中风险降低(交互作用 $P = 0.04$)。观察到 ABCB1 和 CYP2C19 多态性与新发脑卒中的联合相关性。氯吡格雷联合阿司匹林治疗的出血风险与 ABCB1 基因型无关(对于有或无 ABCB1 - 154 TC/CC 或 3435 CT/TT 基因型双抗与单抗组出血风险分别为 2.3% 和 1.3%,非携带者双抗与单抗组出血风险分别为 1.9% 和 2.2%;交互作用 $p = 0.25$)。此研究认为较之于单用阿司匹林,ABCB1 更降低阿司匹林联用氯吡格雷的治疗有效性。ABCB1 基因多态性在进行氯吡格雷治疗前应被考虑。[83]

5. 低剂量非维生素 K 拮抗剂口服抗凝剂与华法林对心房颤动患者预防卒中事件有效性和使用安全性的真实世界比较

江西吉安大学对 PubMed 和 Embase 数据库 2019 年7月之前的文献进行系统搜索,共纳入 14 个观察队列。结果发现与华法林相比,使用低剂量的新型口服抗凝药(Novel Oral Anticoagulants,NOACs)与卒中或系统性栓塞(RR,0.83;95% CI 0.74 ~ 0.93)、缺血性卒中(RR,0.87;95% CI 0.77 ~ 0.98)、大出血(RR,0.71;95% CI 0.60 ~ 0.84)、颅内出血(RR,0.51;95% CI 0.44 ~ 0.60)和胃肠道出血(RR,0.72;95% CI 0.54 ~ 0.94)相关,但并未见于和全因死亡相关性(RR,0.84;95% CI 0.67 ~ 1.06)。在亚组分析中,所有 NOAC 使用者的血栓栓塞和出血事件发生率较低或相似;与非亚洲人相比,亚洲人中风或全身性栓塞、全因死亡、大出血和胃肠道出血的减少更为显著。此研究认为在房颤患者(尤其是亚洲人)中使用低剂量 NOACs 并不劣于华法林。[84]

6. 非维生素 K 拮抗剂抗凝药物在亚洲人群房颤患者中对卒中预防有效性作用比较

赣南医科大学第一附属医院对 PubMed 和 Embase 数据库进行了系统搜索,共纳入 18 项观察研究。结果发现和华法林相比,达比加群(OR, 0.56, 95% CI 0.43 ~ 0.73),利伐沙班(OR, 0.54, 95% CI 0.44 ~ 0.67),阿哌沙班(OR, 0.41, 95% CI 0.35 ~ 0.48)和依度沙班(OR, 0.19, 95% CI 0.14 ~ 0.25)可降低主要出血风险,而达比加群(OR, 0.78, 95% CI 0.71 ~ 0.85),利伐沙班(OR, 0.74, 95% CI 0.68 ~ 0.82)和依度沙班(OR, 0.29, 95% CI 0.22 ~ 0.39)可降低卒中和系统性栓塞风险。此外,达比加群和阿

哌沙班与缺血性卒中和胃肠道出血的风险增加相关,而利伐沙班和阿哌沙班与卒中或全身栓塞、缺血性卒中、颅内出血和胃肠道出血的风险增加相关。在亚洲房颤患者中,NOACs 在预防中风方面不劣于华法林,作者认为,与达比加群或利伐沙班相比,阿哌沙班也许会是更好的选择。[85]

7. 抗凝治疗在脑微出血中的使用

华西医院脑血管病中心通过检索 PubMed、Ovid EMBASE 和 Cochrane 图书馆 2019 年 9 月之前的观察性研究。共纳入 47 项研究,25 245 人。联合分析显示抗凝剂的使用与脑微出血(CMBs)患病率相关(OR:1.54,95% CI:1.26 ~ 1.88)。在按参与者类型分层的亚组中观察到这种关联:无卒中(OR:1.86,95% CI:1.25 ~ 2.77);缺血性卒中/短暂性缺血性发作(OR:1.33,95% CI:1.06 ~ 1.67);脑出血(OR:2.26,95% CI:1.06 ~ 4.83)。抗凝剂的使用与严格的脑叶 CMBs(OR:1.68,95% CI:1.22 ~ 2.32)的患病率增加有关,但与深部/幕下 CMBs 无关。华法林与 CMBs 患病率增加相关(OR:1.64,95% CI:1.23 ~ 2.18),但新型口服抗凝剂没有。抗凝剂使用者在长期随访中显示出较高的 CMBs 发生率(OR:1.72,95% CI:1.22 ~ 2.44)。此研究认为抗凝治疗与 CMBs 患病率和发病率较高有关。这种联系似乎取决于 CMBs 的位置和抗凝剂的类型。[86]

8. 氯吡格雷治疗脑卒中的疗效取决于 CYP2C19 基因型和风险谱

首都医科大学附属北京天坛医院团队为比较氯吡格雷阿司匹林和阿司匹林治疗的效果,在轻型卒中/TIA 患者中,根据 CYP2C19 基因型和风险情况分层。将 CYP2C19 功能缺失等位基因(LoFA)携带者定义为 LoFA 为 *2 或 *3。低风险和高风险分别定义为 Essen 卒中风险评分(ESRS)<3 和≥3。主要结果定义为 1 年内卒中复发。2 933 例 MS/TIA 患者中,LoFA 携带者 1 726 例(58.8%),高危(ESRS≥3)患者 1 068 例(36.4%)。在 LoFA 携带者中,氯吡格雷阿司匹林组和阿司匹林单独组的卒中复发率无显著差异(11.2% vs. 13.3%,HR:0.83,95% CI:0.64 ~ 1.09)。根据 CYP2C19 基因型和血沉的分层分析,在低风险 LoFA 携带者、高风险 LoFA 携带者、低风险 LoFA 非携带者和高风险 LoFA 非携带者亚组中,氯吡格雷阿司匹林治疗卒中复发的 HRs(95% CIs)分别为 1.00(0.70 ~ 1.42)、0.63(0.41 ~ 0.97)、0.62(0.40 ~ 0.96)和 0.52(0.31 ~ 0.88),交互作用 $P = 0.021$。此研究认为 LoFA 携带者并没有从 DAT 中获益,但对于处于高风险的 LoFA 携带者来说具有显著差异。氯吡格雷在中国 MS/TIA 患者中的益处取决于 CYP2C19 基因型和风险谱。[87]

9. 自主神经相关参数与个人压力状况可预测 TIA 或卒中后的继发性缺血事件

北京天坛医院前瞻性地纳入了 201 名 TIA 或轻度卒中发病 48 小时内的患者,并随访 90 日以评估继发性缺血事件的发展。研究者们评估了患者的 ABCD2 评分,心率变异性参数(HRV)作为 ANS 功能的标记参数与心理压力。结果发现早晨高频心率变异性(HF

HRV)功率与从早到午的 HF HRV 变化(白天高频变化)是缺血事件(AUC = 0.61 和 0.70)和缺血性卒中(AUC = 0.62 和 0.72)的最有用的 HRV 预测因子。与 ABCD2 评分相比,2 个基于 HRV 的压力模型对缺血事件(AUC = 0.82 vs. 0.63,0.76 vs. 0.63; $P < 0.05$)和缺血性卒中(AUC = 0.87 vs. 0.64、0.82 vs. 0.64; $P < 0.05$)表现了更好的预测能力。该研究表明:评估压力对 ANS 的影响可能是对 TIA 或轻度卒中后缺血事件风险进行分层的一种创新方法。通过评估 ANS 功能障碍和压力的动态特征来进行新的风险分层,可能有助于识别那些可能受益于额外管理的高风险亚人群。[88]

10. 血栓弹力标记术指导下西洛他唑三联抗血小板治疗(TaT)在颅外和/或颅内动脉狭窄支架置入术中的安全性

中国人民解放军火箭军总医院前瞻性地纳入了 183 例支架置入术治疗颅内外动脉狭窄并显示对阿司匹林和/或氯吡格雷有抗药性的患者,并于支架术前进行血栓弹力标记术(TEG)评估患者血小板功能。将患者分为三抗血小板治疗(TaT)组和双抗血小板治疗(DaT)组。结果发现 TaT 组 30 日内 TIA 或缺血性卒中发生率明显低于 DaT 组(TaT 组 vs. DaT 组,1/110 vs. 6/73; $P = 0.017$)。一共 4 例患者出现 TIA,其中 TaT 组 1 例,DaT 组 3 例(1/110 vs. 3/73; $P = 0.303$)。DaT 组中有 3 例患者发生了缺血性卒中,而 TaT 组无缺血性卒中发生($P = 0.062$)。两组患者均未发生重大出血事件或支架血栓形成。该研究表明:在颅内外动脉狭窄支架置入术中,在 TEG 指导下进行 TaT 似乎是一种安全的抗血小板治疗策略,并可以使患者获得有利的结局。[89]

11. PM 2.5 暴露与神经系统疾病的关系

香港浸会大学通过检索 PubMed 和 CNKI 数据库 2018 年 6 月前发表的文章,共纳入 80 项研究。结果发现短期和长期 PM2.5 暴露与卒中风险增加[短期 OR:1.01(每 $10\mu g/m^3$ PM2.5 浓度增加),95% CI:1.01 ~ 1.02;长期 OR:1.14,95% CI:1.08 ~ 1.21]和死亡率(短期 OR:1.02,95% CI:1.01 ~ 1.04;长期卒中 OR:1.15,95% CI:1.07 ~ 1.24)相关。长期接触 PM2.5 与痴呆风险增加相关(OR:1.16,95% CI:1.07 ~ 1.26),阿尔茨海默病(OR:3.26,95% CI:0.84 ~ 12.74),自闭症(OR:1.68,95% CI:1.20 ~ 2.34),以及帕金森病(OR:1.34,95% CI:1.04 ~ 1.73)。该研究发现 PM2.5 暴露与卒中、痴呆、阿尔茨海默病之间存在显著相关性。自闭症、帕金森病、缺血性和出血性卒中的风险高于整体卒中,出血性卒中的死亡率是目前最高。严重污染的国家的卒中风险明显高于轻度污染的国家。[90]

12. 脑梗死的季节性变化

华西医院神经科系统地检索了 1980 年 1 月 1 日至 2017 年 11 月 1 日在 Pubmed,Web of science 和 Embase 的相关观察研究,共纳入 33 项观察研究,涉及 234 196 名参与者。分别以夏季和 12 月为参照。计算发病率比(IRRs)结果显示:冬季 IRRs 为 1.05(95% CI:1.04 ~

1.07),辐照度为 1.03(95% CI:1.02 ~ 1.04),春季 IRRs 为 1.02(95% CI:1.01 ~ 1.03)。12 个月之间无明显差异。该研究显示根据 Kóppen 气候分类,寒冷和炎热的月份脑梗死发生均呈高风险。[91]

(三)短暂性脑缺血发作

1. 疾病概述

根据 2009 年 AHA/ASA 更新的定义,短暂性脑缺血发作(Transient Ischemic Attack, TIA)为脑、脊髓或视网膜局灶性缺血所致的、未伴发急性梗死的短暂性神经功能障碍。[92] TIA 与脑梗死在疾病机制与病理生理上是一个连续动态演变的过程,因此 TIA 患者有很高的脑卒中发生风险,是脑血管病的最佳防控窗口人群。[93]

TIA 好发于中老年人,男性多于女性,患者多有高血压、糖尿病与高血脂等慢性病史,我国在 2010 年进行了覆盖全国 31 个省份的抽样调查,98 658 名成年人的 TIA 年龄标化患病率为 2.3%[94]。在我国大部分的 TIA 病人尚未得到诊断与治疗,迫切需要制定针对 TIA 的识别与管理的相关政策。

2. TIA 临床特点

TIA 发病突然,一般发病不超过 24 小时,无后遗症状,反复发作,每次表现类似。TIA 危险分层可以预测 TIA 患者的脑卒中发生风险,对指导 TIA 治疗策略有重要意义,判断 TIA 临床危险分层常用 ABCD 评分系统,包括 ABCD、ABCD2、ABCD3、ABCD3 - I(见表 2-2),其具体评分项目仍在不断改进。

表 2-2　TIA 患者 ABCD3 - I 评分

危险因素	评分内容	应得分	实得分
A 年龄	≥60 岁	1	
B 血压(mmHg)	SBP≥140 和(或)DBP≥90	1	
C 临床症状	单侧无力	2	
	言语障碍但不伴四肢无力	1	
D 临床症状持续时间	≥60 min	2	
	10 ~ 59 min	1	
D 糖尿病	有	1	
D 双重 TIA 发作	本次 TIA 发作 7 天内有另外至少 1 次 TIA 发作	2	
I 影像学发现	同侧颈动脉狭窄≥50%	2	
	DWI 检查发现高信号	2	
总分		0 ~ 13	

* 危险度分层:0 ~ 3 分低危组;4 ~ 7 分中危组;8 ~ 13 分高危组。

3. TIA 的临床研究进展

（1）TIA 与颈动脉蹼存在关联

颈动脉蹼是指从颈动脉后壁突出并延伸至动脉腔内的薄膜样片状物,上海第六人民医院回顾性地纳入 135 名 TIA 患者进行颈动脉 CT 血管造影研究(CTA)和脑 MRI 检查,以确定颈动脉蹼的存在。结果表明:有 TIA 症状的患者中有 12 人颈动脉分叉处存在颈动脉蹼(8.9%),无症状患者中有 1 人分叉处存在颈动脉蹼(0.7%),这 12 例患者的 DWI 均未见病变。在这 12 例存在颈动脉蹼的患者中,有 8 名(75%)是女性,且 12 人无一人存在 TIA 的主要危险因素。有颈动脉蹼的 TIA 患者短期 TIA 复发率(10/12,83.3%)显著高于无颈动脉蹼的 TIA 患者(15/123,12.2%)(P <0.001)。本研究发现颈动脉蹼和无其他风险的 TIA 患者之间存在关联,并认为颈动脉蹼可能是 TIA 的一个被低估的风险因素。[95]

（2）体重超重的轻度缺血性卒中或 TIA 患者卒中复发风险更高

北京天坛医院的一项 CHANCE 试验事后分析研究对 5 163 例录入有效 BMI 数据的患者进行了正常体重、超重或肥胖的轻度缺血性卒中或 TIA 患者的预后的比较。根据其 BMI 值将患者分为三组:正常体重(< 23.9 kg/m^2),超重(24 ~ 27.9 kg/m^2)和肥胖症(≥28.0 kg/m^2)。经过 90 天的随访,有 513 例患者发生新发卒中。基线协变量校正后,超重(BMI 24 ~ 27.9 kg/m^2)患者比正常体重的患者发生卒中的风险更高(10.8% vs. 8.8%;HR 1.24,95% CI 1.02 ~ 1.50),但肥胖患者中并无显著相关性(P = 0.37),在超重或肥胖与预后功能不良或死亡之间也未发现明显相关性。该研究证明对于轻度缺血性卒中或 TIA 的患者,与正常体重患者相比,超重患者与复发性卒中的风险增加相关[96]。

（3）氧化性脂蛋白标记物可预测卒中或 TIA 患者的功能不良

北京天坛医院的一项 CHANCE 试验子研究探究了轻度卒中或 TIA 患者中氧化脂蛋白标志物(包括氧化低密度脂蛋白(oxLDL),oxLDL:HDL 的比值 和 oxLDL:LDL 的比值)与功能不良之间的关系。所有轻度卒中或 TIA 的患者均来自氯吡格雷用于伴有急性非致残性脑血管事件高危人群的疗效研究(CHANCE 试验)的患者中。本研究纳入的 3 019 名患者中,oxLDL,oxLDL: HDL 和 oxLDL:LDL 的中位数(四分位数范围)分别为 13.96(6.65 ~ 28.81),4.52(2.08 ~ 9.32)和 11.73(5.27 ~ 24.85)lg/dl。校正混杂因素后,相比于最低 oxLDL 最低四分位数的患者,oxLDL 四分位数最高的患者在 90 日 (HR = 1.78;95% CI:1.26 ~ 2.52)和 12 个月(HR,1.42;95% CI,1.01 ~ 1.99)mRS 评分 2 ~ 6 的比例更高;在 90 日(HR,1.98;95% CI,1.29 ~ 3.04)和 12 个月(HR,1.77;95% CI,1.09 ~ 2.89)mRS 评分 3 ~ 6 的比例也更高,且本差异存在显著性(p <0.05),相似的结果也出现在oxLDL:HDL 和oxLDL:LDL 的结果上。本研究表明:高氧化脂蛋白标志物水平是 90 天和 12 个月

轻度卒中或 TIA 患者功能预后不良的独立预测因子。[97]

4. TIA 诊断与评分相关进展

（1）临床诊断中对 TIA 患者做头部 MRI 发现缺血性病变的发病率与预测因素

北京市朝阳医院回顾性地纳入了 430 名临床诊断为 TIA 并接受 DWI 检查的患者（平均年龄 61.4 ± 13.0），而 126 名（29.3%）TIA 患者 DWI 发现存在急性缺血性病变的患者（DWI 阳性）。相比于 DWI 阴性的 TIA 患者，DWI 阳性患者 ABCD2，ABCD3，ABCD3 - I 和 Dawson 评分更高。通过 Logistic 回归分析确定了 DWI 阳性的几个独立预测因子：运动无力（OR4.861，$P = 0.021$），言语异常（OR4.029，$P = 0.024$）和 ABCD3 - I 评分（OR13.141，$P = 0.001$）。ABCD3 - I 在 ROC 曲线下显示最大面积，灵敏度为 85.7%，特异性为 72.4%。本研究结论表明在临床诊断为 TIA 的患者中，有 29.3% 的患者在 MRI 上显示出 DWI 阳性病变（急性缺血性病变）。他们与入院时的运动无力，语言异常和较高的 ABCD3 - I 评分有关。[98]

（2）利用人工神经网络可早期识别高危 TIA 或卒中

香港中文大学威尔士医院前瞻性地招募了 451 名急性 TIA 或轻度缺血性卒中患者，探究使用人工神经网络（ANN）对 TIA 或轻度卒中患者进行风险分层的可行性；在基线数据采集中，收集了人口统计学，临床和影像学数据，而试验的主要结果是一年内复发性缺血性卒中。研究者们又开发了 ANN 模型来预测主要结果；并将没有主要结局的患者与那些有主要结局的患者随机降低采样至 1:1 匹配，以减轻数据不平衡；使用 5 倍交叉验证方法来训练和测试 ANN 模型，以避免过度拟合。在基线处采用 19 个独立变量作为 ANN 模型中的输入神经元，并使用了基于反向传播的学习算法以最小化损失函数；并从 5 轮交叉验证中获得了每个 ANN 模型的敏感性，特异性，准确性和统计量，且比较了支持向量机（SVM）和朴素贝叶斯分类器在患者风险分层中的敏感性。研究在 1 年内有 40 例（8.9%）复发性缺血性卒中。从没有复发卒中的患者中随机选择另外 40 名患者，以便将总共 80 名患者的数据用于 5 轮 ANN 模型的训练和测试。ANN 模型预测 1 年复发性卒中的中位敏感性，特异性，准确性和 C 统计量分别为 75%，75%，75% 和 0.77。在本试验的数据集预测 TIA 或轻度卒中后的脑卒中复发的表现中，神经网络模型表现优于 SVM 或朴素贝叶斯分类器。此研究表明人工神经网络可能可以为 TIA 和轻度卒中的危险分层提供一种新颖有效的识别方法。[99]

（3）DOT 评分作为中国人群 TIA 识别工具的外部验证

北京市朝阳医院回顾性研究了 500 例接受了 MRI 的出现短暂性神经系统症状的患者，用来验证 DOT（TIA 诊断）评分作为 TIA 诊断工具的能力。将伴有短暂性神经系统症状患者分为两个亚组：TIA mimic 组（N = 140，28%）和确定性脑血管事件组，而确定脑血管事件组包括基于组织的 TIA（tissue-based TIA，DWI 阴性，N = 252，50.4%）和轻度卒中（DWI 阳性，N = 108，21.6%），并比较两组的人口统计学数据，临床特征，实验室检查结果以及 Dawson 评分和 DOT 评分得分。研究共纳入 500 例伴有短暂性神经系统症状（平均年龄 61.1 ± 12.8 岁）的患者。与 TIA 模拟组相比，确定脑血管事件组的患者舒张压、尿酸和同型半胱氨酸水平更高，也有更多患者存在运动无力和言语异常，并且有更高的 Dawson 评分和 DOT 评分。DOT 的曲线下面积（AUC）为 0.728，灵敏度分别为 70.3% 和 62.9%。本研究的发现表明，在具有短暂神经系统症状的患者中，DOT 评分在中国人群中的 TIA 识别上具有相对较好的校准和辨别力。作为 TIA 识别的一种新型工具，DOT 评分需要一个在中国的大量样本，开展多中心试验做进一步的验证。[100]

5. TIA 用药相关进展

（1）卒中后高血压患者使用双重抗血小板治疗可能会减少合并血管事件的发生

北京天坛医院对 CHANCE 试验（氯吡格雷在非致残性脑血管事件的高风险患者中的应用试验）进行了事后分析。根据平均动脉压（Mean Arterial Pressure，MAP）水平将患者分为三组。在 MAP < 102 mm Hg 的患者中，氯吡格雷联合阿司匹林组与阿司匹林组之间的卒中复发无显著差异（7.7% vs. 7.5%；HR 1.03；95% CI，0.73 ~ 1.45）。但与单独使用阿司匹林治疗相比，氯吡格雷联合阿司匹林双抗治疗在降低 MAP ≥ 113mmHg 的患者（6.9% vs. 12.3%，HR，0.55；95% CI，0.39 ~ 0.78）或 102 ≤ MAP ≤ 112mmHg 的患者（9.5% vs. 14.9%，HR，0.62；95% CI，0.48 ~ 0.81）卒中风险方面更有效。该结果表明 MAP 和抗血小板治疗与卒中的复发之间存在显著的相互作用（$P = 0.037$），也与合并血管事件存在显著相互作用（$P = 0.027$）。双重抗血小板治疗对于轻度卒中或 TIA 后具有更高 MAP 的患者，可能会更有效地减少合并血管事件。[101]

（2）DWI 阳性 TIA 患者使用高剂量他汀类药物治疗的效果

郑州大学第一附属医院进行了一项基于医院的前瞻性 TIA 数据库的队列研究，该研究共分析了 987 位符合标准的 TIA 患者，试验终点为 7 日和 90 日内脑卒中发生。其中，DWI 阳性患者的卒中风险相较于 DWI 阴性的 TIA 患者增加了四倍（7 日，10.9 vs. 1.8，$P < 0.001$；90 日，18.3 vs. 4.2，$P < 0.001$）。调整混杂因素后，高剂量他汀类药物治疗（HST）显著降低了 DWI 阳性患者的 7 日内（HR 0.331，95% CI 0.165 ~ 0.663；$P = 0.002$）和 90 日内（HR 0.480，95% CI 0.288 ~ 0.799；$P = 0.005$）卒中风险。该研究发现：高剂量他汀类药物治疗（HST）可降低 DWI 阳性 TIA 患者的 90 日内复发性卒中风险。[102]

（3）双重抗血小板治疗可降低 ABCD3 - I 评分评估为高危的 TIA 患者的卒中风险

郑州大学第一附属医院进行了基于其 TIA 数据库的一项前瞻性研究。试验预测的结果是 90 日内发生缺血性卒中。数据分析方面，加性相互作用效应由归因比（AP）表示。

在 785 例患者中,77 例(9.8%)患者在 90 日内出现缺血性卒中,而 55.8% 的患者(AP,95% CI,0.208 ~ 0.909)归因于 ABCD3 - I 评分与双重抗血小板治疗的加性相互作用。Kaplan - Meier 曲线显示使用单药治疗和双重抗血小板治疗的高危 TIA 患者之间存在显著差异($P = 0.021$)。通过 ABCD3 - I 评分独立评估,双重抗血小板治疗使得高危 TIA 患者的 90 日内卒中风险降低(校正后 HR = 0.43,95% CI,0.20 ~ 0.92,$P = 0.031$)。而 ABCD3 - I 评分的低危和中危患者,ABCD2 ≥ 4 或 < 4 的患者并没有从双重抗血小板治疗中获益。该研究发现通过 ABCD3 - I 评分评估的高危 TIA 患者从早期使用双重抗血小板治疗中临床获益最明显。[103]

6. TIA 相关影像学进展

(1)神经影像学网络生物标记物与 TIA 的相关性

鞍山长达医院结合多模式 MRI 技术系统地检查了与 TIA 相关的功能性脑网络拓扑空间性变化,并测试了这些变化的可重复性、结构和代谢底物,与临床危险因素的关联以及作为诊断和预后生物标记物的能力。该前瞻性队列研究一共纳入 51 名 TIA 患者。研究发现,TIA 患者的大脑功能网络表现出降低的全脑网络效率,降低的双侧岛叶和基底节的中心地位,以及半球间通信的连通性下降。但当使用不同的大脑分割方案或校正患者的头部微运动、或校正局部灰质体积、脑血流量或血氧水平依赖(Blood Oxygen Level-dependent,BOLD)信号的血流动力学滞后时,上述改变很大程度上可以保持不变。此外,患者中的某些变化与高密度脂蛋白胆固醇的水平相关,这些变化可以区分患者与健康个体,也对患者未来可能发生的缺血性发作有预测作用。这些发现强调了 TIA 患者中特征性大脑网络功能障碍的存在,这一发现可能有助于阐明该疾病的病理机制并发现可用于诊断和预后判断的生物标记物。[104]

(2)颅内动脉钙化可能与脑小血管病(Cerebral Small Vessel Disease,CSVD)的影像学标记有关

上海第六人民医院的一项队列研究纳入了 276 例 TIA 或急性缺血性卒中的患者,他们均进行了计算机断层扫描血管造影(CTA)和 MRI,并使用 Agatston 方法评估颅内动脉钙化分数,进行 MRI 以评估脑梗死、白质高信号(White Matter Hyperintensity,WMH)、腔梗,脑微出血(Cerebral Microbleeds,CMB)和血管周间隙扩大(EPVS)的情况。其中 200 例患者(72.46%)存在颅内动脉钙化,而颈内动脉(ICA)的患病率最高(64.8%)。颅内动脉钙化的严重程度与 WMH($P = 0.0001$),腔梗($P = 0.0001$)和 CMB($P = 0.0001$)的存在有关,但与 EPVS 的存在之间没有关联($P = 0.058$)。对于 WMH,EPVS,腔梗和 CMB,相关系数(rs)分别为 0.350、0.142、0.285 和 0.251。校正后颅内动脉钙化与 SVD 的各影像学标记物的比值(OR)为:WMH(1 ~ 2 级)2.747,WMH(3 级)3.422,腔梗 2.902,CMB 2.449,

EPVS(1级)0.88,EPVS(2～4级)0.295。此研究认为缺血性脑血管病患者颅内动脉钙化常见,其中颈动脉颅内段受累最为常见。颅内动脉钙化可能与SVD的影像学标记有关,并且与WMH,腔梗和CMB高度相关。CTA上颅内动脉钙化的量化提供了有关SVD病理生理的其他信息,颅内动脉钙化也可作为SVD的潜在标记物。[105]

(3)TIA患者颈动脉斑块内新生血管的对比剂增强超声(Contrast Enhanced US,CEUS)特征与缺血性卒中的关系

深圳市第二人民医院的一项单中心、前瞻性研究纳入了112例TIA患者,对所有患者进行常规颈动脉超声,对于斑块连续且在颈动脉分叉处斑块厚度大于2.5 mm的患者进行CEUS,并至少随访24个月,记录随访期间发生缺血性卒中或TIA复发的患者,其中91例患者接受了CEUS检查。在复发组和非复发组之间,在高血压,糖尿病,高脂血症,吸烟史,卒中家族史,用药依从性,二维超声和CEUS方面均存在显著性差异($P<0.05$)。颈动脉斑块的CEUS强度越高,缺血性卒中或TIA复发的可能性越高。多元logistic回归分析显示,TIA患者的颈动脉斑块的CEUS特征(如线性增强或弥漫增强)是缺血性卒中或TIA复发的独立危险因素($P<0.05$)。故该研究认为对于颈动脉斑块,CEUS可以反映是否存在斑块中新血管生成。CEUS可预测TIA患者中缺血性卒中的发生或TIA的复发,这对做临床决策有很大作用。[106]

(4)功能性磁共振成像(functional Magnetic Resonance Imaging,fMRI)对TIA患者脑灌注的非侵入性评估

鞍山长达医院的一项前瞻性单中心队列研究招募了51位TIA患者,使用两种非侵入性fMRI技术的组合:静息状态BOLD－fMRI时移分析(TSA)方法和3D ASL,用来无创地检测TIA患者的脑血流动力学状态。并使用TSA方法计算了每个体素的静止状态BOLD信号与全脑信号之间的时间延迟,将结果与ASL得出的CBF图进行了比较。在51例患者中,有24例患者到达时间和CBF均为正常,为处于0期;有14例患者到达时间延迟但CBF正常,表明存在CBV升高,处于Ⅰ期;其余13例既到达时间延迟又CBF降低的患者均为处于Ⅱ期,两次测量的组平均空间重叠即Dice系数为0.55。MRI扫描后的1年中,有4例0期患者(17.4%),3例Ⅰ期患者(23.1%)和5例Ⅱ期患者(45.5%)出现了缺血性卒中或TIA症状。与其他两个阶段相比,Ⅱ期患者发生后续事件的风险最高。此研究结果表明静止状态BOLD－fMRI和ASL的综合应用具有无创识别TIA患者的血流动力学状态的潜能,并有助于预测随后发生事件的风险。[107]

(5)高血压病史与TIA患者的低灌注有关

上海第四人民医院的一项研究回顾性纳入59名于症状发作后7天内进行了MRI的

TIA 患者,包括 DWI 和 PWI;并评估了残余功能的达峰时间(T_{max}),以确定是否存在灌注不足。多变量分析用于评估灌注结果,临床变量,各种疾病病史,心脏代谢和 ABCD2 评分(年龄,血压,临床特征,症状持续时间和糖尿病)。其中共有 59 名患者符合纳入标准。MR 灌注异常 $T_{max} \geqslant 4$ s $\geqslant 0$ ml 和 $\geqslant 10$ ml 的患病率分别为 72.9%(43/59)和 42.4%(25/59)。多因素分析显示,高血压病史是中国 TIA 患者中 MR 灌注异常($T_{max} \geqslant 4$ s $\geqslant 10$ ml)的独立相关因素($P = 0.033$,校正 OR = 4.11,95% CI = 1.12 ~ 15.11),而 MRI 上近端动脉狭窄(> 50%)倾向于导致更大的 PWI 上病变($P = 0.067$,校正 OR = 3.60,95% CI = 0.91 ~ 14.20)。研究结果表明,使用参数 $T_{max} \geqslant 4$ s 评估后,在 DWI 正常的 TIA 病人中灌注异常的发生率很高,而高血压病史是 DWI 正常 TIA 病人局灶性灌注异常的有力预测指标。[108]

(四)颅内血管狭窄或闭塞治疗进展

1. 颅内动脉狭窄与脑梗死

(1)中国卒中患者动脉粥样硬化狭窄的分布模式

该研究由首都医科大学宣武医院牵头,旨在探究中国脑梗死住院患者的动脉粥样硬化狭窄分布模式及其随年龄增长的趋势。该研究招募了 20 家医院 2015 年 6 月至 2016 年 5 月的 9 346 例脑梗死患者。在所有患者中,2 882 例患者(30.8%)至少有一条动脉的狭窄度 $\geqslant 50\%$。在动脉狭窄患者中,颅内动脉狭窄患者的比例高于颅外动脉狭窄患者(52.6% vs. 27.6%),前循环动脉狭窄患者的比例高于后循环动脉狭窄患者(52.2% vs. 26.2%)。随着年龄的增长,颅内动脉狭窄的比例下降,颅外动脉狭窄和颅外合并颅内动脉狭窄的比例增加(趋势 $\chi^2 = 6.698$,$P = 0.001$)。高血压(OR 1.416,$P = 0.008$)和卒中家族史(OR 1.479,$P = 0.014$)是颅内动脉狭窄的危险因素。男性、衰老和吸烟是与颅外动脉狭窄相关的危险因素。老年(OR 1.022,$P < 0.001$)和高血压(OR 1.392,$P = 0.019$)与后循环动脉狭窄有关。中国脑梗死患者的颅内动脉、前循环动脉易出现狭窄,年龄变化和不同的危险因素导致动脉粥样硬化狭窄的不同分布模式。[109]

(2)T2 加权血管壁成像上的大脑中动脉斑块高信号与脑梗死的关系

北京协和医院回顾性分析该院血管壁磁共振成像数据库,纳入从 2007 年 1 月至 2016 年 12 月的 88 例发病 7 天内大脑中动脉堵塞引起的急性脑梗死患者,包括发生卒中伴有狭窄的 MCA 斑块(狭窄程度,50%)的患者。108 例狭窄 MCA(88 例患者,男 66 例;平均年龄 58 ± 15 岁)包括了 72 例有症状和 36 例无症状的 MCA 斑块。有症状的 MCA 斑块较无症状的 MCA 斑块有更大的斑块高信号体积。与仅有狭窄程度和重构率的模型相比,包含狭窄程度、重构率和标准化斑块信号 1.3 ~ 1.4(OR, 6.25; 95% CI, 1.90 ~ 20.57)的逻辑回归模型在区分症状性和无症状性 MCA 斑块方面具有更高的曲线下面积。MCA 斑块在 T2 加权血管壁成像上高信号与脑梗死独立相关,对症状性 MCA 斑块的分类有一定价值。测量归一化的信号强度可以作为分析颅内动脉粥样硬化斑块的实用且综合的方法。[110]

(3)基底动脉支架置入术后穿支卒中与负性重构的关系

动脉壁会根据动脉粥样硬化的变化而进行各种重构,正性重构是指血管的大小进行代偿性扩张,以保留与之前相当的管腔面积。相反,负性重构是指病变部位血管尺寸的反常收缩。天坛医院评估了颅内支架置入术后严重颅底动脉狭窄患者的斑块特征和穿支卒中与动脉重构模式的关系。该前瞻性队列研究招募了 2014 年 9 月至 2017 年 1 月接受高分辨率磁共振成像的 30 名有症状颅内动脉狭窄患者。记录颅内支架置入术中穿支卒中的发生率。比较了负性和非负性重构之间的斑块特征和支架后穿支卒中的发生率。11 例(36.7%)为负性重构,19 例(63.3%)为非负性重构。26 名患者出现弥漫性分布(86.7%),5 名患者出现肺内出血(16.7%),2 名患者出现钙化(6.7%),17 名患者出现强化(65.4%)。3 例支架置入术后发生穿支卒中。负性和非负性重构组之间的斑块特征相似。负性重构与非负性重构的患者相比,支架置入术后更容易发生穿支卒中。基底动脉支架置入术后的穿支卒中可能与高分辨率磁共振成像的负性重构有关。[111]

(4)中国颈内动脉狭窄患者行颈动脉支架置入术后卒中风险的预测

重庆军医大学新桥医院探究锡耶纳—颈动脉支架置入术(Siena-Carotid Artery Stenting,Siena – CAS)风险评分对颈内动脉(Internal Carotid Artery,ICA)狭窄患者卒中风险的预测价值以及提高评分系统准确性的因素。该研究对 401 例颈内动脉狭窄患者行冠状动脉腔内成形术,计算患者 Siena – CAS 风险评分并记录了 30 天内患者卒中发病率。发现脑卒中患者的 Siena – CAS 评分高于非卒中患者,ROC 曲线显示 Siena – CAS 评分可以预测脑卒中风险,曲线下面积(AUC)为 0.743(95% CI,0.638～0.848)。多因素 logistic 回归模型显示 Siena – CAS 评分和空腹血糖(FBG)大于 7.1mmol/L 能独立预测脑卒中风险;ROC 曲线显示,Siena – CAS 评分结合 FBG 大于 7.1mmol/L 对预测卒中风险有较好的价值[AUC:0.770(95% CI,0.677～0.863)]。Siena – CAS 风险评分系统是预测脑卒中风险的有效工具,Siena – CAS 评分与 FBG 升高相结合可能是中国 ICA 狭窄患者预测 CAS 术后卒中风险的一种更准确的方法。[112]

(5)脑动脉刚度作为急性脑梗死大脑大动脉早期动脉粥样硬化的新标志

颈/脑动脉脉搏波传导速度(carotid-cerebral pulse wave velocity, ccPWV)反映颈总动脉与同侧大脑中动脉之间节段(C – M 段)的刚度。C – M 段动脉粥样硬化(CMSA)被认为是前循环缺血性卒中最常见的病因。广州医科大学第二附属医院采用了 DSA、ccPWV、颈动脉内膜—中膜厚度(cIMT)和肱踝脉搏波传导速度来评价 81 例急性缺血性卒中患者,共 154 个 C－M 节段。多因素分析显示 CMSA 与高收缩压、ccPWV 和 cIMT 独立相关。在 ROC 曲线分析中,ccPWV 和 cIMT 对评估早期 CMSA 有很好的诊断价值。ccPWV 的曲线下面积(AUCs)显著高于 cIMT($Z = 2.204$, $P = 0.007$)。ccPWV 检测早期 CMSA 的 AUC、敏感性、特异性、Youden 指数和临界值分别为 0.815($P < 0.001$)、86%、70.7%、0.567 和 5.4m/s。脑动脉刚度有可能成为大脑大动脉早期动脉粥样硬化的新指标。这一发现有助于预防脑卒中的发生,减轻脑卒中患者的社会负担。[113]

(6)颈动脉斑块 MRI 和卒中复发风险

中国科学院重庆总医院完成了一项系统回顾和荟萃分析,总结通过 MRI 确定的斑块内出血、富脂坏死核心、纤维帽变薄/破裂与复发性缺血性事件的关系。本研究检索了 2018 年 10 月 30 日以前、平均随访时间超过 1 个月的队列研究,这些研究中,斑块内出血、富脂坏死核心或纤维帽变薄/破裂与同侧复发性缺血性事件相关。在 2 128 篇文章中,有 6 篇研究共 621 名参与者符合系统回顾和荟萃分析的资格。斑块内出血、纤维帽变薄/破裂和富脂坏死核心作为复发性卒中/ TIA 的危险比(HR)分别为 7.14(95% CI,4.32 ~ 11.82),5.68(95% CI,2.40 ~ 13.47),2.73(95% CI,1.04 ~ 7.16),荟萃分析未发现显著的异质性。颈动脉斑块 MRI 表现为斑块内出血、富脂坏死核心、纤维帽变薄/破裂是卒中复发的有力预测因素。然而,由于原始研究数量少,未来需要更大规模的队列研究。[114]

2. 颅内动脉狭窄危险因素

(1)血清尿酸水平与动脉粥样硬化狭窄之间的关系

中日友好医院探究血清尿酸(Serum Uric Acid,SUA)是否是卒中和动脉粥样硬化的重要预测指标。该中心进行了一项前瞻性队列研究,招募 2 644 名 40 岁以上的华北成年人,所有参与者均于 2010 年 1 月和 2012 年 1 月进行了两次经颅多普勒(TCD)和双侧颈总动脉超声检查以评估颅内动脉粥样硬化狭窄(ICAS)、颅外动脉狭窄(ECAS)和外周动脉疾病(PAD)。结果显示,高尿酸血症患者的血管狭窄累积发生率显著高于无高尿酸血症患者(54.1% vs. 34.7%,$P < 0.001$)。高尿酸血症引起的新发血管狭窄的校正后 OR 是 1.75(95% CIs, 1.32 ~ 2.31),SUA 水平每变化 1 mg/dl 时,新发血管狭窄的校正后 OR 改变 1.29(95% CIs, 1.21 ~ 1.38)。此外,在按性别分层的分析中,SUA 水平与 ICAS 之间的关联在男性中有统计学意义,但在女性中则没有。[115]

(2)高空腹血糖和 HbA1c 水平是颅内动脉粥样硬化狭窄的危险因素

颅内动脉粥样硬化狭窄(ICAS)与空腹血糖(FBG)和 HbA1c 的关系尚不清楚。青岛大学青岛市立医院研究了从 2014 年 1 月至 2018 年 6 月的 4 012 名 40 岁以上、接受了头部 MRA 的患者(包括 1 434 名非卒中对照和 2 578 名脑梗死患者)。卒中和非卒中组 ICAS 患者的空腹血糖和 HbA1c 水平均显著高于无 ICAS 患者。FBG(OR 1.14,95% CI,1.11 ~

1.18，$P < 0.001$）和 HbA1c（OR 1.22，95% CI，1.16 ~ 1.28，$P < 0.001$）升高是 ICAS 的独立危险因素 。此外，糖尿病患者在非卒中组（OR 2.90，95% CI，2.11 ~ 3.99，$P < 0.001$）和卒中组（OR 1.99，95% CI，1.67 ~ 2.39，$P < 0.001$）中都具有很高的 ICAS 风险。本研究提示空腹血糖和 HbA1c 水平升高与 ICAS 的高风险相关。[116]

（3）降脂治疗改善无症状颅内动脉粥样硬化

目前尚不清楚强化降脂治疗（ILLT）是否可以改善无症状颅内动脉粥样硬化狭窄（AICAS）的动脉粥样硬化。北京宣武医院开展了前瞻性队列研究，通过经颅彩色编码超声检查（Transcranial Color-coded Sonograph，TCCS）调查了该院 2013 年 1 月至 2016 年 6 月的 71 例接受降脂治疗的 AICAS 患者。在两年的随访后，根据低密度脂蛋白胆固醇（LDL - C）的治疗水平相对于基线降低 ≤ 1.8 mmol/L 或 50%，将患者分为强化他汀类药物治疗（IST）组和标准他汀类药物治疗（SST）组。在 IST 组的 51 例患者中共检测到 104 处狭窄的颅内动脉，在 SST 组的 20 例中共检测到47 处。在第一年，与 SST 组相比，IST 中的 LDL - C 水平显著降低（1.48 ± 0.26 vs. 2.20 ± 0.58，$P = 0.000$）。但是，IST 中 ICAS 的消退比例并没有明显高于 SST 中的 ICAS（26.3% 对 5.9%，$P = 0.052$）。IST 组 25 例患者的 49 个分支和 SST 组 7 例患者的 16 个分支被随访了两年。与 SST 组相比，IST 中的 LDL - C 水平降低（1.55 ± 0.29 vs. 2.36 ± 0.77，$P = 0.048$）。IST 组 ICAS 消退的比例显著高于 SST 组（34.7% vs. 6.3%，$P = 0.017$）。强化降脂治疗可以在两年内改善 AICAS 的狭窄程度。中度他汀类药物治疗可以使中国 AICAS 患者达到 LDL - C 的目标水平。[117]

（五）头颈部及颅内血管夹层

1. 头颈动脉夹层的高分辨磁共振成像的影像学特征

北京宣武医院系统地研究高分辨率磁共振成像中与急性脑梗死相关的头颈动脉夹层（Cervico Cerebral Artery dissection，CCAD）的特征。该研究招募 2013 年 9 月至 2018 年 9 月的 118 例患有 CCAD 的患者，并将其分为卒中组和非卒中组。在 118 例 CCAD 患者中，有 145 个病变动脉。高分辨率磁共振成像显示，前循环、壁内血肿、表面不规则、管腔内血栓和严重狭窄（> 70%）在卒中的 CCAD 患者中更为普遍。在多变量 logistic 回归分析中，表面不规则和管腔内血栓的存在与 CCAD 患者的急性脑梗死独立相关，OR 分别为 4.29（95% CI，1.61 ~ 11.46，$P = 0.004$）和 7.48（95% CI，1.64 ~ 34.07，$P = 0.009$）。高分辨率磁共振成像有助于深入理解 CCAD 患者脑梗死的发病机制，对早期预测脑梗死可能有帮助。[118]

2. 卵圆孔未闭患者与自发性颅内动脉夹层患者脑卒中病灶形式分析

同济大学上海第四人民医院研究了卵圆孔未闭（Patent Foramen Ovale，PFO）与自发性颅内动脉夹层(Spontaneous Intracranial Arterial Dissection,SIAD)的脑卒中患者的临床与影像学特征。该研究回顾性分析了 2010 年 8 月至 2018 年 6 月的 40 例 PFO 和 29 例 SIAD 脑卒中患者,根据年龄、性别、高血压、糖尿病、高胆固醇血症、吸烟、卒中史及其 NIHSS 评分,采用倾向性评分匹配了 21 对患者。两组患者 DWI 上病灶分布不同。单病灶(皮质或皮质下)在 PFO 组更常见($P = 0.026$),在一个血管供血区域的多发性病变发生率在 SIAD 组更高($P = 0.035$)。本研究提示,DWI 上观察到的病灶形式可能为脑梗死的病因提供线索。[119]

(六)颈部血管狭窄或闭塞治疗进展

1. 治疗方式

(1)杂交手术室多模式原位再通治疗慢性颈内动脉阻塞的疗效观察

北京解放军火箭军总医院提出了使用混合手术室多模式原位再通治疗慢性颈内动脉阻塞(Chronic Internal Carotid Artery Occlusion,CICAO),尝试了血管内治疗或颈动脉内膜切除的原位再通术。将有症状的 CICAO 分为 A 型或 B 型(有或没有锥形残留根的短闭塞)和 C 型或 D 型(有或没有锥形残留根的长闭塞)。主要疗效结果是在术后血管造影显示溶栓达到 TIMI 分级 3 级的血管再通。次要疗效结果是 30 天内出现卒中或死亡(主要安全性结果)以及 30 天后出现同侧脑梗死。研究纳入了 2014 年 1 月至 2015 年 8 月的 42 例 ICAO 患者中,有 35 例患者(83.3%)治疗成功,显著高于单独使用血管内治疗或颈动脉内膜切除治疗成功的 35.7%(15/42,$P < 0.001$)。4 个类型患者手术成功率按降序排列:A 型和 B 型闭塞 100%(18/18),C 型闭塞 75%(6/8),D 型闭塞 69%(11/16)($P = 0.017$)。在同一时期中混合手术室多模式原位再通治疗症状性 CICAO 显著提高了手术成功率,围手术期并发症少,临床预后良好。[120]

(2)动脉闭塞会增加椎动脉口支架置入术后支架内再狭窄的风险

首都医科大学宣武医院纳入了 2013 年 1 月至 2014 年 12 月 420 例连续接受椎动脉口狭窄(Vertebral Artery Original Stenosis,VAOS)支架治疗的患者。在这项回顾性研究中:216 例使用药物洗脱支架,204 例使用裸金属支架。根据支架前 DSA 表现,将患者分为四组:颈动脉和椎动脉未闭(PAT),颈内动脉(ICA)闭塞(ICA - OCC),对侧 VA 闭塞(CVA - OCC)和联合闭塞(C - OCC)。中位随访 12 个月(IQR 3 - 12)后,在所有患者中,支架内再狭窄(ISR)的平均发生率为 36.4%。logistic 回归分析显示,药物洗脱支架的 ISR 小于裸金属支架($OR = 0.38$,95% CI $0.19 \sim 0.75$,$P = 0.01$)。Cox 回归分析显示,CVA - OCC($HR = 1.63$,$P = 0.02$)和 C - OCC($HR = 3.30$,$P = 0.001$)是 ISR 的危险因素,而 ICA - OCC 与 ISR 不相关($P = 0.31$)。在 CVA - OCC 和 C - OCC 组中,支架置入成功后第 1 天

时支架内峰值收缩期速度（PSV）≥140 cm/s，与随后的 ISR 相关（OR = 2.81,95% CI 1.06 ~ 7.43,P = 0.04）。裸金属支架比药物洗脱支架更有可能发生 ISR。[121]

（3）颈动脉长节段闭塞血运重建的联合手术预防进一步的缺血事件

目前尚不清楚杂交手术（Hybrid Operation,联合颈动脉内膜切除术和颈动脉支架置入术）对治疗颈内动脉（ICA）慢性长节段闭塞的作用和其手术并发症。河南省人民医院前瞻性地纳入了 2015 年 5 月至 2017 年 6 月的 65 例长节段 ICA 闭塞患者,将其分为联合手术组（n = 30）和药物治疗组（n = 35）。从症状发作到血运重建的间隔时间在联合手术组中为 17 ~ 120 天（平均 40.5 ± 5.0 天）,血运重建成功率为 100%。所有患者均抽取血栓,血凝块长度为 5 ~ 8 cm（平均 6.3 ± 0.9 cm）。围手术期并发症包括 1 名患者的喉返神经损伤和另 1 名患者的颅内出血（6.7%）,但未发生严重的神经功能缺损。与手术前相比,术后 3 个月的 mRS 评分为 2.5 ± 0.6 分,与血运重建之前（3.4 ± 0.6 分）相比有明显改善（P < 0.0001）。随访血管造影显示,所有联合手术患者均显示 ICA 通畅。在药物治疗组中,入院时的 mRS 评分为 3.5 ± 0.8 分,在 3 个月时为 3.4 ± 0.7 分,未观察到显著改善。因此认为联合手术在颈内动脉长节段闭塞的血运重建中可能是安全、有效的。[122]

2. 预后研究

（1）症状性重度颈动脉狭窄患者颈动脉支架置入术后高灌注性颅内出血的危险因素分析

上海第二军医大学长海医院探究症状性重度颈动脉狭窄患者在颈动脉支架置入术（Carotid artery stent,CAS）后高灌注性颅内出血（hyperper fusion intracranial hemorrhage,HICH）的危险因素。这项研究回顾性纳入了 2009 年 6 月至 2015 年 6 月期间 210 例症状性重度颈动脉狭窄（70% ~ 99%）并接受 CAS 治疗的患者。发现 CAS 后有 7 例患者（3.3%）出现 HICH。相比于颈动脉非完全闭塞组,颈动脉完全闭塞组的患者 HICH 的发生率显著增高。在这 7 例患者中,5 例患者前循环或后循环发育缺如,2 例患者前循环发育缺如和后循环发育不良。结果显示,Willis 环代偿差的患者较其他患者更容易发生 HICH（P < 0.001）。所有患者术前均接受了 CT 灌注检查。TTP 指数定义为患侧和对侧之间的 TTP 比率。结果显示,HICH 组和非 HICH 组的 TTP 指数显著不同（1.15 ± 0.10 vs. 1.30 ± 0.15,P < 0.001）。对 ROC 曲线的分析表明,与其他患者相比,TTP 指数 > 1.22 的患者更容易出现 HICH（敏感性为 100%,特异性为 75.9%）。严重的单侧颈动脉狭窄,狭窄程度为完全闭塞,Willis 环的代偿差以及术前 TTP 指数 > 1.22 的患者在 CAS 后发生 HICH 的风险更高。[123]

（2）术前动脉自旋标记灌注特征和 Willis 环类型可作为颈动脉血运重建后脑灌注的成像标志

脑过度灌注(Cerebral Hyperperfusion,CH)可能是颈动脉血运重建术后的严重并发症。北京协和医院旨在探讨术前动脉自旋标记(ASL)灌注特征和 Willis 环(Circle of Willis,CoW)类型与 CH 的关系。回顾性地纳入了从 2015 年 2 月至 2018 年 3 月的 48 例颈动脉狭窄行颈动脉内膜切除术(CEA)或颈动脉支架置入术(CAS)患者。所有患者在术前 2 周和术后 3 天内均行单次标记后延迟(PLD)ASL、供血区 ASL 和 3D – TOF – MRA,计算脑血流量(CBF)、全脑和供血区的灌注容积比的空间变异系数(CoV)。根据大脑前动脉 A1 段和前交通动脉(AcomA)的通畅性,将术后 Willis 环分为两类。结果显示,CBF 的 CoV 较高($P = 0.005$)、全脑灌注容积比较低($P = 0.012$)、Willis 环缺少 A1 或 AcomA(术后 MRA 为 $P = 0.002$,术前 MRA 为 $P = 0.004$)和大动脉卒中病史($P = 0.028$)与较高的 CH 风险显著相关。单次 PLD – ASL 和 MRA 可作为颈动脉血管重建术后 CH 高危患者的影像学预测手段。[124]

(3)NLR 作为无症状性颈动脉狭窄的血管成形术和支架置入术术后再狭窄的预测指标

炎症反应在颈动脉血管成形术和支架置入术(CAS)后支架内再狭窄(ISR)的发展中起重要作用。中性粒细胞与淋巴细胞的比率(NLR)已被认为是敏感的炎症标记。南京医科大学金陵临床学院探讨了 CAS 患者中 NLR 与 ISR 之间的关联。研究招募从 2004 年 3 月至 2016 年 12 月的 427 例行 CAS 的患者。ISR 被定义为治疗病变部位的 50% 狭窄。427 例患者共行 459 次 CAS 术,平均随访 14.6 个月,发现 72 例(15.7%)发生 ISR。无症状性狭窄患者的 NLR 升高(≥2.13)与 ISR 显著相关($P = 0.001$)。但是,在症状性狭窄患者中未观察到这一显著差异。在多因素分析中,基线 NLR ≥2.13(HR,2.74;95% CI,1.46 ~ 5.14)、吸烟(HR,1.99;95% CI,1.11 ~ 3.58)、残余狭窄(HR,1.12;95% CI,1.09 ~ 1.15)和基线血糖水平(HR,1.01;95% CI,1.01 ~ 1.02)与 ISR 相关。NLR 升高可能是无症状性颈动脉狭窄 CAS 术后 ISR 的预测指标。[125]

(4)危险因素比颅内大动脉狭窄更能预测脑卒中患者的不良预后

中国台湾地区的长庚大学医学院研究探讨了颅内大动脉狭窄(ILAS)以及危险因素对脑卒中患者常规临床治疗后不良结局事件的影响。该研究招募了 686 例脑卒中患者,进行 24 个月的前瞻性观察。其中不伴 ILAS 的患者 371 例,症状性 ILAS 231 例,无症状 ILAS 84 例。结局事件包括血管事件、卒中复发和死亡。结果显示,BMI($P < 0.05$)、高血压($P = 0.01$)和陈旧性脑梗死($P = 0.047$)是影响血管预后的危险因素。高血压是卒中复发的唯一相关因素($P = 0.035$)。肾小球滤过率低($< 30\text{ml/min/1.73m}^2$)($P = 0.011$)和基线 NIHSS 评分($P < 0.001$)是死亡的显著预测因素。症状性 ILAS 和无症状 ILAS 与血管事件及死亡均不相关。危险因素是不良结局的主要决定因素,比动脉狭窄的程度更

能预测不良预后。[126]

（5）颈动脉支架置入术后颈动脉斑块内出血与新发同侧缺血性病变之间的关联

复旦大学附属中山医院研究了颈动脉性斑块内出血（Intraplaque Hemorrhage，IPH）与颈动脉支架置入术（CAS）后新的同侧缺血性病变（NIIL）之间的关系，这项前瞻性研究纳入了 2015 年 1 月至 2017 年 12 月的 117 例颈动脉狭窄患者。在 52 例患者中出现了 NIIL，在 53 例患者中发现了 IPH。与 IPH 阴性患者相比，IPH 阳性患者中的 NIILs 更为常见（29.7% vs. 62.3%，$P < 0.001$）。NIIL 阳性和 NIIL 阴性患者的斑块壁体积无显著差异（$1\,166.6 \pm 432.0\ mm^3$ vs. $1\,124.6 \pm 410.4\ mm^3$，$P = 0.592$）。NIIL 阳性组的 IPH 量显著大于 NIIL 阴性组（$252.8 \pm 264.9\ mm^3$ vs. $59.3 \pm 131.1\ mm^3$，$P < 0.001$），相对 IPH 量也更高（$20.4 \pm 19.1\%$ vs. $5.7 \pm 12.2\%$，$P < 0.001$）。ROC 曲线显示，IPH 量为 $183.45\ mm^3$ 是预测 NIIL 的最可靠的临界值，特异性为 92.3%，阳性预测值为 86.1%。IPH 量增加与 CAS 手术后发生 NIIL 的风险增加相关。[127]

（6）心源性栓塞和颅内动脉狭窄与机械取栓术预后之间的关系

北京天坛医院评估了急性脑梗死机械取栓术后结局与心源性栓塞（Cardiogenic Brain Embolism，CE）和颅内动脉狭窄（ICAS）的关系。该研究招募 140 例接受血管内治疗的前循环大血管阻塞的患者，其中有 47 例既没有 CE 也没有 ICAS，35 例有 ICAS 但没有 CE，46 例有 CE 没有 ICAS，还有 12 例同时存在 CE 和 ICAS。主要结局为 90 天时 MRS 评分（良好预后 MRS 评分 0～2），次要结局包括成功再灌注（改良型脑梗塞溶栓治疗 2b～3 级），症状性脑出血和 90 天死亡率。结果显示，无 CE 和无 ICAS 组的良好结局率为 67.1%，无 CE 的 ICAS 组为 74.3%，无 ICAS 的 CE 组为 41.3%，CE 合并 ICAS 组为 33.3%。同时存在 CE 和 ICAS 的患者结局较差（校正后 OR 0.20；95% CI 0.04～0.95；$P = 0.043$）。对于使用血管内血栓切除术治疗前循环大血管阻塞的患者，CE 和 ICAS 的存在均与不良预后相关。[128]

（七）烟雾病

1. 烟雾病临床特征与分级系统

（1）出血性烟雾病的自然病程

北京天坛医院开展回顾性研究，调查了 1985 年至 2012 年该中心烟雾病患者复发性颅内出血的发生率、死亡率和再出血的危险因素。本研究纳入了 128 例选择保守治疗的出血性烟雾病患者，中位随访 10.1 年。在总计 1 300.7 个患者年中，共有 47 名（36.7%）患者经历了 59 次复发性出血，平均年发生率为 4.5%。其中 9 例（19.1%）因再出血而死亡。通过 Kaplan - Meier 生存分析得出，5 年时再出血的累积风险为 7.8%，10 年时为

22.6%,15 年时为 35.9%。只有 4 例(3.1%)患者出现脑梗死,平均年发病率为 0.3%。多变量分析表明,吸烟(OR 4.85,$P = 0.04$)是再出血的独立危险因素,再出血(OR 11.04,$P = 0.02$)和高血压(OR 4.16,$P = 0.04$)与死亡率增加相关。年龄、首次出血类型、DSA 分期、家族史、合并存在脑动脉瘤与再出血风险增加无关。[129]

(2)基于侧支循环和传统铃木分期的烟雾病新分级系统

传统的铃木分期能够反映烟雾病的自然病程,但是不能准确反映脑的缺血状况以及卒中风险。中国人民解放军总医院第五医学中心回顾性地分析了 2014 年至 2016 年期间,该中心 301 例烟雾病患者(男 146 例,28 ± 16 岁)的临床和影像数据,提出了基于侧支循环情况和传统铃木分期的新分级系统:铃木分期的 1 到 6 期对应为新分级的系统的 6 至 1 分,从大脑后动脉向大脑中动脉和大脑前动脉的软脑膜侧支血流不同范围记为 1 至 6 分,整合前、后循环的血供信息形成 1 至 12 分的新型评分系统。在所有患者中,表现为脑梗死的缺血患者得分 < 8 分的可能性更高($P < 0.001$),而具有其他缺血症状(TIA 和头痛)的患者得分 > 8 分的可能性更高。在出血患者中,脑实质出血患者得分 < 8 分的可能性更高,而脑室出血患者得分 > 8 分的可能性更高($P < 0.001$)。进一步使用动态磁敏感对比 MRI 评估感兴趣区的血流动力学状态,较低的得分与达峰时间延迟($P < 0.001$)、相对脑血容量比率低($P = 0.016$)和脑血流比率低($P = 0.002$)显著相关。研究还分析了 348 例症状性大脑半球行脑硬膜颞浅动脉血管融通术的患者,发现缺血性烟雾病患者术前侧支评分越低,其术后血管重建效果越好;在出血型烟雾病患者中,术前侧支评分与术后血管重建效果无显著相关性。随访还发现,评分 < 4 分的大脑半球,术后再发卒中风险明显高于评分高患者,临床神经功能状况也差。新分级系统与烟雾病患者的临床症状、缺血严重程度和血流动力学状态密切相关,可能有助于烟雾病患者的危险分层和预后预测。[130]

(3)儿童烟雾病患者认知能力概况及其与局部脑血流灌注的关系

烟雾病影响儿童患者的认知功能,潜在原因可能是脑血流受损。北京天坛医院探讨了儿童烟雾病患者认知障碍与局部灌注状态之间的关系。本研究前瞻性地纳入了 2017 年 7 月至 2019 年 3 月在该中心住院的儿童烟雾病患者。所有参与者均进行了 ASL – MRI 和韦氏儿童智力量表(第 4 版)检查。共有 21 例患者符合纳入标准(平均年龄 11.14 ± 2.82,男:女 = 11:10)。6 名患者(28.6%)未显示认知缺陷,15 名患者(71.4%)显示出不同程度的认知缺陷。9 名患者(42.9%)表现出全面认知受损,除言语理解指数外,所有认知指数得分均明显低于相应年龄标准数据的平均得分。影像学确诊的脑梗死患者的知觉推理指数较低($P = 0.019$)。左侧半球的铃木分期与全量表智商呈负相关(r = – 0.452,$P = 0.039$)。感兴趣区分析表明,左颞叶的脑血流量与处理速度指数独立相关(β =

$0.535, P = 0.041$）。[131]

（4）儿童和成人缺血性烟雾病患者的临床特征和柔脑膜侧支状态

中国人民解放军总医院第五医学中心研究了儿童和成人烟雾病患者的柔脑膜侧支（Leptomeninges Collateral, LMC）状态的差异，并分析 LMC 对临床特征和治疗预后的影响。评价 LMC 状态的好或差是根据 DSA 来判断：大脑后动脉顶枕支在分水岭区与大脑中动脉或大脑前动脉存在吻合，或大脑后动脉颞前支与大脑中动脉颞支存在吻合，定义为 LMC 状态良好；反之则定位 LMC 状态差。本研究回顾性地分析了该中心 2014 年 1 月至 2016 年 1 月的 83 例儿童和 131 例成人烟雾病患者。儿童患者更有可能经历 TIA（81%），而成年患者则更有可能出现脑梗死（51%）。在烟雾病不同阶段中（早、中、晚期分别对应于铃木分期的 1 - 2 期、3 - 4 期和 5 - 6 期），儿童患者在早期（$P = 0.047$）和中期（$P = 0.001$）的 LMC 状态良好比率均高于成年患者，但两组 LMC 状态在晚期没有差异（$P = 0.547$）。在烟雾病中期，成人患者比儿童患者的术后血管造影结果更差（$P = 0.017$）。不论儿童还是成年患者，较差的 LMC 状态与脑梗死（$P < 0.001$ 和 $P = 0.017$）和术后结局较差（$P = 0.003$ 和 $P = 0.043$）都强烈相关。LMC 状态可能是儿童和成人烟雾病患者临床特征和预后差异的重要因素。[132]

（5）烟雾病外周血基因调节异常及与其他血管疾病的比较

本研究由中国科学院与中国人民解放军总医院第五医学中心等机构牵头，旨在调查烟雾病外周血的基因调节异常，并与其他血管疾病进行比较。本研究使用 RNA 测序获得了 12 名烟雾病患者和 8 名健康对照的转录组谱。鉴定出 533 个差异表达基因（Differential Gene, DEG），上调的基因主要参与细胞外基质（Extracellular Matrix, ECM）的组成，而下调的基因主要与炎症和免疫反应有关。研究者从公共数据库下载了其他血管疾病的表达谱，并计算了一致的 DEG。基因集富集分析（Gene Set Enrichment Analysis, GSEA）表明，只有脑梗死的上调基因和冠心病与心梗的下调基因分别富含烟雾病的上调和下调基因。烟雾病外周血中调节异常的基因在 ECM 的组成、炎症和免疫反应中起关键作用。与其他血管疾病相比，这种基因失调模式具有特异性。此外，烟雾病患者外周血中的幼稚 B 细胞、幼稚 CD4 细胞和静息的自然杀伤细胞被异常破坏。这些结果将有助于阐明烟雾病的复杂致病机制。[133]

2. 烟雾病的治疗和预后

（1）改良的脑 - 硬膜 - 骨膜 - 血管融通术用于烟雾病的大脑前动脉供血区血运重建

大脑前动脉（Anterior Cerebral Artery, ACA）供血区的血运重建手术尚不如大脑中动脉供血区手术那样成熟。北京天坛医院的这项研究介绍了该中心开展脑 - 硬膜 - 骨膜 - 血管融通术（Encephalo-duro-periosteum-synangiosis, EDPS）的经验。该研究回顾性地分析了 2015 年 11 月至 2017 年 7 月在该中心接受 EDPS 治疗的 9 名烟雾病患者（14 个半球）。

使用 CTP 评估脑灌注,比较术前和术后参数。所有 EDPS 手术在技术上均成功,无术后并发症。每个半球的平均手术时间为 75.00 ± 22.53 分钟。在半卵圆中心水平的 ACA 区域,术后绝对脑血流量(Cerebral Blood Flow, CBF)($P = 0.002$)和 rCBF(renal Cerebral Blood Flow, rCBF)($P = 0.045$)显著增加,绝对达峰时间(TTP)($P = 0.007$)、rTTP($P = 0.005$)和绝对平均通过时间(MTT)($P = 0.039$)显著减少。随访期间,5 例患者的结局有所改善,3 例病情平稳,1 例患者因脑出血恶化。EDPS 是一种可在 ACA 供血区完成血运重建的简单有效的技术,在大多数烟雾病患者中显著改善额叶的脑血流灌注,而不会增加手术风险。[134]

(2)远隔缺血预适应用于缺血性烟雾病的治疗

北京宣武医院研究了远隔缺血预适应(RIC)改善缺血性烟雾病(iMMD)后遗症的安全性和有效性。这项单臂、开放标签研究从 2008 年 7 月到 2016 年 7 月共招募了 30 例 iMMD 患者,患者每天接受三次双侧上肢 RIC 干预,包括 5 个缺血周期(200 mmHg 压力下的充气止血带)和 5 分钟再灌注(充气压力为 0 mmHg)交替的五个循环。在 0.5 年、1 年和 2 年时进行随访,随访内容包括卒中复发频率、患者总体变化印象(PGIC)量表、收缩期峰值速度(PSV)和脑灌注等。在整个治疗过程中,未发生与 RIC 相关的不良事件。30 例患者中只有 1 例出现一次梗死复发。在 0.5 年、1 年和 2 年的随访中,PGIC 量表可接受的比率分别为 88.2%、64.3% 和 92.3%。Kaplan – Meier 分析显示,RIC 后卒中复发的频率显著降低($P = 0.013$)。与基线相比,RIC 治疗后的 PSV 值显著降低(0.5 年 $P = 0.002$,1 年 $P = 0.331$,2 年 $P = 0.006$)。在进行脑灌注评估的患者中,75% 的患者在 SPECT 随访图上获得了改善,95% 的患者在 PET 随访图上获得了改善。RIC 治疗可能有利于控制 iMMD 诱发的缺血事件、缓解症状、改善脑灌注,安全性良好。[135]

(3)儿童缺血性烟雾病接受直接和间接旁路手术的长期效果比较

北京天坛医院比较了缺血性烟雾病患儿的直接旁路手术(Direct Bypass surgery, DBS)和间接旁路手术(Indirect Bypass surgery, IB)之间的术后风险和长期效果。研究者从前瞻性数据库中回顾性分析了 2009 年至 2015 年间在该中心接受诊断为烟雾病并接受手术治疗的 18 岁以下患者。出血性烟雾病患者和未进行 DSA 的患者被排除。接受 DB 的患者和接受 IB 的患者使用 1:1 倾向性评分匹配。共有 138 名患者(DB:34,IB:104)被纳入倾向性评分的匹配,并最终获得了 34 对患者。9 例患者存在术后并发症,其中 DB 组 6 例(17.6%),IB 组 3 例(8.8%)($P = 0.476$)。DB 组和 IB 组的平均随访时间分别为 71.9 ± 22.2 个月和 60.2 ± 24.3 个月($P = 0.041$)。Kaplan-Meier 分析显示,与 IB 组相比,DB 组的无卒中时间更长($P = 0.025$)。在最后一次随访中,DB 组有 32 例(94.1%)、IB 组有 34 例(100.0%)获得了良好的神经功能状态(mRS ≤ 1)。所有患者最后一次随访时 mRS 评分显著低于入院时。两种术式均能有效改善儿童缺血性烟雾病患者的神经系统状况,DB 在短期内预防脑梗死复发方面可能更为有效。[136]

(4)使用标准化 MR 灌注评分系统评估烟雾病的连续灌注变化和手术结局

来自中国台湾大学医学院附设医院、敏盛综合医院、辅仁大学附设医院的研究人员开发了一种用于评价烟雾病患者的连续灌注变化和手术结局的 MR 灌注标准化评分系统——标准化的热成像(TTP)图评分系统:每个半球 14 点,更高的点表示更好的灌注。TTP 图使用小脑参照进行了标准化。该研究前瞻性地招募被诊断患有烟雾病并接受间接血运重建术的患者,总共纳入 24 名儿童(41 个大脑半球)和 20 名成人(34 个大脑半球)。儿童(7.34 ± 3.90)的平均术前 TTP 评分高于成人(4.88 ± 3.24)。标准化的 TTP 图显示了术后 1 个月、3 个月和 6 个月随访时动态评分的提高,6 个月后评分转为稳定。儿童组和成人组 6 个月得分的平均改善分别为 4.15 ± 3.55 和 6.03 ± 3.04。本研究以术后 6 个月的 TTP 评分改善作为手术结局,在多变量分析中,术前 TTP 评分是预测术后 TTP 评分改善的唯一重要的指标。标准化的 TTP 图和评分系统有助于烟雾病治疗期间连续灌注变化的量化,可以预测间接血运重建术的结局。[137]

(5)烟雾病直接旁路与联合旁路手术的血管造影结果

为了确定烟雾病直接旁路和联合旁路手术后血管造影结果的相关危险因素,北京天坛医院的一项前瞻性队列研究筛选了 2009 年 6 月至 2015 年 5 月期间所有接受直接和联合旁路手术、术前和随访时均接受过导管造影的患者。总共纳入 188 例,在进行了中位 18 个月的随访后,吻合术的通畅率为 88.3%。术后侧支形成与吻合术的通畅性相关($\gamma = 0.891, P < 0.001$)。多元 logistic 回归分析显示,出血的存在与吻合阻塞相关(OR = 0.298;95% CI 0.125 ~ 0.709;$P = 0.006$)。在 188 例旁路手术中,125 个(63.2%)术后半球侧支形成良好,85 个(36.8%)术后侧支形成不良。多变量 logistic 回归分析显示,手术时年龄较小(OR = 2.396;95% CI 1.231 ~ 4.664;$P = 0.010$)与良好的术后侧支形成相关,而术后侧支形成不良与出血(OR = 0.329;95% CI 0.143 ~ 0.758;$P = 0.009$)和扩张的脉络膜前动脉(OR = 0.472;95% CI 0.240 ~ 0.929;$P = 0.030$)相关。[138]

(6)外侧后脉络膜侧支吻合可预测成人烟雾病患者同侧复发性出血

脉络膜侧支吻合与烟雾病患者的出血复发相关。但是,同侧复发性出血与脉络膜侧支吻合亚型(前脉络膜动脉吻合、外侧后脉络膜动脉吻合和内侧后脉络膜动脉吻合)之间的关系尚不清楚。南京医科大学附属常州第二人民医院和南京大学医学院附属鼓楼医院的这项研究旨在评估这种潜在关联。这项回顾性研究纳入了在 2008 年 1 月至 2018 年 12 月期间接受了保守治疗的烟雾病患者,使用 Cox 比例风险回归模型来评估与每种亚型相关的复发性出血的风险。该研究纳入了 39 例患者,在 52.4 ± 37.0 个月的随访中,有 48.7%(19/39)的患者发生了同侧复发性出血。复发性出血患者的脉络膜侧支吻合发生率(94.8% vs.60.0%；$P=0.02$)和外侧后脉络膜动脉吻合的发生率(78.9% vs.25.0%；$P<0.01$)高于没有复发性出血的患者。在对年龄、性别和其他混杂因素进行调整之前($HR=6.66$；95% CI 2.18～20.39；$P<0.01$)和之后($HR=0.78$；95% CI 1.58～21.13；$P<0.01$)，外侧脉络膜后动脉吻合均与复发性出血相关。[139]

（7）儿童烟雾病多中心队列的临床特征、外科治疗和长期结局

北京天坛医院牵头的一项多中心研究回顾性地纳入了 303 例连续的儿童烟雾病患者。诊断时平均年龄 9.4 岁。男女比例为 1.0:1.1。最终对 282 例患儿进行分析。在这些患儿中，有 17 例接受了联合旁路术(CB)，47 例接受了直接旁路术(DB)，150 例接受了间接旁路术(IB)，68 例接受了保守治疗。在 35 例(12.4%)患儿中观察到复发性卒中事件。Kaplan-Meier 分析表明，不同术式之间的无缺血时间($P=0.67$)和无出血时间($P=0.79$)均无显著差异。与保守组相比，手术组的无缺血时间更长($P<0.01$)。接受手术治疗的患者中有 82.7% 获得了良好的转归(mRS 0～1)，显著高于接受保守治疗组(52.9%，$P<0.01$)。在不同术式之间，良好结局率、残障率和症状改善率方面没有观察到显著差异。logistic 回归分析显示，术后缺血事件是与不良临床结局相关的唯一危险因素($OR=3.463$；95% CI 1.436～8.351；$P<0.01$)。[140]

（8）烟雾病患者 p.R4810K 变异与长期临床结局之间的关联

北京天坛医院 2012 年 6 月 1 日至 2017 年 6 月 31 日期间，在 498 名中国烟雾病患者中发现 p.R4810K 基因变异。其中有 361 例(72.5%)为野生型(G/G)，133 例(26.7%)为杂合子(G/A)，4 例为(0.8%)纯合子(A/A)。与 G/G 组相比，G/A+A/A 组的患者在确诊时更年轻、家族性病例更多、TIA 病例更多、大脑后动脉累及的半球更多、单侧病变更少。在中位 53 个月的随访之后，G/A+A/A 组中有 9 例(6.6%)发生卒中，G/G 组中有 52 例(14.6%)发生卒中。多变量 Cox 回归分析显示，高血压病史($HR=2.294$；95% CI 1.251～4.206；$P=0.007$)、TIA($HR=0.319$；95% CI 0.120～0.846；$P=0.022$)和铃木分期($HR=1.510$；95% CI 1.129～2.018；$P=0.005$)与卒中复发相关。p.R4810K 与卒中复发无关($P=0.168$)。多变量 logistic 回归分析表明，复发性卒中($OR=5.997$；95% CI 2.583～13.924；$P=0.000$)是与不良神经系统状态相关的唯一因素。p.R4810K 变异可能与中国烟雾病患者的长期临床结局无关。[141]

（八）颅内静脉窦血栓

1. 颅内静脉窦血栓(Cerebral Venous and Sinus Thrombosis,CVST)临床特征

（1）Eagle 综合征可以是 CVST 的病因

Eagle 综合征又称茎突综合征，在茎突延长的一侧可以引起颈痛、喉咙异物感和吞咽

困难,还可能压迫颈动脉而引起 TIA 或卒中。吉林大学附属第一医院报道了一例茎突延长引起的 CVST。患者 15 岁,头痛 2 个月。头部 MRI 正常,相位对比 MRV 提示左横窦—乙状窦血栓形成。对比增强的 3D 脂肪饱和 T1 体积各向同性涡轮自旋回波采集(VISTA)MRI 证实了该病理。CTV 显示茎突挤压了左侧颈静脉,提示 Eagle 综合征。患者拒绝手术,选择抗凝治疗。在 18 个月的随访中,患者没有报告症状。[142]

(2)儿童 CVST 的临床特点和结局

儿童 CVST 在临床上很少见。复旦大学附属儿童医院回顾性分析了 2008 年至 2018 年该医院收治的 30 例确诊为 CVST 患儿(中位年龄 8.33 岁,男孩 16 例)的病因,临床和影像学特征。这组小儿 CVST 最常见的临床表现包括头痛(89%)、呕吐(73%)、视觉症状(41%)和抽动(30%)。病因包括感染(7/30)、肿瘤(3/30)、肾炎或肾病综合征(8/30)、脑外伤(1/30)和不确定的疾病(11/30)。只有 1/3 患儿在 7 天内确诊,所有病例均通过 MRI 联合 MRV 被诊断为 CVST。所有患儿均接受了抗凝治疗,有 26 例得到了改善。儿童 CVST 病因复杂,缺乏特定的临床表现,因此误诊率很高。临床医生应提升对儿童 CVST 的识别能力,及时进行神经影像检查,以尽早诊断。[143]

(3)增强血液信号抑制的 MR 黑血血栓成像

残留血流伪影是 MR 黑血血栓成像诊断 CVT 的重要混杂因素。中国医科大学附属第一医院与北京宣武医院等机构对具有增强血液信号抑制(Enhanced Dlood Signal Suppression)的新型黑血血栓成像技术进行了验证。26 名参与者(13 名志愿者和 13 名 CVT 患者)接受了常规的成像方法,然后进行 2 次随机的黑血血栓成像扫描,分别使用和不使用以变延迟进动定制激发(DANTE)作为选择激励的延迟交替黑血技术,比较了两种方法显示的血栓体积、残留血液的信噪比、残留血液与正常管腔的对比噪声比、血栓与残余血对比噪声比、脑实质与正常腔对比噪声比。在志愿者组中,残留血液的信噪比(11.3 ± 2.9 vs. 54.0 ± 23.4, $P < 0.001$)和残留血液与正常管腔的对比噪声比(7.5 ± 3.4 vs. 49.2 ± 23.3, $P < 0.001$)在使用 DANTE 准备模块时显著降低。在 CVT 患者组中,残留血液的信噪比(16.4 ± 8.0 vs. 75.0 ± 35.1, $P = 0.002$)和残留血液与正常管腔的对比噪声比(12.4 ± 7.8 vs. 68.8 ± 35.4, $P = 0.002$)在使用 DANTE 准备模块时也显著降低。DANTE 用于黑血血栓成像技术可提供更高的血栓—残留血液的对比噪声比,显著提高 CVT 的诊断特异性。[144]

2. CVST 治疗及预后

(1)巴曲酶联合抗凝治疗 CVST 促进再通

北京宣武医院自 2018 年回顾性总结证实了巴曲酶联合抗凝治疗 CVST 的安全性和有效性后,2019 年该团队进一步前瞻性验证了巴曲酶联合抗凝治疗在提升 CVST 再通率方面的效果。这项最新的真实世界登记研究纳入 31 名 CVST 患者,分为巴曲酶组(n = 21)和对照组(n = 10)。除了与对照组相同的标准抗凝外,巴曲酶组还接受了 3 次静脉巴曲酶治疗(首次注射 10 BU,随后每隔一天注射 5 BU 共两次,除非纤维蛋白原水平≤1.0 g/L)。使用磁共振黑血血栓成像评价静脉窦再通。与对照组相比,巴曲酶组患者的静脉窦再通程度(调整后 OR = 8.10,95% CI 1.61 ~ 40.7)和节段狭窄减轻程度(调整后 OR = 4.48,95% CI 1.69 ~ 11.9)更优。然而,两组的 90 天随访 mRS 评分无统计学差异(P > 0.05)。[145]

(2)窦内溶栓治疗 CVST

郑州大学第一附属医院总结了对常规肝素治疗无反应的 CVST 患者实施窦内溶栓治疗的单中心经验。纳入了 2010 年 1 月至 2018 年 6 月期间,在该中心接受介入性溶栓治疗的 156 例 CVST 患者,其中,106 例(91.38%)在随访 6 个月时获得了功能独立性(mRS 0 ~ 2),120 例(76.92%)在出院时获得了功能独立性,7 例患者在住院期间死亡。血管再通方面,有 149 例患者在术后进行了 MRV 检查,其中 112 例(75.17%)静脉窦完全再通,28 例(18.79%)部分再通,9 例(6.04%)在出院时没有再通。总共 116 例患者接受了至少 6 个月的随访,89 例(76.72%)完全再通,21 例(18.1%)部分再通,6 例(5.17%)未再通。尽管有出血风险,但对于濒死和无反应的患者,窦内溶栓可能比全身肝素抗凝治疗更有效。需要大型随机对照试验来进一步评估该策略。[146]

(3)重度 CVST 血管内治疗成功的预测因素

为了识别出更可能从血管内治疗中受益的重度 CVST 患者,北京宣武医院前瞻性招募了 21 例接受血管内治疗的 CVST 患者。每位患者在血管内治疗前 1 天进行磁共振黑血血栓成像(MRBTI)检查,治疗后根据 DSA 对每个血栓形成的静脉段进行再通评价。21 例患者中共有 110 个血栓段,其中 54 段在血管内治疗后完全再通。在 39 个血栓段中发现了急性凝块征(Acute Clot Sign, ACS),71 个血栓段中发现了亚急性凝块征(Subacute Clot Sign, SCS)。logistic 回归分析显示,MRBTI 上发现 ACS 与完全再通相关(OR = 3.937,95% CI 1.6 ~ 9.5,P < 0.001)。ACS 可用于预测接受血管内治疗的患者的完全再通,MRBTI 在选择最适合血管内治疗的 CVT 患者方面可能很有用。[147]

(4)脱水状态可预测 CVST 患者的短期和长期结局

郑州大学第一附属医院研究了 CVST 患者的脱水与预后之间的关系。回顾性分析了 2011 年 11 月至 2017 年 1 月期间,在该医院连续接受/进行 CVST 患者的病情,脱水定义为尿素/肌酐 > 80,不良功能结局定义为 mRS 3 ~ 6 分。共纳入 220 例 CVST 患者,其中 85 例(38.64%)存在脱水。对年龄、性别、昏迷、脑出血、直窦和/或深部 CVST 等因素进行了调整后,多变量 logistic 回归分析表明,脱水患者出院时不良功能结局(校正后 OR = 3.629,95% CI 1.526 ~ 8.633,P = 0.004)和长期不良功能结局(校正后 OR = 3.831,95% CI 1.597 ~

9.190,$P = 0.003$)的风险更高。多因素 Cox 回归分析进一步表明,脱水与死亡相关(校正后 HR = 2.301,95% CI 1.025 ~ 5.166,$P = 0.043$)。脱水是 CVT 患者短期和长期不良功能结局的独立预测因子。[148]

(九)脑小血管病

脑小血管病(Cerebral Small Vasculari Disease,CSVD)指脑内小动脉、毛细血管及小静脉受累导致的临床、认知、影像学及病理表现的综合征,主要临床表现包括急性缺血性卒中症状、认知障碍、运动障碍等。CVSD 患病率随年龄的增长而增加,50 岁人群中的患病率大约为 50%,而 90 岁以上人群几乎达到 100%。我国流行病学数据显示,国内因脑小血管病引起的腔隙性脑梗死占缺血性卒中的 25% ~ 50%,比例显著高于西方国家,对我国造成了极大的健康负担和社会经济负担。脑小血管病可分为小动脉硬化型、脑淀粉样血管病、遗传性脑小血管病、炎症及免疫介导的小血管病、静脉胶原病和其他 6 大类型,其危险因素主要包括年龄、高血压、遗传背景、代谢因素、局部治疗操作等。神经影像在脑小血管病的诊断及分类中起到了十分重要的作用。CSVD 的神经影像学特征包括腔隙性脑梗死,白质高信号,扩大的血管周围间隙,微出血和脑萎缩。

2019 年,我国在脑小血管病的病因分析、临床表现、神经影像及治疗方面均继续取得进步,本部分主要从以上几个方面对我国脑小血管病诊治进展进行总结介绍。

1. 相关基因与其他危险因素

(1)CADASIL 与 NOTCH3 突变

中国台北荣民总医院及中国台中荣民总医院团队探究了 NOTCH3 突变体在台湾地区人群中的发生率及与不同类型缺血性卒中发生的关系。该研究选取中国台湾地区生物样本库中 1517 例全基因组测序样本寻找潜在致病的 NOTCH3 突变体类型,后于 2009 年 4 月至 2018 年 6 月连续纳入了就诊于中国台中荣民总医院及中国台北荣民总医院的 800 例缺血性卒中患者,对照组选取中国台湾地区生物样本库中 6 488 例非卒中非痴呆样本及 550 例于 2017 年 4 月至 2018 年 6 月陪同患者就诊于中国台北荣民总医院的非卒中非痴呆健康人,进一步在卒中患者与对照组人群中分析了 NOTCH3 突变体的发生率。该研究从中国台湾地区生物样本库中鉴定出三个 NOTCH3 半胱氨酸突变体(p. R544C,p. C853Y 及 p. C884Y)。其中 p. R544C 在台湾地区人群中发生率较高,包括 7 038 例健康对照组的 60 例(0.9%),800 例缺血性卒中患者中的 17 例(2.1%),以及 245 例小血管闭塞型卒中患者中的 16 例(6.5%),另外两种半胱氨酸突变体较少发现。校正其他危险因素后,携带 p. R544C 突变体导致总体卒中风险增加 3.40 倍($P = 0.0001$),小血管闭塞型卒中风险增加 11.05 倍（$P = 3.9 \times 10^{-10}$）。该研究发现 NOTCH3 p. R544C 突变体是台湾地区小血管闭塞型卒中的重要危险因素，而小血管闭塞性卒中患者携带 NOTCH3 p. R544C 突变体的比例高于预期，表明既往亚洲人群常染色体显性遗传性脑动脉病伴皮质下梗死和白质脑病（Cerebral Autosomal Dominant Arteriopathy with Subcortical Infarcts and Leukoencephalopathy，CADASIL）的发病率可能被低估。[149]

（2）PADMAL 与 COL4A1 突变

山东大学齐鲁医院团队报道了一个与 COL4A1 突变有关的脑桥常染色体显性微血管病与白质脑病（Pontine Autosomal Dominant Microangiopathy and Leukoencephalopathy，PAD-MAL）家系，该家系中患者表现为脑桥与颈段脊髓受累。研究团队对该家系中的患者进行了脑与脊髓 MRI 检查、皮肤活检及全外显子测序，针对测序发现的可疑致病突变体进一步在家系内部进行了共分离分析验证。该研究发现家系中 PADMAL 患者携带位于 COL4A1 的 3'非翻译区（c. *32G > A）miR – 29（microRNA – 29）结合位点的突变。同时在健康的家系成员中并未发现此突变。MRI 检查示 PADMAL 患者脑桥、脑白质和颈髓多发损伤，皮肤活检示患者血管基底膜增厚。[150]

（3）针对 Fabry 病的大规模测序分析

中国台湾地区林口长庚医院团队针对年轻卒中患者进行了 GLA 基因的大规模测序分析。该研究应用 iPLEX 测序技术分析了 1 000 例年轻卒中患者（18 ~ 55 岁，包含 661 例脑梗死与 339 例高血压性脑出血患者）GLA 基因突变的特点，并与非亚洲人群结果进行横向比较。该研究发现 2 例男性脑梗死患者 GLA 基因存在 IVS 4 + 919G > A 基因突变，女性患者及高血压性脑出血患者中未发现 GLA 基因突变。经文献回顾分析，Fabry 病在亚洲卒中人群中的发生率为 0.62%（缺血性卒中人群占 0.72%，出血性卒中人群占比 0.08%），非亚洲卒中人群中的发生率为 0.88%（缺血性卒中人群占 0.83%，出血性卒中人群占 1.40%），该结果提示较亚洲人群，Fabry 病可能在非亚洲人群中更常见。[151]

（4）腔隙型卒中与 COL4A2 基因多态性

新疆生产建设兵团第七师医院团队探究了 COL4A2 基因多态性与新疆汉族人群腔隙性卒中的相关关系。该研究于 2016 年 3 月至 2017 年 4 月期间，纳入了 406 例腔隙型卒中患者与 425 例健康对照组，采用改良多重连接酶检测法（improved Multiple Ligase Detection Reaction，iMLDR）分析 COL4A2 基因 7 个位点的单核苷酸多态性（Single-nucleotide Polymorphisms，SNP），7 个位点分别是 rs3803230，rs391859，rs4103，rs445348，rs76425569，rs7990383，rs9515185。该研究结果显示 rs3803230 的 GG 基因型（校正 OR 值，1.303，95% 置信区间：1.146 ~ 1.480，$P < 0.001$）和 rs76425569 的 GA/AA 基因型（aOR：1.744，95% CI：1.306 ~ 2.329，$P < 0.001$）与腔隙性卒中风险显著增加有关。G – A 单体型

rs3803230 - rs76425569 显著增加了腔隙性卒中的风险(aOR:1. 616,95% CI:1. 292 ~ 2. 022,P < 0. 001)。在针对高血压的分层分析中,rs76425569 的 GA/AA 基因型与高血压组发生腔隙性卒中显著相关(aOR:1. 316,95% CI:1. 083 ~ 1. 598,P = 0. 006)。在非高血压组中,rs3803230 的 GG 基因型(aOR:1. 584,95% CI:1. 257 ~ 1. 997,P < 0. 001)、rs76425569 的 GA/AA 基因型(aOR:1. 312,95% CI:1. 054 ~ 1. 635,P = 0. 015)及 rs4103 的 TT 基因型与非高血压组的腔隙性卒中显著相关(aOR:1. 355,95% CI:1. 152 ~ 1. 594,P < 0. 001)。该研究表明 COL4A2 基因不同位点的 SNP 可能参与中国新疆汉族人群腔隙性卒中的发病机制。[152]

（5）脑小血管病与高磷酸盐血症

中国台湾阳明大学附属医院团队探究了高磷酸盐血症与脑小血管病之间的关系。该研究前瞻性地纳入了 2014 年 9 月至 2015 年 7 月期间,ILAS 社区老龄化研究队列中的 186 位患者,采用 3T MRI 技术评估包括腔隙性梗死、白质高信号及脑微出血在内的脑小血管病表现,同时利用人脑微血管内皮细胞进行了体外实验。该研究发现经过多因素分析模型校正年龄、性别等其他危险因素后,血液中磷酸盐水平大于 3. 925mg/dl 与严重的白质高信号有关(aOR:3. 7,95% CI:1. 3 ~ 10. 6)。体外实验结果显示,在用高磷酸盐浓度(2. 5 与 5 mM)处理 48 小时后,紧密连接蛋白(闭锁小带蛋白 - 1、Occludin 和 Claudin - 5)在人脑微血管内皮细胞中的表达下调。该研究首次发现血液中磷酸盐水平与脑小血管病严重白质高信号有关,其可能的机制为高磷酸盐浓度损害了血脑屏障。[153]

（6）血管成形术后脑微出血

广东省人民医院团队开展了症状性颅内动脉狭窄患者接受血管内支架成形术后发生微出血的相关危险因素研究。该研究纳入了 80 例 2013 年 8 月至 2014 年 11 月期间,于广东省人民医院接受血管内支架成形术的症状性颅内动脉狭窄患者,并进行了平均 3 个月的术后随访。该研究共有 73 例患者完成了相关的随访检查,其中 7 例(9. 6%)出现新发脑微出血。单因素分析显示,伴有术后微出血的患者其腔隙性梗死的数量和收缩压均显著高于无微出血组(P = 0. 034 及 P = 0. 001)。收缩压升高是患者术后出现脑微出血的独立危险因素(P = 0. 017)。该研究显示,在接受颅内和/或颅外动脉血管支架成形术的患者中新发脑微出血与收缩压升高有关。[154]

（7）血压昼夜节律与脑小血管疾病的关系

山东齐鲁医院开展前瞻性队列研究,分析了老年人群中血压的昼夜节律与脑小血管病的关系。共有 2 091 名 60 岁以上的老年人参加了该研究,均完成了白质高信号、腔隙、微出血、夜间低血压模式和晨峰收缩压的评估,并且进行了平均 63 个月的随访。该研究评估夜间收缩压变化的方法为:[100 × (1 - 夜间平均收缩压/日间平均收缩压)]。结果发现夜间收缩压减少 $0 \sim 10\%$ 以及夜间收缩压增高的患者出现新发的腔隙和微出血的风险更高。并且收缩压的晨峰越高,发生微出血的风险越高($P < 0.05$)。该研究认为老年人血压的昼夜节律在脑小血管病的发病中起重要作用。[155]

(8)低颈动脉内皮剪切应力与脑小血管疾病的相关性

山东大学前瞻性地纳入了 1 396 名老年人,对所有参与者评估了内皮功能,以及白质高信号,腔隙和微出血程度。颈总动脉内皮剪切应力使用颈总动脉超声评估,平均内皮剪切应力(Pa) $= 8 \times \eta \times$ 平均血流速度/心电图上 R 波时的颈动脉内径;峰值内皮剪切应力(PWSS) $= 8 \times \eta \times$ 收缩期峰值速度/心电图上 T 波时的颈动脉内径, η 为血液黏度 $= 0.0035$ Pa。参与者平均随访了 69.7 个月。结果发现老年人中较低的低颈动脉内皮剪切应力与白质高信号的体积和分数、腔隙和微出血进展独立相关;一些内皮功能障碍的标志物如一氧化氮水平降低,内皮素 -1、可溶性黏附分子 -1 和可溶性血管细胞黏附分子 -1 水平升高,与白质高信号的体积和分级、腔隙和微出血进展相关;并且较低的颈动脉内皮剪切应力与内皮功能障碍的进展显著相关。这些结果表明内皮功能障碍可能在较低的颈动脉剪切应力和脑小血管疾病进展之间起着重要的中介作用。[56]

(9)胰岛素抵抗(IR)与脑小血管疾病的关联

复旦大学分析了老年非糖尿病人群中胰岛素抵抗与脑小血管病总负荷之间的相关性,此研究前瞻性地招募了 156 名健康老年非糖尿病患者,使用胰岛素抵抗指数(Homeostasis Model Assessment of Insulin Resistance, HOMA $-$ RI)来进行胰岛素抵抗的评估,将 HOMA $-$ IR $\geqslant 2.80$ 定义为 IR。使用脑小血管病标志物(腔隙、脑白质高信号、脑微出血和血管周围间隙)进行脑小血管病总负荷评分。结果发现 IR 与脑小血管病总体负荷评分的严重程度呈正相关(aOR:3.74;95% CI:1.63 $\sim$ 5.08; $P < 0.01$)。此外,HOMA $-$ IR 水平与 CSVD 总体负担评分呈正剂量依赖性($P < 0.01$,p for trend < 0.01)。故该研究认为在健康、非糖尿病老年人中,IR 与总体脑小血管病负荷增加的严重程度独立相关,并且 HOMA $-$ IR 水平与脑小血管病之间的相关性为剂量依赖性。[156]

(10)脑小血管病患者的种族差异

北京大学第一医院回顾性地分析了 165 名中国和 86 名德国脑小血管病患者的临床特征以及影像学表现。结果发现认知障碍在德国人群中更为突出,主要表现在语言的认知领域和延迟回忆上。而神经影像学比较显示,德国脑小血管病患者中腔隙更为常见,白质病变负荷更严重。空间分布分析表明,中国脑小血管病患者的深部和幕下病变(微出血和腔隙)更为常见,而德国患者则更多累及脑叶或皮质下白质。[157]

2. 深髓静脉与脑小血管病的相关性

深髓静脉(Deep Medullary Veins, DMV)是位于脑室周围白质中的小实质静脉,直径从几十微米到数百微米不等。磁化率加权成像(Susceptibility Weighted Imaging，SWI)已经被认为是一种灵敏的活体成像颅内小静脉的方法。深髓静脉可将白质的组织液排入室管膜下静脉,目前已有研究证明脑室周围静脉胶原增生在脑小血管疾病的发展中起重要的作用,并且与白质高信号(White Matter Hyperintense Signals，WMHs)和腔隙性梗塞的严重程度有关。而腔隙和微出血也是脑小血管病的重要影像学标志物,浙江大学进一步研究了深髓静脉与腔隙及微出血的相关性。

(1)深髓静脉在腔隙形成中的作用

浙江大学第二附属医院分析了深髓静脉与腔隙的相关性,本研究为前瞻性观察研究,共纳入 203 例脑小血管病患者进行分析,其中 64 名患者完成了 2.5 年的随访。该研究基于脑区的视觉评分,使用 SWI 序列评估髓深静脉,Flair 序列用于评估腔隙。并且分析白质高信号和正常白质的脑血流和显微结构参数。结果发现:在调整了年龄、糖尿病、白质高信号体积和脑血流或白质微结构参数后,基线期的深髓静脉受累的严重程度与基线腔隙的存在独立相关($P < 0.001$),而且调整性别因素后,深髓静脉受累的严重程度也与新腔隙的出现有关($P < 0.05$)。此研究结果证实深髓静脉的破坏可能参与腔隙的发病机制。[33]

(2)深髓静脉与颅内微出血的关系

浙江大学第二附属医院分析了深髓静脉与颅内微出血的严重程度以及分布的关系,研究回顾性地纳入 369 例脑小血管病患者,使用 SWI 序列观察深髓静脉的特征,得出基于脑区的深髓静脉的视觉评分。并且使用 SWI 序列评估微出血程度,记录了微出血的数量和分布(脑叶、深部或幕下)。结果发现深髓静脉的破坏与广泛的脑微出血风险增加独立相关($OR = 1.108, 95\% CI: 1.010 \sim 1.215, P = 0.03$)。在分布上,主要与非局限于脑叶的微出血相关($OR = 1.106, 95\% CI: 1.019 \sim 1.200, P = 0.016$)。该研究认为,深髓静脉的破坏可能参与了广泛的微出血发生,特别是非脑叶的微出血。[158]

3. 脑小血管病与认知的关联

脑小血管病是最常见的血管性认知障碍的病因,约 45% 的痴呆患者病因为 CSVD。由于几乎没有特定且有效的治疗方法,因此早期发现和预防尤为重要。近年对于脑小血管病所引起的认知障碍的潜在发病机制的研究取得了一些进展。

(1)血浆脂蛋白相关的磷脂酶 A2 和超氧化物歧化酶与脑小血管疾病患者认知障碍的关联

南方医科大学开展了回顾性研究,共分析了 120 名脑小血管病患者。对所有患者测定了血浆脂蛋白—磷脂酶 A2(LP - PLA2)和超氧化物歧化酶(SOD),并且使用简易智力状态检查(Mini-mental State Examination，MMSE)和蒙特利尔认知评估(Montreal Cognitive

Assessment，MoCA）来确定患者的认知水平。根据 Fazekas 评分对入组的脑小血管病患者的脑白质高信号的严重程度进行分级。结果发现 LP – PLA2 和 SOD 与脑小血管病患者的认知损害呈正相关，并且 LP – PLA2 和 SOD 是脑小血管病患者认知损害以及脑白质高信号的独立危险因素。该研究提示 Lp – PLA2 以及 SOD 为可修饰的因子，可作为预防 CSVD 认知功能损害的治疗靶点。[159]

（2）结构性脑网络测量在预测脑小血管病患者的早期认知障碍方面的作用

上海仁济医院通过比较卒中后非痴呆性脑小血管病评分和结构性脑网络测量，探讨卒中后非痴呆性脑小血管病队列患者早期认知功能障碍的机制。该研究共连续招募了 127 例脑小血管病患者，包括 76 例轻度认知功能障碍患者和 51 例无认知功能障碍患者。对入组患者进行了详细的神经心理评估和多模态 MRI 检查，计算脑小血管病负荷评分。并且通过弥散张量成像分析结构性大脑网络测度。结果发现多项神经心理测验，包括连线测验（$r = -0.209$，$P < 0.05$）、数字广度替代测验（$r = 0.206$，$P < 0.05$）、听觉词语学习测验—短期自由回忆（$r = 0.233$，$P < 0.05$）、听觉词语学习测验—长期自由回忆（$r = 0.264$，$P < 0.05$）和 Rey – Osterrieth 复杂图形测验（$r = 0.272$，$P < 0.05$）与全局脑网络测量结果显著相关，且相关性优于脑小血管病负荷评分。中介分析显示，脑小血管病变可通过干扰结构性脑网络而导致认知功能障碍。研究认为脑网络测度可被视为脑小血管病患者认知障碍的直接和独立的替代标记。[160]

（3）脑小血管病（Ierebral Small Vessel Disease，CSVD）的总负荷评分与认知功能的相关性

复旦大学华山医院研究了脑小血管病总负荷评分与普通人群的认知能力变化和突发性痴呆的关联。该研究为前瞻性队列研究，共招募了 556 名无神经系统症状的参与者，在基线期接受了脑 MRI 和神经心理学测试。根据 CSVD 总体负荷评分量表，将脑白质高信号（White Matter Hyperintensities，WMH）Fazekas 分级法中脑室旁 WMHs 达到 3 分或深部 WMH 达 2 或 3 分，记 1 分；有脑微出血，记 1 分；基底节区周围血管间隙（Peripheral Vascular Space，PVS）2 ~ 4 级（≥11 个），记 1 分；有腔隙性脑梗死，记 1 分；从而计算患者 CSVD 总体负荷评分。其中共 456 名参与者完成了 5 年的随访。结果显示脑小血管病总负荷评分与 MMSE 得分下降显著相关（$P = 0.001$）。并且与没有脑小血管病的参与者相比，具有 4 个脑小血管病标志物的参与者的 MMSE 得分下降幅度更大（β：-0.53，95% CI：$-0.86 \sim -0.21$；$P = 0.001$）。且基线时存在三个以上的脑小血管标志物则患痴呆的风险显著增加（$P = 0.020$）。研究认为脑小血管病总负荷评分与中国普通人群的 MMSE 得分下降和患痴呆病有关。[24]

4. 脑小血管病影像的研究进展

影像学对于脑小血管病是可靠的研究手段，影像学可以提高脑小血管病的诊断，并且

可以为阐明其发病机制提供证据。通过影像学研究脑小血管的早期阶段,可以早期干预,改善患者预后。

(1)脑血管病影像标记与急性单发皮层下脑梗死患者病情进展的关系

上海交通大学瑞金医院开展了前瞻性、横断面研究,分析急性单发小皮层下梗死(直径<2 cm)患者的病情进展(发病 72 小时内 NIHSS 增加 1 分及以上)与脑小血管病影像标记(MRI 显示的血管源性白质病变、脑微出血、腔隙、扩大血管周围间隙)及总负荷的关系。纳入急性单发小皮层下梗死患者 160 例,出现病情进展者占 35.6%,与严重白质病变、中重度基底节扩大血管周围间隙及脑小血管病影像标记总负荷显著相关。研究提示,脑小血管影像标记总负荷与急性单发小皮层下梗死患者病情进展独立相关。[161]

(2)脑微出血与白质以及海马体积的相关性

北京协和医院分析了社区人群中脑微出血与白质以及海马体积的关系。该研究为前瞻性队列研究,共招募 1 029 名参与者。所有参与者均接受脑磁共振成像(MRI)和 APOE 基因分型检测。提取全脑、皮质下白质(WM)、皮质灰质(GM)和海马。用线性回归模型研究脑小血管病总体负荷及其位置与结构变化的关系。结果发现:脑微出血≥3 个的受试者的全脑体积($\beta = -1.124, P = 0.0133$)、皮质下白质($\beta = -1.020, P = 0.0043$)和海马体积($\beta = -0.015, P = 0.0088$)均显著低于无脑微出血的受试者。在位置和负荷方面,存在于 3 个脑叶以上的脑微出血与全脑体积呈负相关($\beta = -2.838, P = 0.0088$)。此外,深部/混合部位的脑微出血负荷越高,皮质下白质的体积越小($\beta = -1.689, P = 0.0482$;$\beta = -0.872, P = 0.0464$)。最后,深部/混合部位存在 3 个以上的脑微出血与较小的海马体积相关($\beta = -0.018, P = 0.0088$)。此研究证明了在社区人群中,特定位置的较高的脑微出血负荷与脑体积的减少有关。[162]

5. 脑小血管病治疗进展

(1)阿司匹林降低腔隙性卒中患者的复发风险

阜外医院调查了阿司匹林对腔隙性脑卒中患者卒中复发风险的长期影响。该研究为多中心前瞻性队列研究,从 7 个临床中心共连续招募了 2 000 名卒中患者(年龄在 35～74 岁)。最终共纳入 544 例腔隙性脑梗死患者。将患者分为两组(阿司匹林组,n = 342 和非阿司匹林组,n = 202),并进行随访,中位随访时间为 4.1 年,结果发现非阿司匹林使用者比阿司匹林使用者未来发生中风和血管事件的风险更高(log - rank 检验,分别为 $P = 0.049$、0.047)。所以该研究认为阿司匹林可显著降低腔隙性卒中患者的复发率(HR:0.67,95% CI:0.45～0.99)。[163]

(2)远程缺血调节治疗皮层下缺血性血管性痴呆安全有效

天津医科大学总医院对远程缺血调节治疗是否可改善皮层下缺血性血管性痴呆患者

的认知功能进行了研究。此研究为随机对照研究,连续纳入了 37 名皮质下缺血性血管性痴呆患者。18 名患者接受了 5 个周期的远程缺血调节治疗(双侧上肢受压 200mmHg),并且接受每天 2 次再灌注,连续 6 个月。对照组中的 19 名患者接受了同样的治疗,但缺血调节治疗的压力为 60 mmHg。结果发现,治疗组的患者在 Hopkins 言语学习测验—修订版(HVLT-R)、对照口语联想测验(COWAT)、连线测验 A 和 B(TMT-A&TMT-B)和直线方向判断(JLO)上,均有显著性提高($P < 0.05$)。并且治疗组患者在直线方向判断上的表现优于对照患者(23.10 vs. 18.56;$P = 0.013$)。该研究提示远程缺血调节治疗对改善皮层下缺血性血管性痴呆患者的认知功能是安全有效的。[164]

6. 脑淀粉样血管病的研究进展

脑淀粉样血管病(Cerebral Amyloid Angiopathy,CAA)是指 β 淀粉样肽沉积于脑和柔脑膜的中小血管内。CAA 最常见的临床表现是自发性脑叶出血。CAA 出血位于脑叶反映了血管淀粉样蛋白沉积的潜在分布,其趋势分布于皮质血管,而白质,深部灰质和脑干基本不受累。而 CAA 相关炎症似乎是一类独特的 CAA,临床表现为急性或亚急性认知功能减退。以下主要介绍了近年来针对 CAA 以及与 CAA 相关炎症的研究进展。

(1)CAA 与脑出血位置的关系

中国台湾大学医学院附属医院团队分析了 CAA 与小脑表浅微出血的相关性。该研究基于一项前瞻性医院卒中登记数据库,回顾性地纳入了 275 例脑出血患者,其中包括 85 例小脑微出血患者。该研究发现,小脑微出血与幕上微出血和腔隙性梗死独立相关(均 $P < 0.01$)。严格意义上的小脑表浅微出血与 CAA 导致脑出血、皮质表面铁质沉着和半卵圆中心血管周围间隙高度扩大显著相关(P 值均小于 0.05)。33 名患者接受了匹兹堡化合物—正电子发射断层成像(Pittsburgh compound B-Positron Emission Tomography,PiB-PET)检查,结果发现大脑和小脑淀粉样蛋白负荷(标准化摄取值比率)在浅小脑微出血患者中高于深/混合小脑微出血患者[大脑标准化摄取值比率(参考值:小脑)1.33 ± 0.24 vs.1.05 ± 0.09,$P < 0.001$;小脑标准化摄取值比率(参考值:脑桥)0.58 ± 0.08 vs.0.51 ± 0.09,$P = 0.03$]。该研究提示患有严格小脑浅表微出血的患者与 CAA 的临床病理学诊断以及 PiB-PET 显示大脑和小脑淀粉样蛋白沉积增加相关,提示潜在的 CAA 病理机制。[165]

该团队还分析了 CAA 与混合型脑出血的关系:该横断面研究共纳入了 80 例原发性脑出血且无痴呆的亚洲患者(包括 46 例混合型脑出血、13 例 CAA 所致脑出血、21 例高血压性小血管疾病所致脑出血患者),所有患者均接受脑部 MRI 及 PiB-PET 检查。该研究结果发现,经过年龄校正后,与 CAA 所致脑出血相比,混合型脑出血与高血压(OR 值 8.9,95% 置信区间 1.4~58.4,$P = 0.02$)及较低的淀粉样蛋白负荷(OR 值 0.03,95% 置信区间 0.001~0.87,P=0.04)相关。混合型脑出血患者与高血压性小血管疾病所致脑出血患者的平均年龄(62.9±11.7 vs.60.1±14.5,P=0.42)、危险因素(P均>0.01)及 PiB 吸收值(OR 值 1.10,95% 置信区间 1.00~1.15,P=0.45)均无显著差异。综上所述,该研究提示与 CAA 相比,混合型脑出血更有可能由高血压性小血管病引起。[166]

(2)以皮质表面铁沉积为影像特征的 CAA

北京医院团队报道总结了以皮质表面铁沉积为特征的脑淀粉样血管病的临床和影像特点。该研究回顾性地纳入了 2013 年 6 月至 2016 年 8 月期间,北京医院收治的以皮质表面铁沉积为特征的 16 例脑淀粉样血管病患者,其中男女比例为 1.67:1,中位发病年龄为 73(69~79)岁,最常见的临床症状为短暂性局灶性神经系统症状发作(12/16)。头颅 MRI 表现为局限型(9/16)和弥漫型皮质表面铁沉积(7/16);患者可伴有不同程度的脑微出血。脑电图检查多数结果正常(6/9),少数表现为局灶性慢波(3/9)。纳入患者共随访 17(17±11)个月,其中 5 例患者出现反复 TFNE 发作,1 例发生脑出血。该研究显示以皮质表面铁沉积为特征的脑淀粉样血管病多见于老年人,短暂性局灶性神经系统症状发作为最常见的临床表现,头颅 MRI 是最重要的诊断方法。[167]

(3)CAA 相关炎症

郑州大学附属洛阳中心医院团队报道一例伴有 SORL1 基因罕见突变的 CAA 相关炎症患者。该患者为 48 岁女性,根据临床表现及 MRI 检查结果诊断为 CAA 相关炎症。基因检测结果显示该患者具有 SORL1 基因与 ApoE ε4 纯合突变。该患者糖皮质激素治疗有效,停药 3 月时患者复发,再次出现头痛及头部核磁检查 SWI 相微出血灶增多,糖皮质激素仍能控制患者病情,缓慢停药并随访 4 个月未再出现复发。该病例报道提示 SORL1 基因突变可能与 CAA 相关炎症有关,糖皮质激素对于 CAA 相关炎症治疗有效。[168]

(十)其他少见病因脑血管病

在临床实践中,罕见病因导致的脑血管病具有异质性强、临床症状及体征复杂、诊断困难等特点,给临床医师带来了极大的挑战。可致脑血管病的罕见因素主要包括遗传因素、局部治疗远期后遗症、主动脉夹层等病因。其他临床表现罕见的脑血管病包括孤立性胼胝体梗死、混合型脑血管疾病、急性脑梗死伴凸面蛛网膜下腔出血等,其潜在致病机制复杂,仍需更多的临床探索。

本部分内容总结了 2019 年我国临床医师针对罕见病因导致脑血管病的诊疗经验。

1. Ⅳ型 Ehlers - Danlos 综合征

浙江大学医学院附属第二医院团队报道了一例以三叉神经自主神经性头痛为唯一初始症状的Ⅳ型 Ehlers - Danlos 综合征患者。该患者为 27 岁男性,主因三叉神经自主神经性头痛表现入院,影像学检查示右颈动脉狭窄、右肾动脉、脾动脉夹层伴假性动脉瘤。基因检测显示 COL3A1 基因存在 c.79901 G ＞ A 剪接变异体。该病例报道显示Ⅳ型 Ehlers – Danlos 综合征患者可以三叉神经自主神经性头痛为首发表现,对Ⅳ型 Ehlers – Danlos 综合征的诊断有重要意义。[169]

2. 无痛性长节段主动脉夹层可致急性脑梗死

华中科技大学同济医学院附属同济医院团队报道了一例因无痛性长节段主动脉夹层所导致的急性脑梗死患者。该患者为 60 岁男性,主因突发左侧肢体无力及意识模糊入院,最初诊断为急性大动脉梗死型卒中,数字剪影血管造影发现左侧锁骨下动脉处有可疑主动脉夹层假腔突起,行 CT 血管造影检查示长节段主动脉夹层。该病例报道提示脑梗死患者行静脉溶栓或机械取栓治疗前应排除无痛性长节段主动脉夹层。[170]

3. 放射治疗可导致迟发型脑梗死

山东大学附属千佛山医院团队报道了一例继发于头部放疗的迟发型脑梗死患者。该患者为 45 岁男性,19 年前因额叶胶质瘤行手术及术后放疗。本次主因急性脑梗死入院治疗,经检查最终诊断为放射性血管炎引起的脑梗死。该研究提示放射性脑损伤可作为罕见病因造成迟发型脑梗死。[171]

4. 孤立性胼胝体梗死

中日友好医院团队分析了孤立性胼胝体梗死(Isolated Corpus Callosum Infarction,IC-CI)患者的临床表现、病因学特征及短期预后情况。该研究连续纳入了 2012 年 6 月至 2016 年 6 月中日友好医院治疗的 30 例 ICCI 患者,对照组为经过年龄、性别、梗死灶体积匹配的 60 例非 ICCI 的急性脑梗死患者。本研究发现大多数(n = 28,93.3%)ICCI 患者表现出非特异性临床症状,仅 2 例患者(6.7%)出现弥漫性梗死,并最终发展为胼胝体分离综合征。ICCI 最常累及胼胝体压部(6/16, 37.5%),最常见的病因为大血管粥样硬化(n = 16,53.3%)。ICCI 患者的短期预后较对照组更佳(73.3% vs. 48.3%,P = 0.024)。[172]

5. 混合型脑血管疾病

贵州医科大学附属第一医院团队报道了一例混合型脑血管病患者。该患者为 63 岁男性,具有高血压及下肢深静脉血栓既往病史及家族史,影像学检查示双侧顶叶出血灶及左侧额叶伴有出血性转化的梗死灶。经过临床推理,该团队确定高血压、遗传性蛋白 S 缺乏、高胆固醇血症和高同型半胱氨酸血症是该病的病因。该病例报道揭示了混合型脑血管疾病的潜在复杂机制。[173]

6. 急性脑梗死伴凸面蛛网膜下腔出血两例

凸面蛛网膜下腔出血(convexity Subrachnoid Hemorrhage,cSAH)是一种以仅有一个或相邻数个脑沟内出血为特征的一类疾病,可有多种病因和临床表现。急性脑梗死合并

cSAH 少有报道。且既往报道的病例中出血通常位于梗死灶同侧,发生于梗死灶对侧的 cSAH 并不常见。研究报道了两例 cSAH 合并脑梗死病例。第一例为左侧动脉粥样硬化性颈内动脉闭塞伴右侧顶叶 cSAH。第二例为心源性栓子引发的右侧颈动脉栓塞伴左侧顶叶 cSAH。两例患者经抗血小板治疗后病情稳定、预后良好。该研究认为 cSAH 可能合并对侧脑梗死,虽然目前对于该情况的病因尚无共识,cSAH 在上述两位患者中并未导致不良预后。[174]

此部分参考文献请扫码:

二、出血性脑卒中的诊治进展

脑卒中具有发病率高、复发率高、致残率高和死亡率高的特点。全球范围内脑卒中是导致人类死亡的第二大病因和成人残疾的主要原因。2017 年全球疾病负担研究(Global Burden of Disease Study,GBD)数据显示,脑卒中是我国疾病所致寿命损失年(Years of Life Lost,YLLs)的首位病因[1]。GBD 数据显示,2017 年我国出血性脑卒中患病率为 424/10 万(年龄标化率 309/10 万),虽然低于缺血性脑卒中的患病率 1 981/10 万(年龄标化率 1 470/10 万)。但是因出血性脑卒中导致死亡和残疾的患者也占了较大比重。同时对于低收入及中等收入国家,出血性脑卒中致死率甚至高达 80%[2]。

出血性脑卒中是指由颅内动脉瘤、脑与脊髓血管畸形和烟雾病等颅内血管病变在血流作用下引起的脑出血(Intracerebral Hemorrhage,ICH)和蛛网膜下腔出血(Subarachnoid Hemorrhage,SAH)。根据中国脑卒中流行病学专项调查(National Epidemiological Survey of Stroke in China,NESS-China)于 2012—2013 年对我国大于 20 岁人群的研究,在新发脑卒中和既往脑卒中的患者中,脑出血分别占 23.8% 和 15.8%,蛛网膜下腔出血分别占 4.4% 和 4.4%[3],出血性脑卒中的年龄标化死亡率为 55.8/10 万[4]。在另一项截至 2017 年共持续 9 年针对 35~74 岁人群的研究中,脑出血占总脑卒中事件的 16%,蛛网膜下腔出血占 2%;28 天死亡率分别为 47% 和 19%,远高于缺血性脑卒中的 3%;脑出血与蛛网膜下腔出血在 28 天后于 5 年内再次出现脑卒中的概率分别为 44% 和 22%[5]。近年来,出血性脑卒中呈现出了逐年发展的态势。相比 1990 年,2013 年中全球出血性脑卒中发病率、患病率、致死人数、伤残调整生命年(Disability Adjusted Life Years,DALYs)均有显著提升[6]。

在西方国家中,3%~4%的总医疗支出被用于脑卒中的诊治[7]。欧洲、冰岛、挪威以及瑞士预估在2010全年因脑卒中直接花费了266亿欧元[8]。2017年我国缺血性脑卒中和出血性脑卒中患者人均住院费用分别为9 607元和18 525元,相比2007年分别增长60%和118%。这在一定程度上反映了溶栓、取栓、外科手术等高费用诊疗技术的开展和普及。北京大学医学部在2016年开展了一项包含54个乡镇、14 424名成年中国人的调查[9],并对脑卒中相关的社会经济学问题进行了研究,结果发现不同乡镇间脑卒中的患病率存在显著差异,高收入乡镇中脑卒中患病率明显高于低收入乡镇。

(一)自发性脑出血

自发性脑出血(Spontaneous Intracerebral Hemorrhage,SICH)指非创伤性颅内血管破裂所致的脑实质内出血,其在脑卒中各亚型中的发病率仅次于缺血性脑卒中,位居第二位,是导致我国居民死亡和残疾的主要原因之一。根据发病原因,脑出血可分为原发性和继发性脑出血。其中,原发性脑出血在脑出血中占80%~85%,主要包括高血压脑出血(占50%~70%)、淀粉样血管病脑出血(Cerebral Amyloid Angiopathy,CAA,占20%~30%)和原因不明脑出血(占10%);而继发性脑出血主要包括颅内肿瘤、动脉瘤、动静脉畸形及血液病或凝血功能障碍等各种原因引起的脑出血。脑出血的治疗主要包括内科及外科治疗,早期、及时、积极、合理的综合治疗可显著改善患者临床预后。

1. 发病和患病状况

在西方国家,脑出血的发病率为(12~15)/10万人年,脑出血占所有脑卒中的10%~15%,同时导致了50%的脑卒中相关死亡[10]。我国脑出血比例更高,占全部脑卒中的18.8%~47.6%,发病30天内病死率高达35%~52%,幸存者中的病残率高达75%[11],这种高死亡率和高致残率的疾病正在严重地危害我国人民的健康。

2. 医学和公共卫生的干预是否对患病和发病产生影响

尽管许多研究报告认为,过去30年高收入国家总体脑卒中发病率下降,但这一趋势主要是缺血性脑卒中发病率的下降。全年龄段的脑出血发病率基本保持稳定,但75岁及以上人群的脑出血发病率持续增加,这与他汀类药物和抗凝药物的使用增加有一定的相关性[12]。近年来,随着我国人口老龄化进程的不断加快,我国脑出血发病率快速上升且呈年轻化趋势,家庭和社会负担严重,脑出血的防控形势依然严峻。

3. 新的药物及治疗技术对疾病转归的影响

目前,临床上对于脑出血患者的治疗需要根据患者的实际情况进行综合分析,从而制定最佳的治疗方案。目前,我国在脑出血研究与临床诊疗方面取得一定进展,但急性期血压管理、早期血肿扩大的预测及大面积脑出血的外科术式等仍是脑出血诊疗的重点与难点。

(1)急性期血压管理

急性期血压管理是脑出血围手术期治疗的重、难点,但目前对于血压下降的影响仍然存在不确定性,血压控制目标及启动时机尚存有争议。急性脑出血降压研究(Antihypertensive Treatment of Acute Cerebral Hemorrhage, ATACH - I)和急性脑出血强化降压研究(The Intensive Blood Pressure Reduction In Acute Cerebral Hemorrhage Trial, INTERACT - 1)均发现脑出血后早期降收缩压至 140 mmHg 以下是安全的[13, 14]。随后,INTERACT - 2 研究发现,早期强化降压治疗给广大脑出血患者提供了有关安全性和有效性的证据[15]。然而,ATACH - Ⅱ 研究显示强化降压并未获益,反而增加治疗相关的肾脏损伤[16]。进一步关于 INTERACT - 2 和 ATACH - Ⅱ 试验参与者个体化数据进行的汇总分析显示:对于以轻中度为主的急性脑出血患者,早期稳定的收缩压似乎是安全的,并与良好的预后相关[17]。然而,也有部分研究发现急进型降压处理并不能够降低患者的不良预后和早期死亡率。

我国学者普遍认为,围手术期强化降压治疗对脑出血患者可能获益。河南省安阳市第二人民医院团队对强化降压治疗高血压脑出血患者的临床效果进行了探讨,选取了 156 例高血压脑出血患者作为研究对象,根据早期血压管理方式筛选病例,将其中采用强化降压治疗的 78 例患者作为实验组,采用普通降压治疗的 78 例患者作为对照组,对两组患者的院内治疗效果和治疗结束 12 个月后的预后情况进行比较分析。结果显示:治疗 1 周后两组患者在死亡人数、神经功能缺损评分下降人数、血肿扩大人数以及泌尿系统感染血栓栓塞症、肾脏损害、肝脏损害的发生率方面均无明显差异($P > 0.05$)。但相比之下实验组肺部感染人数明显少于对照组,且发病 12 个月后的预后情况优于对照组($P < 0.05$)。表明强化降压治疗可有效降低高血压脑出血患者治疗期间肺部感染的发生率,对改善长期预后有着显著优势。齐鲁医院对 120 例超急性期基底节区脑出血患者的血压控制进行了研究,研究将患者分为强化降压组(24 小时内收缩压 130～140mmHg,60 例)与对照组(24 小时内收缩压 160～180mmHg,60 例),结果表明强化降压可显著降低血肿扩大、脑水肿的风险并显著改善患者预后[18]。

(2)外科治疗

我国目前外科治疗的主要目标在于及时清除血肿、解除脑压迫、缓解严重颅内高压及脑疝、挽救患者生命,并尽可能降低由血肿压迫导致的继发性脑损伤,尽可能提高患者术后生存质量。

目前对以基底节区为代表的深部脑内血肿进行手术已经成为常规。必须指出的是,对于有大量血肿的严重颅高压甚至脑疝的患者,即使缺乏高级别的循证医学证据,手术治疗在拯救生命方面的作用仍是肯定的。对于中、小量血肿且无明显颅高压的患者,外科手术的价值还有待于临床随机对照研究进一步明确。虽然国内外已开展多项外科手术治疗脑出血的 RCT 试验,但在手术治疗的术式、时机及疗效等方面仍缺乏令人信服的结论,外科手术治疗在脑出血治疗中的价值仍有较大的争议。

外科开颅手术治疗脑出血临床试验(Surgical Trial in Intracerebral Hemorrhage,STICH)系列研究是脑出血开颅手术治疗领域最具影响的研究。STICH-Ⅰ研究未发现早期(发病 72 小时内)实施手术治疗可使幕上脑出血患者获益,提示浅表血肿(距离脑表面 1 cm 以内)患者可能从手术中获益。针对脑叶出血的 STICH-Ⅱ研究发现对发病 12 小时内的患者早期手术治疗没有增加患者死亡和残疾率。关于小脑出血,研究显示对于血肿直径大于 3 cm,伴脑干受压或脑积水的患者行手术治疗预后较好。此外,微创手术联合 rt-PA 清除脑出血血肿试验(Minimally Invasive Surgery Plus rt-PA for ICH Evacuation,MISTIE)研究结果显示,该方法可以有效减少脑出血患者颅内血肿的体积,同时没有增加患者的再出血率及感染的风险,认为该项技术是相对安全的;MIETIE Ⅱ期研究通过 CT 定位引导穿刺引流术清除血肿联合术后血肿腔内应用 rt-PA,结果显示微创术联合 rt-PA 除了可以有效清除颅内血肿,还可以减轻血肿周围的脑水肿程度;MISTIE Ⅲ研究进一步评估了微创手术联合 rt-PA 治疗幕上脑出血(≥30 ml)的疗效,发现微创治疗是安全的、有助于降低 365 天时的病死率,但与内科保守治疗相比,功能改善方面仍缺乏有力证据[19]。

目前难点在于手术指征、时机的把握、术式的选择,我国学者进行了相关探索:

1)脑出血的手术方式比较:湖北医药学院附属襄阳第一人民医院对 177 例基底节区出血患者进行了研究,其中应用神经内镜治疗 61 例,微创穿刺引流治疗 60 例,开颅治疗 56 例。结果提示,微创穿刺引流术创伤最小,手术时间最短,但不能快速清除血肿且再出血率最高;开颅术能有效清除血肿,但创伤明显,肺部感染发生率最高;内窥镜手术比其他两种手术方法更安全有效,在神经系统预后方面有更大的改善,且死亡率没有变化。表明微创神经内窥镜治疗具有直视、血肿清除效果较好的优点,内窥镜手术可能是治疗中度基底神经节 ICH 较有前景的方法[20]。苏州大学第三附属医院回顾性分析了 75 例基底节区出血患者,其中立体定向导管引流治疗 38 例,外科开颅治疗 37 例,结果显示术中立体定向导管引流治疗组出血量明显低于常规开颅组($P < 0.001$),手术时间明显缩短($P < 0.001$);在术后疗效方面,立体定向导管引流治疗组肺炎和气管切开术的发生率较低($P = 0.002$ 和 $P = 0.027$),住院天数和神经外科重症监护室天数较短($P = 0.046$ 和 $P =$

0.047），立体定向导管引流治疗组患者出院时和 12 个月随访时的改良 Rankin 量表（modified Rankin Scale，mRS）评分均较好（$P = 0.018$）。表明立体定向导管引流治疗手术对严重脑出血患者相对安全，并发症较少，且对比结果显示其临床疗效优于常规开颅手术[21]。

南华大学第一附属医院回顾性分析了 108 例外科治疗幕上出血患者，其中应用神经内镜治疗 30 例，微创穿刺引流治疗 78 例，结果提示神经内镜手术可能是治疗幕上脑出血的一种相对有益的手术方法[22]。第四军医大学唐都医院 99 例幕上脑叶出血患者，应用开颅治疗 31 例，内镜治疗 32 例，立体定向穿刺引流治疗 36 例，平均血肿体积分别为 (53.8 ± 13.5) ml vs. (54.5 ± 14.2) ml vs. (59.9 ± 14.6) ml。结果提示，对于幕上脑叶出血患者，立体定向穿刺引流和内镜手术的安全性及有效性优于开颅手术，对于血肿体积大于 60ml 或 GCS 评分 4~8 分的患者内镜手术疗效可能更优[23]。

2）脑室出血：上海交通大学第九人民医院进行了一项前瞻性对照研究，22 例脑室出血患者接受侧脑室穿刺引流治疗（A 组），29 例患者接受侧脑室穿刺引流联合 Ommaya 囊治疗（B 组）。结果显示：Ommaya 囊辅助侧脑室穿刺引流治疗脑室出血是相对安全有效的，提高了凝血清除率，缩短了传统导管侧脑室穿刺引流持续时间，延长了总引流时间，降低了脑积水的发生率和死亡率[24]。

4. 成熟技术的规范化和推广

在我国，需要手术干预的脑出血患者大部分集中在县级、地市级或大城市近郊医院，且不同层次的医院设备和技术力量分布不均衡，使得脑出血手术治疗的水平参差不齐。除外脑疝患者，绝大部分脑出血手术可以采用微创手术的方式进行治疗，微创血肿穿刺和微创神经内镜手术是目前微创技术的主要手术方式，具有创伤小、费用低、效果好和恢复快的优势。然而在基层医院，微创手术血肿精准定位的需求和高端定位设备的匮乏是目前不可忽视的主要矛盾。总而言之，脑出血的手术治疗是不可或缺的重要治疗手段，尤其是微创手术治疗将会成为未来脑出血的主要手术方式。此外计算机 3D 打印技术的应用可能有助于基层医院脑出血微创治疗的开展和普及。

目前，我国应加强基层医生神经内镜治疗脑出血的培训，技术上尽可能规范化、制度化和标准化。同时，在新的循证医学证据面世之前，脑出血手术方式的选择，需要结合各个单位实际情况来决定，包括硬件设备，手术医师的经验和所掌握的手术技能，术后医疗单位的患者管理水平等综合考虑，脑出血患者的个体化治疗也是今后的发展方向。

5. 卫生经济学评价

脑出血是关系国计民生的重大疾病。由于脑出血造成的神经功能废损及长期的神经功能康复及肺部感染等严重并发症的出现，导致临床实践中极易出现高额的医疗费用。高额的费用给社会保障、患者利益以及医院可持续发展等方面都会造成危害。因此，在保证疗效的前提下,理想的治疗方法应尽量降低住院费用,提高卫生资源利用率。

研究发现,脑出血手术后手术疗效和有无严重并发症与住院时间和住院总费用相关。南京医科大学第二附属医院开展一项回顾性研究,纳入 65 岁以上的基底节区脑出血患者 86 例,根据不同手术方式分为微创穿刺引流(47 例)和开颅血肿清除术(39 例)两组,比较分析两组患者发现开颅血肿清除术组术中出血量、总住院费用和癫痫发生率均显著高于微创穿刺引流组。结果显示对于 65 岁以上的基底节区出血患者,微创穿刺引流术与开颅术相比具有微创性、成本低、出血少等优点[25]。此外,广西中医药大学附属瑞康医院开展了神经内镜在脑出血血肿清除手术中的疗效和卫生资源利用情况的研究,回顾性分析 68 例脑出血手术患者的临床资料,其中显微血肿清除 37 例(显微镜组)和内镜血肿清除 31 例(内镜组)。对两组患者术后卫生经济学指标(术后住院时间、药品费、非药品费、住院总费用)进行比较分析发现,内镜组明显低于显微镜组,且差异具有统计学意义($P <$ 0.01),说明内镜手术清除血肿取得满意疗效的同时,可显著降低医疗卫生成本,值得临床推广普及。

综上所述,对于高血压脑出血的患者,微创手术是既能及时挽救患者生命,使患者获得较好的生活质量,又能降低住院总费用和日后医疗负担的最佳方式。需要指出,内镜血肿清除手术的开展,医生必须经过专门培训,需要较高的手术技巧和较长的培训周期。

6. 基础研究的探索和对临床潜在的推动

过去,脑出血的基础研究和临床研究均相对有限,临床上缺乏有效的干预,导致脑出血患者的预后,包括死亡率和神经功能恢复情况数十年都没有明显的提高。近十年来陆续开展的一批高质量的全球多中心脑出血治疗临床试验,对于指导临床实践、改善患者预后有重要的指导意义。脑出血导致脑组织损伤的机制主要分为以下几个方面:①血肿的占位效应;②血肿进一步扩大导致脑组织的压迫,甚至脑疝形成;③血肿内毒性物质导致脑组织损伤。脑出血治疗的临床试验便是针对这些不同的损伤靶点分别进行干预。

(1)针对纤溶途径以及血小板的治疗

氨甲环酸和血小板输注可以作为自发性脑出血患者的止血药物,目前处于 3 期临床对照试验阶段,此外,对于口服抗凝药物引起的颅内出血患者,可以使用维生素 K、重组活化因子Ⅶ、输注新鲜冰冻血浆等治疗,以逆转低凝状态。一项评估 idarucizumab(达比加群酯特异性逆转剂)疗效的前瞻性队列研究如下:该研究共募集了 18 例脑出血患者,结果显示出 idarucizumab 具有较好的临床逆转效果,98% 的严重出血患者中凝血酶时间恢复正常;但是另一项研究回顾性分析了 329 例脑出血患者,其中氨甲环酸治疗组 67 例,非氨甲环酸治疗组 262 例,两组患者除吸烟史和慢性肾脏病之外,其余基线资料均无统计学差异,结果显示两组患者在脑血肿体积扩大方面没有统计学差异[26]。

（2）去铁治疗

从动物实验中发现,血红蛋白中释放的铁在脑出血后的二次神经损伤中起到重要的作用,包括促进细胞凋亡、细胞自噬、介导氧化应激反应和炎症反应。而铁螯合剂甲磺去铁胺（deferoxamine mesylate）或米诺环素（minocycline）可以通过影响铁在脑中的代谢从而缓解铁的神经毒性。

由于去铁胺在治疗脑出血的Ⅰ期临床试验中呈现良好的安全性,哈佛大学医学院Selim教授发起了全球多中心i-DEF试验,此试验旨在研究去铁胺治疗脑出血的安全性,并根据其结果判定是否进行Ⅲ期临床试验。试验纳入了294例脑出血患者,治疗组从出血后24小时内开始给予去铁胺32 mg/kg每天,持续3天,而对照组给予相应剂量的生理盐水。结果显示去铁胺治疗呈现良好的安全性,但两组主要疗效指标差异无统计学意义。这个试验观察到在起病3~6个月,患者的神经功能有进一步恢复的趋势,且治疗组患者在180天的神经恢复情况优于对照组[27]。米诺环素是一种广谱四环素类抗生素,具有抗金属蛋白酶以及螯合铁的作用,一个单中心小型临床试验MACH显示静脉用米诺环素在脑出血的治疗中是安全的,但尚需进一步的临床研究来证明其有效性[28]。

（3）免疫治疗

北京天坛医院施福东教授对脑出血患者急性期口服芬戈莫德能否安全有效地缓解脑血肿周围水肿和神经功能缺损程度进行了研究。本研究共纳入了23名原发性幕上脑出血患者,血肿量为5~30ml,分为实验组11名（连续3天口服芬戈莫德0.5mg）和对照组12名（给予标准化治疗）。基线水平上,对照组患者中女性比例较高,其余人口资料,如年龄、影像学资料、入院时GCS评分、NIHSS评分、血肿体积和出血部位在两组患者中均无统计学差异,比较两组患者在出血后不同时间内血肿周围水肿的绝对体积和相对体积大小,以及3个月的神经功能恢复状态。结果显示,脑出血后7天血肿周围水肿的绝对体积小于对照组、7天和14天血肿周围水肿的相对体积也明显小于对照组（$P < 0.05$）;神经功能方面,脑出血后7天（$P = 0.01$）和14天（$P = 0.04$）GCS评分明显高于对照组;7天、14天和30天NIHSS评分也优于对照组患者（$P < 0.01$）;3个月时,实验组改良Barthel指数明显高于对照组（$P = 0.001$）;改良Rankin评分<2分的比例也高于对照组患者（$P = 0.001$）;此外,两组患者在脑出血治疗感染和并发症方面均未见统计学差异。因此研究认为对于自发性幕上脑出血患者,早期口服芬戈莫德是有效的,可以改善神经功能的缺损程度,减轻血肿周围水肿,较好地改善临床预后[29]。

（4）基础研究

近年来,脑出血的临床前研究快速发展,促进了新的潜在治疗策略的出现。目前比较有前景的治疗新策略聚焦于缓解脑出血后的继发性脑损伤,如抑制机体和组织的炎症反应和凝血反应,缓解红细胞裂解成分的毒性作用,以及血肿成分的清除。针对多靶点的药物研发将可能成为脑出血潜在新药发展的一个重要方向。随着研究的进一步深入,这些新的脑出血治疗策略也许会极大地改善目前临床上对于脑出血治疗措施缺乏的窘境。

作为基础研究的重要工具,脑出血动物模型的发展和应用,有力地促进了对脑出血的病理生理过程的了解,改善了对脑出血导致的脑损伤的分子机制的认识。此外,在脑出血动物模型上的研究促成了多个潜在治疗策略的提出,比如抑制凝血酶活性、减少脑出血导致的炎症损伤等。另外,近期干细胞领域的研究工作提示,细胞移植在脑出血治疗中可能具有很好的前景。

(二)颅内动脉瘤与蛛网膜下腔出血

颅内动脉瘤(Intracranial Aneurysm, IA)是颅内动脉由于先天发育异常或后天损伤等因素导致局部的血管壁损害,在血流动力学负荷和其他因素作用下扩张形成的异常膨出。蛛网膜下腔出血是指脑底部或脑表面血管破裂后,血液流入蛛网膜下腔引起相应临床症状的一种脑卒中,占所有脑卒中的 5% ~ 10%。颅内动脉瘤是 SAH 最常见的病因(85%),出血后早期病死率约 27%,再次出血的病死率可达 70%[30]。其他引起 SAH 的病因还包括脑动静脉畸形,夹层动脉瘤和烟雾病等,详见相关章节。

1. 流行病学研究

(1)颅内动脉瘤的发病率和患病率

随着影像检查的普及和发展,颅内动脉瘤的检出率逐渐提高。长海医院团队在上海地区进行的一项横断面研究结果表明,35 ~ 75 岁人群中通过 MRI 诊断颅内动脉瘤的患病率为 7%[31]。同期香港中文大学团队的研究结果表明中国香港地区的国人未破裂颅内动脉瘤(Unruptured Intracranial Aneurysm, UIA)的患病率为 2.3%[32]。另有研究表明,女性 UIA 患病率高于男性,男女比率为 1:1.6 ~ 1:3[33]。颅内动脉瘤多发生于 20 岁以后,常见好发年龄为 40 ~ 60 岁[34],同时 20% ~ 30% 的未破裂颅内动脉瘤为多发颅内动脉瘤[35]。

(2)蛛网膜下腔出血的流行病学特征

世界卫生组织(World Health Organization, WHO)一项关于 SAH 年发病率的研究显示,中国的发病率仅为 2.0/10 万人年,而芬兰高达 22.5/10 万人年。在中国医学科学院联合牛津大学的一项前瞻性研究中,分析了中国患者收缩压和舒张压与非创伤性 SAH 的相关性。从 2004 年至 2008 年,招募了 512 891 名成年人(女性占 59%)参加了 CKB 研究(China Kadoorie Biobank, CKB)。研究指出,中国 SAH 的发生率与西方人群的估计值相当。血压升高与 SAH 风险增加呈正相关,血压升高病例约占所有 SAH 病例的 1/4[36]。

上海华山医院对动脉瘤性蛛网膜下腔出血中,动脉瘤的大小、形态和位置进行了分析。在 2016 年 6 月至 2018 年 3 月,来自 8 个三级转诊中心的 415 名患有破裂颅内动脉瘤引起的急性 SAH 患者入选,结果显示破裂颅内动脉瘤最常见的三个部位是后交通动脉(32.0%),前交通动脉(28.7%)和大脑中动脉(13.5%)。同时破裂颅内动脉瘤的尺寸多小于 7mm,甚至有的只有 5mm,且大小和长宽因性别和部位而异[37]。

2. 未破裂颅内动脉瘤的破裂风险

UIAs 年破裂风险为 0.95% ~ 2%,绝大多数的 UIAs 可能终生不会破裂。1998 年国际未破裂颅内动脉瘤研究协作组(International Study of Unruptured Intracranial Aneurysms, ISUIA)的研究结果[33]:回顾性研究中 < 10mm 的 UIA 的年破裂率仅为 0.05%,而前瞻性队列中 UIA 的年破裂率达到 0.5%;两组队列中 ≤ 10mm 的 UIA 的年破裂率均小于 1%。回顾性队列中 ≥ 25mm 的 UIA 的年破裂率达到 6%。30 天、1 年的致死致残率,回顾性队列中为 17.5%,15.7%,前瞻性队列中为 13.6%,13.1%。研究发现年龄是影响预后的独立危险因素。

2003 年 ISUIA 再次在《柳叶刀》杂志上发表的前瞻性队列二期研究结果显示[38]:动脉瘤直径 < 7mm,7 ~ 12mm,13 ~ 24mm,≥ 25mm 的前循环(颈内动脉、前交通动脉、大脑前动脉、大脑中动脉)UIA 的 5 年破裂率分别为 1.5%,2.6%,14.5%,40%,同期后循环(后交通及后循环)UIA 的 5 年破裂率分别为 2.5%,14.5%,18.4%,50%。以上数据显示,动脉瘤破裂风险不亚于治疗并发症的发生率。患者年龄、颅内动脉瘤的位置和大小与预后有相关性。

2012 年日本协作组在新英格兰杂志上发表的前瞻性队列研究[39]包含 6 679 例 UIAs,平均随访 1.7 年,年破裂率为 0.95%,动脉瘤破裂风险与颅内动脉瘤大小呈正相关;后交通、前交通颅内动脉瘤分别是大脑中动脉 UIA 破裂风险的 1.9 倍,2.02 倍;此外,具有子囊的颅内动脉瘤更容易破裂。未破裂颅内动脉瘤自然病史因大小、位置和形态而不同。

作为动脉瘤不稳定的象征,UIA 的生长也被认为与破裂存在一定相关性。在一项来自三个前瞻性 UIA 队列 557 名患者的 734 个 UIA 分析中,12% 表现出随访期间的增长(平均持续时间 2.7 年),正在生长的颅内动脉瘤的破裂风险比稳定的颅内动脉瘤高 12 倍[40]。

颅内动脉瘤进展、生长和破裂的危险因素[41]包括吸烟、高血压和颅内动脉瘤生长,因此应该建议患者戒烟、控制血压并进行严密的影像学随访,随访期间发现颅内动脉瘤增大应尽早进行治疗。具有颅内动脉瘤性蛛网膜下腔出血史是颅内动脉瘤破裂的独立危险因素,相对于散发的颅内动脉瘤,治疗小型的具有颅内动脉瘤家族史的 UIA 患者也是合理的。

3. 颅内动脉瘤的治疗

（1）颅内动脉瘤治疗趋势

未破裂颅内动脉瘤的预防性治疗方式主要包括显微开颅夹闭和血管内介入治疗两种方式。

美国的一项研究表明[42]：自 20 世纪 90 年代开始，越来越多的颅内动脉瘤采用介入治疗，尤其在 2002 年以后增长尤为迅速。1997—2001 年，约 79.4% 的未破裂颅内动脉瘤采用开颅夹闭，而 2002—2007 年，该比率为 38.3%，并且该比率在逐年下降。高龄、高收入、有医疗保险、中西部地区、就诊于教学医院、非急诊状况的患者更倾向于选择介入治疗。

首都医科大学宣武医院统计 2007—2018 年颅内动脉瘤的治疗趋势，发现在 2012 年发生明显的变化，在此之前，采用开颅夹闭治疗的颅内动脉瘤比率为 50.2%，在此之后，采用开颅的比率仅为 28.6%（图 2-2）。

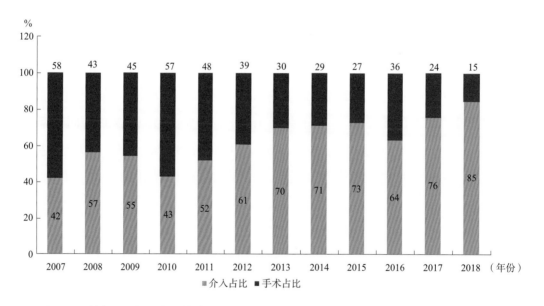

图 2-2　首都医科大学宣武医院 2007—2018 年颅内动脉瘤治疗方式占比的变化

目前，血管内介入治疗由于具备创伤小、低并发症等优势，已经成为 UIA 的一线治疗方式。然而开颅手术具有复发率低，花费少的优势，同时推动着微侵袭神经外科理念的发展，仍然需要根据患者的情况制定个体化的治疗方案。同时，根据指南的推荐意见，无论是颅内动脉瘤的介入治疗还是开颅手术治疗，均应在较大中心实施（年手术量＞20 例）。

（2）颅内动脉瘤诊疗进展

重庆医科大学第一附属医院对 2013 年 2 月至 2017 年 12 月收治的所有颅内动脉

瘤患者进行回顾性队列研究。破裂颅内动脉瘤分为小破裂颅内动脉瘤(0~5 mm)组和大破裂颅内动脉瘤(>5 mm)组进行分析,分析两组之间出血量,再出血和临床结局的差异。发现小破裂颅内动脉瘤出血事件的风险与大破裂颅内动脉瘤的风险相似,尤其是那些小破裂颅内动脉瘤合并高血压的患者,发生大面积 SAH 和再出血的风险显著增加[43]。

由于相对复杂的解剖结构,大脑中动脉破裂动脉瘤更适合手术夹闭还是血管内治疗仍然存在争议。海军军医大学附属长海医院系统地回顾了血管内治疗的大脑中动脉破裂动脉瘤的影像学情况和临床结局。研究指出:大脑中动脉破裂动脉瘤的血管内治疗可导致较高的治疗相关并发症,但治疗相关死亡率较低。

长海医院还探讨了血管内途径治疗大脑中动脉破裂动脉瘤的疗效和预后因素,并改进治疗器材和技术。其回顾性分析了 2006 年至 2016 年 185 例大脑中动脉瘤急性破裂期接受血管内治疗的患者。采用了单变量分析和逻辑回归分析的统计学方法以确定手术相关并发症或临床预后与潜在风险因素之间的相关性。结果显示:大脑中动脉瘤破裂患者经血管内治疗可获得相对良好的临床和影像学结果。随着治疗材料和新技术的发展,治疗并发症的发生率比以前文献报道的要低,近年来临床预后情况有所改善[44]。

华山医院回顾了 2007 年 1 月到 2014 年 12 月 55 例共计 59 个大脑后颅内动脉瘤的介入治疗患者,研究指出大脑后动脉颅内动脉瘤可以用多种有效的介入手段治疗且临床和影像学结局较好,然而有严重蛛网膜下腔出血的患者总体预后较差。对于不能耐受载瘤动脉闭塞的患者可以对颅内动脉瘤及载瘤动脉进行部分栓塞[45]。

分叉和侧壁颅内动脉瘤具有不同的破裂风险,但是这种差异是否来自颅内动脉瘤的位置尚不清楚。北京天坛医院从连续的一组患者中自动提取 719 个颅内动脉瘤(216 个破裂)的形态特征。比较了分叉和侧壁颅内动脉瘤的破裂风险和形态学特征,研究发现不同部位的侧壁和分叉颅内动脉瘤具有不同的破裂风险和形态学特征[46]。

基底动脉(Basilar Artery,BA)分叉部颅内动脉瘤很常见,但分叉形态与颅内动脉瘤形成之间的相关性尚待确定。河南省人民医院使用了 195 例患者的三维血管造影数据确定 BA 分叉部颅内动脉瘤与患者年龄、性别、分叉角度和分支直径的关系。得出结论:BA 分叉部颅内动脉瘤的发生与患者的年龄、性别、分叉角度较宽、BA 分叉处的血管直径较小显著相关[47]。

4. SAH 的基础研究的探索和对临床潜在的推动

为了降低 SAH 患者的致残率和病死率,过去大量的研究主要致力于控制和预防脑血管痉挛。这一研究主要基于血管痉挛与神经功能缺损之间的相关性。然而,脑血管痉挛发病机制的研究,并没能为临床提供有效治疗方法,也没能改善患者临床预后[48]。Clazosentan 等[49]的研究成果的出现颠覆了既往 SAH 后脑血管痉挛与脑损伤相关的观点。在这些研究中,似乎重新审视 SAH 后的病理生理机制是很有必要的;脑血管痉挛也不应该被认为是 SAH 不良预后的唯一原因。此外,许多文献也支持脑血管痉挛并非 SAH 迟发型脑损伤和不良预后的首要条件的观点[50,51]。

近几年,大量试验和临床经验显示 SAH 早期短暂性缺血、血脑屏障的改变、广泛的皮层缺血具有重要意义,这些证据也表明了早期脑损伤的病理生理改变及细胞学改变持续影响患者的预后。在这些影响预后的因素中,早期脑损伤似乎比脑血管痉挛更为重要[52,53]。因此,早期脑损伤的发病机制需要更多深入的研究,也许能够使 SAH 患者获得更有效的治疗。

早期脑损伤(Early Brain Injury,EBI)的提出为 SAH 的研究提供了新的视角,它可能是 SAH 患者高病死率和高致残率的主要因素,也为临床提供更为有效的治疗方法开辟了新途径。这一新的研究领域需要集神经外科、神经病学、神经护理等多学科的相互协作才能使 EBI 造成的继发性缺血损伤得到更好的防护。

5. 颅内动脉瘤治疗后的随访方式

颅内动脉瘤经过积极正确的治疗后,仍然有 10% ~ 20% 的颅内动脉瘤会复发,其中复发的颅内动脉瘤中有 9% 左右需要接受再次治疗。因此告知患者术后接受规律的影像随访至关重要。

全脑血管造影(Digital Subtracted Angiography,DSA)是诊断颅内动脉瘤复发的金标准,而磁共振血管造影(Magnetic Resonance Angiography,MRA)作为一种方便、无创的检查也常用于复查。通常推荐在术后半年到 1 年之间接受首次术后 DSA 和 MRA 的影像随访。如果未提示复发,采用介入治疗的患者之后的 2 ~ 3 年可以选用 MRA 复查,每年 1 次,并严格与之前的 MRA 进行比较,如果发现可疑情况,应该及时复查 DSA 进行进一步确认,第 5、10 年应该再次选择 DSA 进行复查。而采用开颅夹闭治疗的患者推荐采用 CTA 检查进行复查。

目前常用的 MRA 复查序列主要有 3D - TOF - MRA 和 CE - MRA,诊断颅内动脉瘤复发的敏感性和特异性相当。然而,二者对于不同介入治疗的诊断效能之间存在明显的差异。有研究显示目前 SPACE 序列、ASL 序列等特殊序列的开发能够一定程度上改善 MRA 的诊断效能。

6. 颅内动脉瘤治疗相关的卫生经济学研究

根据一项来自上海的横断面研究的数据,粗略估计我国的 UIA 患者为 4 000 万,若全部治疗则会产生巨大经济负担,因此亟须明确 UIA 治疗的适应证,从而让低风险 UIA 患者接受安全、有效的观察随访,避免治疗相关的经济负担与并发症。美国的一项研究表明[54]:单就治疗费用而言,由于介入器械及耗材昂贵,夹闭颅内动脉瘤的花费明显少于介入治疗。但就综合情况而言,由于开颅夹闭需要住院的时间更长,花费反而更多。

西班牙一项研究结果提示[55]:介入治疗的费用略低于开颅夹闭,但考虑6个月的随访费用后,发现介入治疗的花费明显更多(22 908 欧元:14 624 欧元),但该研究局限在于动脉瘤几乎均位于大脑中动脉。而美国一项针对基底尖颅内动脉瘤的研究显示[56]:介入治疗花费明显低于开颅夹闭(33 500 ± 22 600 美元:71 400 ± 47 100 美元)。因此,对于患者来说,具体治疗方式的选择需要综合考虑多方面的因素,在安全有效的前提下尽可能地降低患者的费用,降低患者经济负担的同时也可以有效节省国家医保的支出。

(三)脑动静脉血管畸形

脑动静脉血管畸形(brain Arteriovenous Malformations, bAVMs)是一种少见的血管病变,可表现为自发性颅内出血(Intracranial Hemorrhage, ICH)、癫痫发作、神经功能障碍或头痛,通常见于年轻成人[1]。磁共振研究显示,成年人群的无症状或有症状 bAVMs 患病率为(10 ~ 18)/10 万(95% CI 0.010 ~ 0.018)。新检出率(年发病率)约为 1.3/10 万[2]。

脑动静脉血管畸形所致脑出血的年发生率约为3%,受临床特征和血管畸形部位的影响。如果患者先前有出血事件、畸形位于脑端或脑干深处或有深静脉引流则脑出血的风险会增加。在各种模型的研究中,如无上述因素则脑出血的风险非常低(每年 <1%),有一个因素为低风险(每年 3% ~ 5%),有两个因素为中等风险(每年 8% ~ 15%),三者均有处于高风险(每年 > 30%)。脑动静脉血管畸形引起的脑出血的临床结局取决于相邻脑组织的损伤程度。在最初出血后存活的患者中,大约 25% 最终没有神经功能障碍,30% 有轻至中度功能障碍,45% 有严重功能障碍。出血后 3 个月,20% 的初始幸存者已经死亡,1/3 的患者仍有中度残疾[3]。

1. 治疗方式

目前的治疗方案包括保守治疗、显微外科手术、立体定向放射治疗(Stereotactic Radio Surgery, SRS)、血管内栓塞或上述方式的组合治疗(多模式治疗),其主要目的是预防出血性脑卒中。这些治疗的风险必须与自然史的风险相权衡。

(1)显微外科手术

开颅显微外科切除术是一种常见的 bAVMs 治疗方法,其主要目的是彻底治愈:安全和彻底切除 bAVMs 以消除其潜在破裂相关的残疾和死亡风险。相对于其他治疗方式,显微外科切除术的主要优势在于完全消除率较高、即刻消除出血风险以及其长期稳定性;主要缺点是创伤大、康复时间长且有相关神经功能缺损风险。

Spetzler – Martin(SM)分级量表是迄今最常用的分类系统,它根据 3 项解剖因素(畸形血管团大小、与脑功能区的相对位置和静脉引流方式)将 bAVMs 分为 5 级(表 2-3)。SM 分级量表是一种非常有效的工具,可利用基线影像学数据估计外科手术切除的风险。手术转归不良的比例与 SM 分级密切相关[4]:Ⅰ级为 4%(95% CI 2% ~ 7%),Ⅱ级为 10%(95% CI 7% ~ 13%),Ⅲ级为 18%(95% CI 15% ~ 22%),Ⅳ级为 31%(95% CI 25% ~ 37%),Ⅴ级为 37%(95% CI 26% ~ 49%)。这些研究结果表明,显微外科手术最适合低级别 bAVMs(Ⅰ ~ Ⅱ级),对于高级别 bAVMs(Ⅳ ~ Ⅴ级)转归不良的风险较高。

表 2-3   Spetzler – Martin(SM)分级量表

病灶特点		得分
大小	<3 cm	1
	3 ~ 6 cm	2
	>6 cm	3
位置	非功能区	0
	功能区	1
深静脉引流	无	0
	有	1

(2)立体定向放射治疗

在解剖学因素(如畸形血管团位置)或全身情况导致手术切除风险太大的情况下,通常采用 SRS 达到清除 bAVMs 的目的。SRS 可导致内皮细胞增殖,进行性和向心性血管壁增厚,最终造成管腔闭塞[5]。大多数长期随访研究提示,SRS 后的 bAVMs 消除率为 70% ~ 80%。与显微外科手术或血管内栓塞不同,SRS 的获益和不良反应在治疗后数年内都不会完全显现。辐射引起的坏死、水肿和囊腔形成均在治疗后很长时间才会发生。此外,在畸形血管团消失前的潜伏期内仍然存在出血风险,每年 1% ~ 3%,与 bAVMs 的自然史相比似乎并无明显改变。

(3)血管内栓塞

栓塞术在 bAVMs 的多学科治疗中很常用。因此,它可应用于多种不同的临床情况,其中以开颅手术前栓塞最为常见。血管内治疗的另一个适应证是作为显微外科手术或 SRS 的辅助治疗。这种情况下,栓塞治疗有助于缩小 bAVMs 体积或闭塞高危特征,例如畸形血管团内或其周围的破裂动脉瘤,然后再对 bAVMs 的剩余部分进行最终治疗。最后,栓塞术已被当作一种姑息性治疗手段,用来降低畸形血管团血流,从而改善盗血引起的潜在症状。应用 NBCA 液体栓塞剂治疗的完全闭塞率为 20%。应用乙烯—乙烯醇共聚物(EVOH)能使所有 bAVMs 和经过选择的血管构筑特征简单的 bAVMs 的完全消除率分别高达 51% 和 96%[6]。

栓塞治疗最常见的 2 种并发症是脑出血和缺血性脑卒中,其潜在原因非常多。缺血性脑卒中的原因包括导管插入术引起的血栓栓塞并发症和非靶血管栓塞。脑出血则可能是血管壁受损或 bAVMs 破裂所致。

(4)多模式治疗

对于大型 bAVMs,应谨慎考虑给予多模式或分期治疗。其中一种多模式治疗是先行血管内栓塞然后手术切除。SM 分级系统及其改良版可为大型 bAVMs 的这种治疗模式提供极好的指导。另一种多模式治疗是先行血管内栓塞然后进行 SRS。一些单中心研究报告了这种治疗方案的结果,影像学消除率 38% ~ 83%,永久性神经功能缺损发生率为 4% ~ 14%。这种治疗方案的关键是通过栓塞来缩小畸形血管团体积而非单纯降低血流量,目标是栓塞后畸形血管团体积≤10 cm^3 以最大限度地提高后续使用足够的边缘放射剂量(通常为 18 ~ 22 Gy)的 SRS 的效果。其他多模式治疗方案包括先 SRS 后手术切除,或者栓塞、SRS 和开颅手术三者结合。单中心研究结果提示,这些治疗方案的 bAVMs 消除率为 35% ~ 58%,治疗相关永久性神经系统并发症发生率为 2% ~ 15%[7]。

(5)未破裂脑动静脉畸形的处理

由于缺乏一致的有关 ICH 终生风险及其预测因素以及治疗相关并发症的高质量证据,因此未破裂 bAVMs 的最佳处理方案仍然存在着争议。

迄今只有 1 项随机对照试验——未破裂颅内动静脉畸形随机临床试验(A Randomized Trial of Unruptured Brain Arteriovenous Malformations, ARUBA)能为未破裂 bAVMs 的处理提供信息。该研究在 2007 年至 2013 年期间纳入 226 例成年未破裂 bAVMs 患者(年龄≥18 岁),随机分配接受单纯药物治疗或药物结合干预治疗(例如手术切除、栓塞术、SRS 或联合应用)[8]。数据显示,平均随访 33 个月时,干预组脑卒中或死亡风险是药物组的 3 倍多(分别为 30.7% 和 10.1%)。数据安全监测委员会(DSMB)建议延长随访时间以确定这种事件发生率的差异是否会随着时间的推移而持续存在。

(6)脑动静脉畸形相关癫痫的治疗

在 bAVMs 的治疗中实现摆脱癫痫发作的重要性仍不完全明确。很少有研究报告治疗后癫痫发作的风险。bAVMs 畸形血管团的完全消除很可能会减少以后癫痫的发生。少量同期对照研究的结果必须有更多的随机试验来支持。一项汇总分析对过去 20 年内将癫痫发作状态作为转归指标的所有已发表研究进行了评价,旨在探讨目前使用的各 bAVMs 治疗模式治疗后癫痫发作的相对比率。纳入 24 项研究共 1 157 例患者,对显微外科手术、血管内栓塞或 SRS 后的癫痫发作转归进行了比较。显微外科组癫痫发作控制最好（$P < 0.01$），术后癫痫发作控制率为 78.3%（95% CI 70.1% ~ 85.8%），SRS 后和血管内栓塞后分别为 62.8%（95% CI 55.0% ~ 70.0%）和 49.3%（95% CI 32.1% ~ 66.6%）。SRS 组中 bAVMs 完全消失的患者癫痫发作控制率最高（85.2%，95% CI 79.1% ~ 91.2%；$P < 0.01$）；血管内栓塞组治疗后新发癫痫发作发生率（39.4%，95% CI 8.1% ~ 67.8%）高于显微外科手术组（9.1%，95% CI 5.0% ~ 13.1%；$P < 0.3$）和 SRS 组（5.4%，95% CI 3.0% ~ 7.8%；$P < 0.01$）[9]。这些资料提示，治疗后癫痫发作风险在显微外科手术组最低，栓塞组最高。不过，尚不清楚干预后癫痫发作的风险与自然史相比如何。

2. 治疗策略

（1）SM 1 或 2 级

一项纳入 137 项观察性研究的荟萃分析显示，7% 接受显微外科手术或栓塞术的患者和 5% 接受立体定向放射外科治疗的患者出现手术相关并发症所导致的永久性神经功能缺损或死亡。96% 的显微外科手术，38% 的放疗患者以及 13% 的单独栓塞患者术后可病灶消除。

基于上述研究，手术通常被认为是动静脉畸形的最佳初始选择，特别是 1 级或 2 级病变。经验丰富的治疗中心，超过 95% 手术患者和 70% 的放射外科手术患者可完全消除病灶而无并发症。

（2）SM 3 级

3 级动静脉畸形的治疗选择比低级病变更复杂。例如，一些 3 级病变是位于脑部功能区的小的深部动静脉畸形。这些畸形具有深静脉引流，如果不及时治疗会增加自发性出血的风险。放射外科治疗最适合 3 级小的病变，无论是否位于功能区或存在深静脉引流。

对于累及皮层功能区的较大 3 级畸形的治疗更具争议性。目前几乎没有证据表明任何治疗方法优于未治疗。手术致残率至少为 15%。对于直径大于 3 cm 的 3 级病变，不到 50% 的放射外科手术患者可实现完全闭塞病灶并且无术后出血以及无永久性、症状性和放射性脑损伤。即使使用术前血管内栓塞来减小病灶的大小，然后进行放射外科手术，结局也不比未治疗的患者好。

破裂的 3 级病变尤其需要关注，因为如果不治疗则再出血发生率高。当存在相关动脉瘤破裂时，出血的风险更高，需紧急行动脉瘤血管内闭塞术。破裂的动静脉畸形而没有明确出血点者需考虑多模式治疗，包括术前栓塞后进行显微手术切除或立体定向放射外科手术。

（3）SM 4 级或 5 级及脑干动静脉畸形

目前针对 4 级和 5 级动静脉畸形的治疗尚未达到让人满意的程度。手术系列的研究显示总体治疗相关的致残率接近 50%，血管内治疗和放射外科手术未能治愈大多数患者。当患者出现 4 级或 5 级动静脉畸形和脑出血时,姑息性血管内手术旨在选择性地消除与出血相关的部分畸形,或治愈性闭塞供血动脉上的动脉瘤,可降低后续出血的风险[10]。

3. 脑动静脉畸形的基础研究

脑动静脉畸形和脊髓动静脉畸形,是导致青少年脑和脊髓出血的主要病因,其造成患者的死亡和严重残疾给家庭和社会带来了沉重负担。ARUBA 研究的结果也使临床医生对 bAVMs 的治疗产生了犹豫和困惑,近年来虽然介入技术和复合手术技术的应用,使中枢神经系统动静脉畸形的治疗有了明显进步,但仍有半数以上的患者无法得到安全的治愈。治疗的棘手源于对 bAVMs 机制研究的不充分。作为一种先天性(congenital)疾病,中枢神经系统 bAVMs 的遗传学研究却一直处于瓶颈期,并直接导致发病机制研究的不明确,也无法建立起反映其生物学、血流动力学和病理生理学特征的理想动物模型进行后续研究。

从这一临床观察出发,首都医科大学宣武医院神经外科张鸿祺教授团队和中国医学科学院阜外医院心血管疾病国家重点实验室汪一波教授团队合作,聚焦肿瘤相关基因与动静脉畸形的关系,使用常见肿瘤基因 *Panel* 进行全外显子的二代超深度测序,进行体细胞突变在脑脊髓动静脉畸形的遗传发生学中的研究,并对较低丰度突变进行 ddPCR 验证,在国际上首次证实了肿瘤相关通路 KRAS/BRAF 体细胞突变在中枢神经系统血管畸形中的核心作用[11]。

本研究发现了肿瘤相关通路 KRAS/BRAF,这一单一通路在 bAVMs 中接近 90% 的体细胞突变率,不仅开拓了中枢神经系统 bAVMs 遗传学研究的新思路,也对药物靶向治疗 AVM 有重要参考价值。未来也许能找到一种针对该突变基因的通路,且开发一种安全的靶向药物来抑制病变的生长和复发,而近 90% 的突变率意味着未来药物靶向治疗时可能不需要再进行基因检测。

4. 脑动静脉畸形研究进展

(1)bAVMs 对语言功能区的影响

北京天坛医院回顾性地分析了 70 例未破裂 AVM 患者的语言功能 BOLD fMRI 检查资料,所有患者均为右利手且 bAVMs 病灶在左侧。分别计算 Broca 功能区和 Wernicke 功能区 BOLD 信号的侧别指数(Lateralization Indexes,LI),用于反映两个语言功能的右侧优势程度(degree of right-sided dominance)。利用(Voxel-based Lesion Symptom Mapping,VLSM)方法研究 bAVMs 位置和语言功能活动的侧别指数。研究结果表明 Broca 功能区的 LI 改变和额下回、中央前后回、缘上回以及额中回病灶位置显著相关。Wernicke 功能区的 LI 改变和左侧颞上、中、下回及颞横回病灶位置显著相关。该研究为 bAVMs 患者语言功能区的重构具有病灶解剖位置特异性提供了新的证据[12]。

（2）bAVMs栓塞治疗进展

北京世纪坛医院对手术切除破裂bAVMs术后病灶残余并行经动脉ONYX栓塞术的7例患者进行回顾性分析，所有病例均在手术后1个月内造影证实存在病灶残余，并且所有残余病灶均被经动脉入路ONYX栓塞治愈，其中一例患者供血动脉穿孔但无新发神经功能障碍。研究表明手术残余bAVMs可以通过经动脉ONYX栓塞补救措施获得完全性闭塞[13]。

郑州大学第一附属医院对15例AVM患者采用稀释ONYX栓塞技术，先用常规Onyx-18进行栓塞，再用稀释ONYX。研究结果显示：15例AVM患者全部接受稀释ON-YX进行栓塞，其中一例患者通过双微导管同时从两条供血动脉进行稀释ONYX栓塞，其余患者均通过一支供血动脉栓塞。当Onyx 18反流达2 cm且无法继续往远端弥散，则改为稀释ONYX。在12例患者中可观察到稀释ONYX继续前行，其余3例无此现象。畸形团体积减小达到平均90%（55%～100%），6例bAVMs患者获得完全性闭塞，无相关神经功能并发症。稀释ONYX栓塞技术可以作为常规ONYX栓塞的辅助性措施，使得更多的栓塞材料弥散入畸形团[15]。

河南省人民医院一项前瞻性单臂经静脉入路栓塞破裂脑动静脉畸形的安全性和有效性研究，21名破裂bAVMs患者接受经静脉入路栓塞，SM分级分别为Ⅰ级3例（14.3%），Ⅱ级4例（19.0%），Ⅲ级7例，Ⅳ级3例。栓塞术后完全闭塞率为84%（16/19），1例（5%）术后残余的13个月后随访病灶完全闭塞，5例中，1例梗塞，4例患者症状逐渐好转。mRS评分≤2的患者从术前57.1%（12/21）上升至栓塞术后1个月66.7%（14/21），并发症和死亡率均为4.8%（1/21）。研究表明经静脉入路栓塞只能在高度选择的出血AVM患者中获得高闭塞率以及改善神经功能，同时并发症和死亡率在可接受范围，但不能作为一线治疗方式[18]。

（3）AVM手术治疗进展

暨南大学第一附属医院前瞻性研究杂交手术一站式治疗bAVMs的有效性，分为杂交手术组（n=22）及非杂交手术组（对照组 n=52）。研究结果表明：杂交手术组死亡率为4.5%，低于对照组的7.6%。杂交手术组患者无术后再出血，而对照组5例患者术后再出血。影像学随访AVM治愈率杂交手术组和对照组分别为100%、65.9%。术后恢复良好率分别为81.8%（杂交手术组）、69.2%（对照组）。杂交手术是一种治疗bAVMs的安全有效方式[16]。

北京天坛医院对前瞻性收集的90例位于皮质脊髓束10mm以内且手术切除的bAVMs患者术前弥散张量纤维束成像资料进行分析，研究结果表明：平均2.7年随访，21位（23.3%）患者出现术后持续肢体无力。回归分析模型提示运动功能变差的独立预测因素为畸形团与皮质脊髓束的距离、病灶最近的皮质脊髓束水平、患者年龄以及 bAVMs 的弥散程度。研究者构建一个 CLAD 评级系统将以上因素全部纳入,发现该评级系统对术后运动功能的预测准确性高于 Spetzler - Martin 分级,CLAD 评级系统是手术决策的有效风险评估工具[17]。

（4）bAVMs 放射治疗进展

中国台湾交通大学研究团队设计出一种完全自动化算法(fully automated algorithm),该算法能够计算出接受放疗区域的畸形团、脑组织和脑脊液的比例。该研究前瞻性对 25 例接受伽马刀放射治疗(Gamma Knife Radiosurgery,GKRS)的 bAVMs 患者的放疗计划进行分析,比较自动化算法和人工测量的相似度,结果发现对于畸形团、脑组织以及脑脊液的测量值相似度分别为 $74.86 \pm 1.30\%$,$79.50 \pm 6.01\%$,$69.57 \pm 15.26\%$。该算法能够对放疗区域内的组织类型进行准确测算,从而评估放射损伤的原因,提高放疗效果以及避免并发症[19]。

（5）bAVMs 与癫痫研究进展

首都医科大学神经外科研究所对 239 名 bAVMs 患者进行回顾性分析,结果发现,68（28.5%）例患者以癫痫起病。癫痫与脑出血病史、额颞叶病灶以及动脉分水岭区病灶相关。37 例以癫痫起病的患者接受 ONYX 栓塞治疗,62.2%（23）栓塞前接受抗癫痫药物治疗。最后一次随访中,51.4%（19）的患者癫痫随访结果为 Engel 评分 I 级。23 名治疗前服用抗癫痫药物的患者,52.2%（12）随访时仍口服抗癫痫药。单因素分析提示动脉分水岭区病灶与栓塞术后更高级别的 Engel 评分显著相关。文章指出,ONYX 栓塞术后癫痫治愈的机制仍有待进一步研究[14]。

（四）脑与脊髓海绵状血管畸形

海绵状血管畸形(Cavernous Malformation,CM),旧称海绵状血管瘤,为发生在中枢神经系统实质内的簇状、异常扩张和渗透性增加的血窦样病变,为静脉畸形的一种,多见于脑,少见于脊髓[57]。病变可因反复出血导致内皮细胞的增生,产生的占位效应可以损伤周围的神经组织,导致相应的神经功能障碍。大多数 CM 患者无症状,对于症状性 CM,其多在 20 岁到 50 岁发病,临床病程差异很大,常见的临床表现包括癫痫,出血及局部神经功能障碍,8% ~37% 的 CM 患者以出血起病。

1. 流行病学特征

CM 占大约中枢神经系统所有血管病变的 5.15%,为第二大出血性血管病[58]。脑 CM 年出血率介于 0.6% ~11%,同时常伴有癫痫表现[59]。基于人群的研究发现,CM 的人群患病率为 0.16% ~ 0.5%[60, 61]。CM 年检出率在(0.15 ~ 0.56)/10 万人,其中 70% ~ 95% 的 CM 是无症状的,且在性别分布上无显著差异,但女性多见于在 40 ~ 60 岁发病,男性则更倾向于在 20 ~ 30 岁发病,较女性更早发病[59]。另外,对于妊娠是否会加重 CM 出血风险尚无明确结论[62]。

2. CM 的发病机制

CM 病变可表现为多腔室的纤维包囊,内含血肿或血栓,也可表现为单发的大血肿。病理改变是一个紧密充填的血窦样良性血管瘤结构,内衬以内皮细胞。病变内血管壁不规则增厚、透明样变化、钙化、缺乏弹性纤维组织。电镜下观察 CM 病变组织,可以见到内皮细胞连接缺陷,排列松散,缺少正常微血管中的周细胞和星形胶质细胞足突以及内皮细胞间的紧密连接。

CM 既可呈家族性分布,也可散发。家族性 CM 占所有 CM 的 15% ~ 20%,是一类常染色体显性遗传病,多表现为颅内或脊髓多发病变,目前已发现三个相关致病基因:*CCM*1(KRIT1)、*CCM*2(MGC4607)、*CCM*3(PDCD10)[63]。三个基因中,任一基因发生功能缺失型胚系突变,都可以导致内皮细胞功能障碍,引起 CM 发生,其中 CCM3 突变型的病变临床表现更重[64]。散发 CM 致病基因尚不明确。

3. 临床表现和影像学特征

大部分脑 CM 位于幕上,10% ~ 23% 位于后颅窝[59]。脊髓 CM 约占所有 CM 的 5%[65]。脊髓 CM 多位于髓内,也可以累及髓周及硬膜外[66-68]。散发 CM 可伴有静脉发育异常或毛细血管畸形,2.1% ~ 36% 的散发 CM 伴有静脉发育异常[59]。

脊髓 CM 是一类罕见的脊髓血管病,该病发病率仍不确切,目前认为占全部脊髓血管疾病的 5% ~ 12%。随着 MRI 的普及,其检出率虽有上升趋势,但对其自然病史的认识,限于世界各中心的病例数较少,且多为小样本回顾性研究,难以对脊髓 CM 的自然病史进行全面、深入地认识和研究。文献中报道的年出血率一般为 1.4% ~ 6.8%,相关结论是以病变在出生时便已存在为前提,但临床中很多病变是出生之后若干年后出现,故存在低估的情况,实际的年出血率可能会更高。Badhiwala 等的 Meta 分析中,纳入 632 例患者,得出年出血率为 2.1%。采取保守治疗的 64 例患者在随访过程中,30.2% 神经功能得到改善,58.5% 没有变化,11.3% 出现恶化,同时保守治疗的患者在出现症状后超过 5 年的随访中,结局比手术治疗的患者差,这一发现可以支持脊髓髓内海绵状血管畸形的自然病史为渐进性的恶化并造成越来越严重后果的结论[69]。

4. 治疗

CM 在治疗上以手术切除为主。CM 临床指南推荐:对于非功能区的单发无症状 CM 可以考虑手术切除,以防止进一步出血,并减少患者的心理压力及昂贵且耗时的随访。对于引起癫痫的 CM,尤其对于药物难治性癫痫,应考虑及早行手术治疗。对于有症状的、手术可及的 CM 应行手术切除治疗,其手术相关致死、致残率约相当于带瘤生存 2 年的风险。对于有症状或已出过血的深部病变,可考虑手术切除,其手术相关致死、致残率约相当于带瘤生存 5 ~ 10 年的风险。单次出血的脑干 CM 手术切除指征较弱,但对于已发生两次出血事件的脑干 CM,鉴于此种 CM 可能更具侵袭性、结合其术后并发症情况及生活质量进行综合考量之后,建议行手术切除治疗。对于所有症状性脊髓 CM 都应积极行手术治疗[70]。

2019 年,我国学者在 CM 研究领域进行了深入探索。首都医科大学宣武医院神经外科张鸿祺教授团队对近 300 例脊髓 CM 人口学特征、临床表现、年出血率、治疗方式、长期随访治疗转归等进行回顾性分析,结果发现儿童脊髓 CM 患者的出血率高于成人,大部分脊髓 CM 可以安全彻底治疗;手术入路的选择需要结合患者病变与脊髓的位置关系及其术前的脊髓功能,合适的入路可以减少对神经结构的损伤[66,71,72]。北京天坛医院张俊廷教授团队在 708 例脑 CM 患者自然史及出血相关因素研究中发现脑 CM 患者年出血率为7.0%,有出血史及局灶功能障碍的患者再出血风险更高[73]。

(五)脑血管影像学技术

影像学在脑血管病诊治中发挥着重要的作用,截至 2020 年,国内开展了许多基于影像学的脑血管病研究,涵盖了脑血管病一级预防和二级预防以及出血性脑卒中、脑内微出血、脑小血管病等热点问题。以下是对相关研究的概述和总结。

(1)影像学指标评估动脉瘤破裂风险以及血流动力学情况

对颅内动脉瘤破裂的绝对风险进行个体评估仍然是一个具有挑战性的工作。动态对比增强 MR 成像和血管壁 MR 增强成像之类的新兴成像技术则通过提供有关动脉瘤壁特性的新信息来优化风险评估。清华大学生物医学工程系与首都医科大学附属北京天坛医院合作,对 29 名颅内囊状动脉瘤未破裂患者(平均年龄 53.9 ± 13.5 岁;男性 24%)分别在造影剂给药前后进行血管壁 MR 成像并在颅内动脉瘤附近和正常颅内动脉附近测量转移常数(K trans)。结果发现与正常颅内动脉相比,颅内动脉瘤中的 K trans 较高,与颅内动脉瘤大小和 PHASES 评分相关。在 1 年的随访期间,接受保守治疗的 9 例患者中有2 例发生动脉瘤破裂。2 例破裂的动脉瘤 K trans 均增加,而仅有 1 例基线动脉瘤壁增强[74]。

海军军医大学第一附属医院(上海长海医院)通过系统的回顾和荟萃分析,总结了MRI 中动脉瘤壁增强(Aneurysm Wall Enhancement,AWE)与动脉瘤破裂之间的关系,证明了 AWE 与动脉瘤破裂存在着显著的相关性,可能成为预测动脉瘤行为和识别高危动脉瘤的有前景的成像标志[75]。

颅内动脉瘤和周围脉管系统的几何特征可能会影响动脉瘤破裂的风险。然而,对特定部位颅内动脉瘤破裂相关的形态学参数进行大规模评估是很困难的。苏州大学附属第一医院神经外科联合哈佛医学院附属布莱根妇女医院神经外科,通过一种进阶可视化软件对 638 例大脑动脉瘤(MCA)患者的 CTA 数据进行 3D 重建和形态学参数分析。多因素分析结果显示,较大的瓶颈体积比,以及不规则、多叶 MCA 动脉瘤有高破裂风险。相反,较大的 M1/M2、宽度以及存在同侧或双侧发育不良的后交通动脉的 MCA 动脉瘤破裂风险相对较低[76]。

(2)动脉瘤性蛛网膜下腔出血后延迟性脑缺血的预测

皖南医学院附属第一医院通过前瞻性评估入院时全脑 CT 灌注成像(CT Perfusion,CTP),以预测动脉瘤性蛛网膜下腔出血(aneurysmal Subarachnoid Hemorrhage,aSAH)患者的延迟性脑缺血(Delayed Cerebral Ischemia,DCI)。研究共纳入 252 例 aSAH 患者在动脉瘤破裂后 24 小时内接受一站式全脑 CTP 扫描,并对存在 DCI 患者与不存在 DCI 患者的定性及定量 CTP 参数与临床数据进行比较。结果表明入院 24 小时内全脑 CTP 可以定性,定量检测异常脑灌注。当 TMax 值大于 2.240 秒时,可以预测 aSAH 后发生 DCI 的风险[77]。

四川大学华西医院也对 aSAH 发生时 CTP 在 DCI 预测中的临床作用进行了一项荟萃分析,进一步证明 CTP 可以在 DCI 发生之前检测出异常的脑灌注。这可能为改善 aSAH 患者的预后提供更多的监测和早期治疗手段[78]。

(3)脑出血后血肿扩大预测

自发性脑出血后血肿扩大与不良预后相关,降低血肿扩张和死亡率是目前研究的重点,故预测血肿扩大有重要意义。温州医学院附属第一医院通过支持向量机算法(Support Vector Machine,SVM)对 1 157 例 ICH 患者的 CT 数据进行分析。多变量分析结果显示以下 6 个独立因素与血肿扩大相关:男性患者(OR = 1.82),首次 CT 扫描时间(OR = 0.73),格拉斯哥昏迷评分(OR = 0.86),纤维蛋白原水平(OR = 0.72),黑洞征(OR = 2.52)和混杂征(OR = 4.03)。SVM 模型在预测血肿扩大时,平均灵敏度为 81.3%,特异性为 84.8%,总体准确度为 83.3%[79]。北京大学第一医院放射科回顾性分析了 251 例连续的急性 ICH 患者。两名放射线医师独立评估了基线非对比计算机断层扫描(NCCT)图像。应用三种方法:根据放射学变量独立构建放射学模型;根据从 NCCT 图像中提取的高维定量特征构建放射组学模型;使用放射学变量和放射组学数据建立一个组合模型。在独立队列中比较这三种模型预测血肿扩大的可靠性。结果发现,基于 NCCT 的放射组学模型在 ICH 患者早期血肿扩大的预测中表现出较高的预测性能,并且表现优于放射学模型[80]。

（4）脑出血后脑水肿的评估

脑水肿是脑出血后脑损伤引起不良预后的严重并发症。空军军医大学开发了新的电阻抗断层扫描技术（Electrical Impedance Tomography,EIT）作为监测脑出血后脑水肿的发展无创工具,并将其与有创颅内压（Intracranial Pressure,ICP）监测的效果进行了对比。研究招募了 40 名脑出血患者,分别在开始脱水治疗后接受了脑室内 ICP 和 EIT 监测,并对从 EIT 图像计算出的平均重建阻抗值（ARV）与 ICP 进行了比较。研究结果表明,两种方法没有显著统计学差异,EIT 可以用于监测与脑水肿相关的大脑含水量的变化,且实时、无创,这为早期识别脑出血后脑水肿以及评估甘露醇脱水时机提供了新的方法[81]。

（5）脑内微出血及脑小血管病对脑出血的影响

检测脑内微出血（CMB）对于诊断出血性脑卒中至关重要。但是,手动检测 CMB 耗时且容易出现误差,而当前用于 CMB 检测的自动算法也存在误报的情况。天津市第一中心医院联合美国密歇根州宾厄姆法姆斯 MRI 生物医学研究所提出了一个两阶段的 CMB 检测框架,通过药敏加权成像（SWI）以及深度残留神经网络学习相结合的方式,很好地模拟了有经验评估者对于 CMB 的评估效能,并且性能优于最近报道的 CMB 检测方法。这项研究表明了将深度学习技术应用于医学成像可以提高诊断效率和准确性[82]。

另外,四川大学华西医院评估了脑小血管疾病（Cerebral Small Vessel Disease,CSVD）总和对 ICH 复发的可能影响。通过对 184 例原发性 ICH 患者的脑 MRI 中腔隙、白质高信号、脑微出血、血管周围间隙扩大、皮质表面铁沉积和 CSVD 的评分分析,他们发现与淀粉样血管病脑出血或高血压血管病（HA）相关的 ICH 患者相比,混合病因的 ICH 患者更有可能出现 ICH 的复发。与此同时,复发性 ICH 更易发生于多脑叶混合血肿的病例中[83]。

（6）人工智能技术

首都医科大学宣武医院开发了一种新的基于深度神经网络的全自动检测和分段深度框架,以帮助神经科医生在诊断过程中检出和绘制二维 + 时间血管造影成像序列下的颅内动脉瘤轮廓。其网络结构基于用于医学图像分割和检测的通用 U 形设计,包括一种完全卷积技术,可检测高分辨率 DSA 帧中的动脉瘤。另外,在网络的每个级别上都引入了双向卷积长短期存储模块,以捕获跨 2D DSA 帧的造影剂流量的变化。生成的网络将来自 DSA 序列的空间和时间信息,且可以端到端进行训练。验证实验中,354 个动脉瘤成功检出了 316 个（89.3%）,患者水平敏感度为 97.7%[84]（图 2-3）。

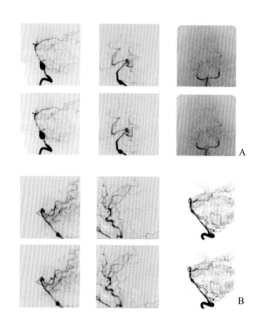

图 2-3　动脉瘤检出与分割示例

红色曲线代表神经科医生标记的动脉瘤真实轮廓,绿色曲线代表自动分割。顶部的图像是原始 DSA 序列。底部的图像是相应的标记轮廓和检测结果。

注:A. 良好检出和分割的例子。B. 检出错误的例子。

(六)脑动脉夹层

脑动脉夹层(Cervicocerebral Artery Dissection, CAD)是一种由于各种因素导致的脑动脉血管壁产生了撕裂,导致血流涌入血管壁层间,形成血管壁层间血肿的一种特殊类型脑血管病,包括颅内动脉夹层(Intracranial Artery Dissection, IAD)及颈动脉瘤夹层(Cervical Artery Dissection, CeAD)。

1. 流行病学

在欧美人群中,CeAD 的年发病率为(2.6～3.0)/10 万人,椎动脉夹层的年发病率约为(1.0～1.5)/10 万人[85]。我国目前缺乏 CAD 相关流行病学数据,同时临床实践中也存在漏诊、误诊的问题。但随着影像学技术的发展,尤其是 HR‑MRI 的应用,使 CAD 的检出率有了提高。

2. 临床表现

CeAD 患者常见的临床表现为头痛、颈痛、颅神经麻痹,还可以出现出血性及缺血性症状。IAD 患者最常见的临床表现为出血性脑卒中和缺血性脑卒中,8%～69% 的 IAD 患者以 SAH 起病,同时 30%～78% 的 IAD 患者有缺血性脑卒中相关症状,另外 IAD 还可以产生占位效应并导致脑干压迫、面肌痉挛、三叉神经痛[85]。

郑州大学附属第一医院团队对 60 例伴有颈痛或头痛的 CAD 患者进行了疼痛特征与相关因素的分析,结果表明 CAD 相关的颈痛或头痛为一种突发的中等到严重程度的疼痛,性质多为跳痛,当 CAD 发生于后循环时疼痛多位于枕叶区域,当 CAD 发生于前循环时疼痛多位于颞叶区域,疼痛可以出现于 CAD 的同侧、双侧或对侧。女性、CAD 位于后循环、头痛病史、低密度脂蛋白水平低被认为是出现颈痛或头痛的危险因素[86]。

上海第四人民医院和上海长海医院团队共同对卵圆孔未闭患者以及自发性颅内动脉夹层患者与脑卒中病灶的相关性进行了研究,结果表明皮质或皮质下的单发脑卒中病变更多发生于卵圆孔未闭患者组,而单一血管供血区域的多发脑卒中病变更多发生于颅内动脉夹层患者组[87]。

首都医科大学宣武医院团队就 CAD 在高分辨率核磁上的特征性影像学表现与急性缺血性脑卒中的关系进行了一系列分析,单因素分析结果表明 CAD 位于前循环、HR - MRI 中可见腔内血肿、不规则表面、腔内血栓以及严重狭窄的 CAD 患者更容易发生急性缺血性脑卒中,进一步的多因素分析结果表明 HR - MRI 中课件腔内血栓以及不规则表面与急性缺血性卒中的发生具有相关性。这一发现可以有效地帮助医生对 CAD 患者早期卒中风险进行预测[88]。

3. 病因

CAD 的病因尚不明确,有研究认为旋转或拉伸颈部的动作,可能因机械性拉伸而致动脉血管壁的损伤,从而导致 CAD 的形成;Loeys - Dietz 综合征、马方综合征、肌纤维发育不良等造成血管壁异常的疾病也被认为是 CAD 的常见病因。

南京医科大学团队发表了一篇由 CeAD 引起孤立性舌下神经麻痹的个案报道,进一步的基因检测显示该患者存在 PKD - 1 基因的突变,虽然该例患者并无多囊肾,但结果提示了 PKD - 1 基因与 CeAD 的发生可能存在相关性[89]。

北京天坛医院采用了全外显子组测序技术对 44 例 IAD 患者进行了测序,结果验证了 4 个既往报道的疾病相关的杂合变异(3 个位于 COL3A1,1 个位于 FBN1)并报道了 7 个新发现的可能与椎基底动脉瘤夹层发生相关杂合变异(分别位于 VPS52,CDK18,MYH9,LYL1,TNXB),同时相关基因在颅内椎基底动脉瘤夹层患者中的突变发生率显著高于对照组(DISCO 研究,$n = 2248$;$P = 0.002$),使 IAD 致病基因的研究有了新进展[90]。

4. 诊断

(1) IAD 的诊断

IAD 目前较为公认的诊断标准为影像学表现为颅内血管非分支部位的梭形或不规则扩张,同时满足以下至少一个指标:MRI 可见壁间血肿/内膜皮瓣/双腔征,影像学随访中形态学短期内有变化(瘤体变大/变小,出现继发的狭窄),存在与病灶相关联的狭窄(所

谓的串珠征)[85]。

2016 年中国医师协会神经外科医师分会、中国脑卒中学会神经介入分会发布了《颅内动脉夹层的影像学诊断中国专家共识》,对 IAD 的影像学特征、不同种类检查在诊断 IAD 病变中的应用情况进行了阐述,同时就怀疑颅内夹层病变患者的影像学检查流程进行了推荐,很大程度上优化了 IAD 的诊断效率。另外,对 IAD 的影像学随访提出了必须同时关注管腔和管壁两个方面变化的观点,不能仅关注管腔的重构,同时需遵循规范化和个体化的原则并对随访流程进行了推荐[91]。

（2）CeAD 的诊断

2015 年中华医学会神经病学分会脑血管病学组发布了《中国颈部动脉夹层诊治指南 2015》,对颈部超声、MRI、CTA、DSA 等常用检查技术的优势和局限性进行了分析,认为目前尚无评估 CeAD 的单一金标准,推荐多项检查的结合,从而对颈动脉管壁以及管腔进行充分的综合评估明确诊断,同时需要根据临床实际情况针对患者进行个体化选择。

5. 治疗及预后

（1）IAD 的治疗及预后

2018 年中华医学会神经病学分会神经介入学组发布了《颅内夹层动脉瘤的血管内治疗中国专家共识》,对 IAD 具体手术适应证如何把握进行了推荐,对传统的 IAD 血管内治疗方式进行了简要的介绍与技术要点的总结,并对 IAD 血管内治疗的手术并发症进行了概述。最后提出了对于 IAD 需要进行个体化分型治疗,并针对载瘤动脉闭塞术、支架辅助栓塞术、单纯支架植入术,就各型 IAD 的治疗做了推荐[92]。

南方医科大学珠江医院团队对 19 例使用多个大尺寸 LEO 支架进行血管内治疗的冗长扩张型 IAD 患者临床预后与影像学改变进行了回顾性分析,15 例 79% 患者随访 DSA 均显示血管内部有良好的重建。除 1 例患者出现了术中血栓,2 例患者出现了更加严重的吞咽困难,其余患者症状都有改善。术前平均 mRS 评分为 3.00 ± 1.15,术后随访时平均 mRS 评分为 1.89 ± 1.33,为此类难治型 IAD 治疗方式的选择提供了参考。

北京天坛医院团队对 22 例使用支架辅助栓塞进行血管内治疗的冗长扩张型 IAD 患者临床预后与影像学改变进行了回顾性分析,结果表明包括脑卒中在内的非压迫症状的 9 例患者均取得了良好的临床预后和影像学改变,但表现为压迫症状的 13 例患者中,7 例（54%）因进一步脑干压迫死亡,进一步的 MRI 检查发现 8 例（62%）患者都出现了占位效应的加重,考虑此种治疗方式可能对于占位效应的缓解效果不佳。

北京天坛医院团队对 4 例使用 pipeline 进行血管内治疗的儿童巨大 IAD 患者进行了回顾性分析,1 例患儿因脑干压迫死亡,随访结果显示其他 3 例患者预后良好。结果表明 pipeline 为儿童巨大椎基底夹层动脉瘤的治疗提供了一种选择,然而安全性及有效性仍有待更大量的数据研究及其长期的随访结果支持[93]。

首都医科大学宣武医院团队将覆膜支架用于 12 例椎动脉夹层动脉瘤的随访结果显示[94]，除 1 例因原发心脏疾病再发心肌梗死，余 11 例在 20.1 个月的中位临床随访时间中均预后良好，无新发及再发脑出血、脑梗死的相关症状。并且在影像学 9.9 个月的中位随访时间中，12 例患者动脉瘤表现为完全闭塞，载瘤动脉重建良好，无动脉瘤复发、主要穿支闭塞及支架再狭窄等影像学表现。

（2）CeAD 的治疗及预后

《中国颈部动脉夹层诊治指南 2015》对溶栓治疗、抗血小板/抗凝治疗、血管内治疗/手术治疗进行了不同等级的推荐。

厦门大学中山医院团队针对血管内治疗与静脉溶栓对于 CeAD 相关的缺血性卒中的预后情况对比进行了荟萃分析，共纳入了 190 例血管内治疗患者与 139 例静脉溶栓治疗患者，结果表明单就临床预后而言血管内治疗组结果优于静脉溶栓组，另外在功能、脑出血、死亡率及卒中复发率方面两组无显著性差异。尽管目前结果显示血管内治疗的方式似乎更加有效，但其安全性有待进一步的研究。

（七）烟雾病

烟雾病（Moyamoya Disease，MMD）是一种以双侧颈内动脉末端及大脑前动脉、大脑中动脉起始部慢性进行性狭窄或闭塞为特征，并继发颅底异常血管网形成的脑血管疾病[95]。在 1969 年由日本学者 Suzuki 和 Takaku 首次报道[96]。由于这种颅底异常血管网在脑血管造影图像上形似烟雾，故称为"烟雾病"。当患者存在单侧或双侧病变，伴发动脉粥样硬化、自身免疫性疾病、21 三体综合征、镰状细胞贫血、甲状腺功能亢进等相关疾病时，称为烟雾综合征。

1. 流行病学特点

烟雾病在东亚地区相对高发，以日本最为多见，其次为韩国、中国及一些东南亚国家，而欧美国家少见[97]。根据 2004 年在日本进行的一项调查，烟雾病的发病率约为 0.54/10 万，患病率为 6.03/10 万[97]。2005 年的一项报告显示，美国烟雾病的发病率约为 0.086/10 万，而亚裔人口发病率是白种人的 4.6 倍[98]。烟雾病发病年龄呈双峰型，主要位于 0~10 岁、30~40 岁两个年龄段。烟雾病患者中，6%~10% 具有家族史。女性发病率高于男性，男女比例为 1:1.8 到 1:2.2。

近年来，烟雾病在我国的发病率和患病率有逐渐上升的趋势。2019 年中国人民解放军 307 医院段炼教授团队首次对烟雾病在中国的流行病学特征进行了分析[99]。研究调查 4 128 名烟雾病患者，中位发病年龄为 30.36 岁，发病年龄呈双峰分布，在 35~45 岁的峰值时检出率最高,在 5~9 岁的峰值时检出率较低,男女比例为 1:1。就民族分布而言,烟雾病在汉族多见,少数民族中很少见。短暂性脑缺血发作(Transient Ischemic Attack,TIA)是最常见的初始临床表现(48.13%),其他初始表现包括梗塞(22.62%),出血(16.45%)和头痛(5.57%)。在中国的东北地区缺血性烟雾病较为常见,华东地区出血性烟雾病最常见。

2. 病因与发病机制

烟雾病的病因尚不明确,发病机制复杂,可能与遗传、炎症和免疫反应有关[100]。多数认为是一种非特异性免疫炎症性疾病,导致颅内段颈内动脉末端血管内膜慢性增生、平滑肌细胞迁移、管腔狭窄,进而闭塞,从而以侧支循环形成满足颅内的血液供应[101]。病因及发病机制的研究有望指导烟雾病的一级和二级预防。

近年来,学者们采用遗传学方法定位出一系列烟雾病的易感基因。基因组连锁分析发现与烟雾病相关的 6 个主要基因位点(3p24,2p26,6q25,8q23,12p12 及 17q25)[100, 102]。2011 年,在 Kamada 等[103]的全基因组关联分析中证实了该结果,并发现 17q25 的 RNF213 基因变异与烟雾病相关。Duan 等[104]纳入了 1 492 例中国患者及 5 084 名对照,采用全基因组关联分析,验证了 RNF213 基因变异与中国烟雾病相关。首都医科大学宣武医院对无症状烟雾病患者中性粒细胞转录组的 circRNAs 表达谱进行分析,鉴定出无症状烟雾病患者和健康受试者之间有 123 种 circRNA 差异表达[102]。差异表达的 circRNA 主要参与无症状 MMD 的免疫应答,血管生成和代谢。

3. 临床表现

根据烟雾病发病时不同的临床表现,可分为出血型、梗死型、头痛型、癫痫型等,但主要表现还是与出血或梗死有关[97, 100]。我国烟雾病患者的起病年龄呈双峰分布(儿童、成人期),性别差异不显著,儿童多表现为缺血性,主要表现为偏瘫、记忆力下降、反应迟钝等。其临床表现复杂多样,神经功能障碍与病变部位相关。缺血事件是烟雾病最重要的临床表现之一,由于进行性大血管闭塞导致的脑低灌注使得患者反复出现 TIA 或缺血脑卒中。最常见的缺血性症状是偏瘫,其次是言语障碍和半球感觉异常。自发性颅血多见于成年患者,出血主要有两方面的原因。一是烟雾病血管脆弱,在血流动力引起的烟雾血管压力增加,导致破裂出血,主要发生在基底节、丘脑等。二是形成动脉瘤破裂导致的蛛网膜下腔出血。其他临床表现还包括认知功能障碍、癫痫运动或头痛等。

北京天坛医院采集了 128 名保守治疗的以出血为表现的烟雾病患者据,对其自然病史进行了分析[105]。在 10.1(1~27)年的中位随访时间中每年发生率为 4.5%。在长期随访中,再次出血的风险不断增加,5 年为 7.8%,10 年时为 22.6%,15 年时为 35.9%。缺血性脑卒中年平均发病率为 0.3%。吸烟($P = 0.04$)是再出血的独立危险因素。再出血($P = 0.02$)和高血压($P = 0.04$)与死亡率增加相关。出血性烟雾病中再出血事件常见,也是死亡的主要原因。小儿烟雾病患者表现出不同程度的认知障碍。北京天坛医院赵继宗院士团队前瞻性地纳入了 21 例小儿烟雾病患者,分析了患者的认知能力与脑灌注状态的相关性。其中 15 名(71.4%)显示不同严重程度的认知缺陷。9 名(42.9%)患者表现出整体认知障碍,脑梗死与较差的感知推理能力有关[106]。

4. 影像学诊断

(1) DSA 为诊断 MMD 的金标准,能准确反映脑内血管狭窄或受损的程度,且能更清晰了解颅脑血管行程、分支及其代偿侧支血管的扩张程度。还能准确判断颅内外血管代偿情况。在动脉期可见颅底密集的小血管影,能直观地观察到烟雾血管网的形成,对 MMD 诊断和分期有重要作用。烟雾病的分期建议采用广泛接受的 Suzuki 分期[96],根据脑血管造影表现将烟雾病分为 6 期(表 2-4)。

表 2-4　烟雾病或烟雾综合征患者的脑血管造影表现分期

分期	脑血管造影表现
I	颈内动脉末端狭窄,通常累及双侧
II	脑内主要动脉扩张,脑底产生特征性异常血管网(烟雾状血管)
III	颈内动脉进一步狭窄或闭塞,逐步累及大脑中动脉及大脑前动脉;烟雾状血管更加明显
IV	整个 Willis 环甚至大脑后动脉闭塞,颅外侧支循环开始出现;烟雾状血管开始减少
V	IV 期的进一步发展
VI	颈内动脉及其分支完全闭塞,烟雾状血管消失;脑的血供完全依赖于颈外动脉和椎 - 基底动脉系统的侧支循环

中国人民解放军第 307 医院段炼教授团队分析 301 例特发性 MMD 患者,研究发现侧支评分 <4 分的患者在术后随访中发生卒中的可能性更高,预后更差。这种新的 MMD 侧支循环分级系统与临床症状,血流动力学和治疗预后密切相关,并可能促进 MMD 患者的危险分层和预后预测[107]。

(2) 由于烟雾病动脉管壁弹性内膜增生,中膜纤维变性及无炎症细胞或脂质细胞浸润,高分辨率 MRI 多表现为管壁向心性增厚且增强后无或轻度强化。该特征性影像学表现可用于与动脉粥样硬化引起的管腔狭窄相鉴别。

(3) CTP 通常以对侧半球的感兴趣区作为参照,计算患侧与对侧灌注参数的相对值,以满足缺血组织血流情况的评估。CTP 参数中平均通过时间对缺血脑组织非常敏感,可有效评估脑缺血的严重程度,但对评价缺血损害程度和脑梗死的敏感性不如脑血流量和脑血容量。

5. 治疗及预后

由于病因不明,烟雾病尚无肯定有效的药物治疗,主要是用于对症支持治疗或围手术期管理。首都医科大学宣武医院对 30 例无搭桥手术史的缺血性烟雾病患者进行远隔缺血适应治疗,治疗后患者 TIA 发作频率显著降低($P < 0.01$),95% 的患者随访 PET 中表现为改善[108]。通过远隔缺血适应可能有利于控制缺血性烟雾病诱发的缺血事件,缓解症状和改善脑灌注。另外外科脑血管重建术也可以改善烟雾病患者的脑灌注,有效防治缺血性脑卒中,是目前烟雾病的主要治疗手段[100, 109]。近年来,其降低出血风险的疗效也逐渐得到证实。一项多中心前瞻性随机对照临床研究表明,脑血管重建手术能将 5 年再出血率从 31.6% 降至 11.9%[110]。目前,主流观点越来越倾向于对烟雾病采取积极的手术治疗。

(1)手术指征

手术指征主要包括:①Suzuki 分期 ≥ Ⅱ 期(Ⅴ ~ Ⅵ 期患者,存在尚未建立自发代偿的颈外动脉分支者)。②有与疾病相关的脑缺血(如 TIA、RIND、脑梗死、认知功能障碍、癫痫及头痛等)临床表现,或陈旧性脑梗死、微小出血灶、脑白质变性及脑萎缩等缺血相关的脑实质损害。③与疾病相关的颅内出血,排除其他原因。④存在脑血流动力学损害的证据。⑤排除其他手术禁忌证。

(2)手术方式

手术是目前最主要的烟雾病治疗方式,血管重建术式主要包括 3 类:直接血管重建手术、间接血管重建手术及联合手术。

1)直接血管重建手术:①颞浅动脉 - 大脑中动脉分支吻合术,最常用;颞浅动脉 - 大脑前动脉或颞浅动脉 - 大脑后动脉吻合术可作为补充或替代,当大脑中动脉分支过于纤细或者缺血区位于大脑前动脉或大脑后动脉分布区时选择应用。②枕动脉或耳后动脉 - 大脑中动脉分支吻合术,在颞浅动脉细小时可以选用。③枕动脉 - 大脑后动脉吻合术,主要改善大脑后动脉分布区的血流灌注,较少应用。直接血管重建术通过将颅外动脉直接与颅内动脉的皮质分支相吻合,可立即增加缺血脑组织的血流量,快速改善血流动力学状态。因直接血运重建术操作难度较大,需外科医生进行严格训练。在烟雾病的末期,或者年幼患者,皮质动脉管径较小,血管壁也更脆弱,使用直接血管重建术治疗难度很大。

2)间接血管重建手术的方式很多,较常用的包括:脑 - 硬脑膜 - 动脉血管融合术(Encephalo Duro Arterio Synangiosis,EDAS)、脑 - 肌肉血管融合术(Encephalo Myo Synangiosis,EMS)、脑 - 肌肉 - 动脉血管融合术(Encephalo Myo Arterio Synangiosis,EMAS)、脑 - 硬脑膜 - 动脉 - 肌肉血管融合术(Encephalo Duro Arterio Myo Synangiosis,EDAMS)、

脑 - 硬脑膜 - 肌肉 - 血管融合术（Encepho Duro Myo Synangiosis，EDMS）、多点钻孔术（Multiple Burr Holes，MBH）以及大网膜移植术（Omental Transplantation，OT）等。其中以 EDAS 和 EDAMS 最为常用。与直接血管重建术相比，间接血管重建术无须临时阻断大脑中动脉分支，操作相对简单，由于手术时间短，手术创伤小，因此更多用于儿童及病情复杂的成人患者。

3）联合手术是直接和间接血管重建手术的组合：目前，各种手术方式的疗效报道不一，且存在较大争议，缺乏高质量的循证医学证据。

（3）治疗进展

2019 年我国的一项多中心研究分析了 282 例小儿烟雾病患者的临床资料，其中 17 例接受了联合手术，47 例接受了直接血管重建手术，150 例接受了间接血管重建手术，68 例接受保守治疗[111]。在 35 例患者（12.4%）中观察到复发性脑卒中。接受手术治疗的患者中有 82.7% 获得了良好的转归（mRS 0～1 分），显著高于接受保守治疗的患者的结果（52.9% $P < 0.01$）。三种手术治疗方式对小儿烟雾病的长期临床结果相似。

北京天坛医院提出一种改良的脑 - 硬膜 - 骨膜 - 血管融通术（Encephalo Duro Periosteal Synangiosis，EDPS）用于烟雾病的大脑前动脉供血区血运重建[112]。并回顾性分析接受 EDPS 治疗的 9 名 MMD 患者，随访期间 5 例患者的转归有所改善，3 例患者病情稳定和 1 例患者出现脑出血。EDPS 可在大多数患者中显著改善额叶的脑血流灌注，而不会增加与手术相关的风险。

烟雾病手术后针对神经功能的治疗措施至关重要，Zhao 等[113]对 2017 年 3 月至 2019 年 3 月在河南省人民医院确诊的 54 例成年烟雾病患者进行了自体骨髓干细胞动员联合抗感染治疗。研究发现，烟雾病患者自体骨髓干细胞动员结合地塞米松抗炎及血运重建后抗感染治疗可促进神经功能的恢复，促进新血管的形成，并且可以减少炎症发生，改善患者的生活质量。

天津医科大学总医院展开一项纳入了 27 项研究的 meta 分析，针对不同搭桥手术治疗方式以及保守治疗对烟雾病的治疗效果展开研究[114]。与保守治疗相比，手术组在降低未来脑卒中事件的风险方面更具优势（$P < 0.001$）。此外，手术组还具有增加脑血流灌注（$P < 0.001$）。直接血运重建的效果优于间接血运重建（$P < 0.01$）。因此，在有症状烟雾病的患者中，搭桥手术比保守治疗更有效，降低脑卒中风险。另外就搭桥手术方式而言，直接搭桥比间接搭桥更能减少脑卒中的风险。

脉络膜侧支吻合与烟雾病患者的出血复发有关。南京大学医学院附属鼓楼医院张冰教授团队回顾性研究纳入了 39 名在血管造影诊断为 Moyamoya 疾病的患者，48.7%（19/39）的患者发生了同侧复发性出血。复发性出血患者的脉络膜侧支吻合（94.8% 比

60.0%，$P=0.02$）和脉络膜后外侧动脉吻合的发生率更高（78.9%比25.0%，$P<0.01$）。脉络膜后外侧动脉吻合与复发性出血相关（$P<0.01$）。脉络膜侧支吻合是成人 Moyamoya 病复发性出血的重要原因，脉络膜后外侧动脉吻合是复发的重要危险因素[115]。

（4）治疗相关并发症

围手术期可能出现的并发症包括感染、颅内出血、缺血性脑卒中、高灌注综合征等。总体上，直接、间接和联合血运重建的围手术期脑卒中的发生率在4.4%～10%，可逆缺血性事件发生率为6.1%。烟雾病的预后与多种因素有关，如发病年龄、血管的病变发展速度及范围、神经系统症状等。整体而言，烟雾病预后良好，但表现为急性出血和脑梗死的患者病死率较高，且发病年龄越早，相对预后越差。

北京天坛医院回顾了2009年至2015年期间，接受手术治疗的465例烟雾病患者，其中有11例（2.4%；ICH = 9，IVH = 2）发生了术后出血[116]。经分析发现，术前高血压，CTP分期 > Ⅲ期和后循环受累是烟雾病直接或联合血运重建后术后 ICH 的独立危险因素。但在经过适当的围手术期管理后，术后 ICH 与术后短期和长期神经功能状态变化无显著相关性。

此部分参考文献请扫码：

三、脑卒中康复治疗进展

（一）脑卒中康复治疗现状

目前脑卒中的康复越来越得到医学界的重视。康复科医生、治疗师和护士团队对脑卒中的康复干预不断增强，康复科与神经内科、神经外科、急诊、影像科等科室的联动也日益增多。重视临床早期康复，建立急性期卒中单元、综合卒中单元、卒中康复单元等。也注重亚急性期、恢复期和慢性期的全过程康复，以最终回归家庭和独立生活为目标。已逐步建立由综合医院急诊、神经内科或卒中单元（急性期），综合医院康复医学科或康复专业机构（亚急性期、恢复期），社区康复（稳定期、后遗症期）构成的脑卒中三级康复医疗体系。

结合欧美脑卒中康复指南和专家共识,国内陆续推出中国脑卒中康复指南和指导规范,使全国脑卒中康复医疗工作日渐规范,并逐步达到同质化。

在脑卒中康复评定方面,除常规的运动、感觉、语言、吞咽、认知、情感等行为学量表评定以外,计算机辅助评定也变得越来越广泛。一些医院也开展了脑卒中康复机制层面的评估,例如利用多模态脑功能成像技术、脑电、运动诱发电位等揭示脑卒中功能障碍的机制,从而选择基于机制有针对性的康复训练方法。

在脑卒中康复治疗方面,除常规的神经促进技术、运动再学习、目标导向性训练、强迫性运动训练、运动想象、Schuell 语言训练、旋律语调疗法、认知训练、吞咽训练等行为学训练外,功能性电刺激、生物反馈、神经调控技术(经颅磁刺激、经颅电刺激)、基于新的理论如镜像神经元康复训练技术、基于最新认知训练技术,以及康复机器人、虚拟现实技术等也逐步被大家了解和使用。脑卒中康复越来越走上了基于神经环路重塑和力求"知其所以然"的多学科交叉融合的发展之路。

(二)脑卒中康复治疗进展

2019 年国内脑卒中康复领域取得了一些新进展,包括康复评定和治疗技术,比较新颖也较实用,现介绍如下:

1. 扩展 Barthel 指数

日常生活活动能力(Activities of Daily Living, ADL)评定是脑卒中患者功能评定中的基本内容之一,常用的 Barthel 指数(Barthel index, BI)和改良 Barthel 指数(Modified Barthel Index, MBI)仅对运动和活动功能进行了评估,具有明显的天花板效应。扩展 Barthel 指数(Extended Barthel Index, EBI)涵盖了运动、认知、社会等功能评估,更为全面。EBI 评估的项目有:进食和饮水、修饰、穿衣/脱衣、沐浴、轮椅 – 床间转移、行走、上下楼梯、如厕、大便控制、膀胱控制、理解力、表达、社会交往、解决问题、记忆力、定向力、视觉能力。该量表在国外应用较多,国内相关研究和应用较少。国家康复辅具研究中心的毕胜教授等[1,2]对 EBI 在脑卒中患者(包括缺血性和出血性脑卒中)日常生活活动能力评定中的信度和效度进行了研究。信度研究结果显示,EBI 量表应用于脑卒中患者(未区分类型)康复评定具有良好的重测信度及评测者间信度。效度研究共纳入 30 例脑卒中患者,将 EBI 的运动功能部分、认知功能部分分别与 BI、MBI 和简易智力状态检查(Mini-mental State Examination, MMSE)评分进行了 Spearman 相关分析,结果显示 EBI 量表评分与 BI、MBI 和 MMSE 评分具有高度相关性(相关系数分别为:0.915、0.949、0.879,$P < 0.01$),说明 EBI 量表具有良好的效度,从某种程度上体现了脑卒中患者的运动、认知功能状态,可以更全面地评定脑卒中患者的 ADL 能力。

2. 实时超声弹性成像技术

实时超声弹性成像技术（Real-time Ultrasound Elastography）是评价软组织力学特性的有力工具。北京大学第一医院的一项前瞻性研究[3]探讨了实时超声弹性成像技术在评估单侧脑卒中轻度偏瘫患者（文中未明确脑卒中类型）康复训练前后跟腱性能中的应用。该研究共对 24 例患者进行了为期 9 周的康复治疗，在治疗前和治疗后 3、6、9 周分别进行 2D 超声扫描、实时超声弹性成像技术和临床功能评估（包括 10 米步行测试和起立行走试验）。研究结果显示在整个训练过程中，2D 超声扫描得到的跟腱长度、实时超声弹性成像技术评估下得到的弹性得分和应变率变化与临床功能参数的变化具有良好的相关性，提示在跟腱性能动态实时评估中，2D 超声扫描与 RTE 评估是非常有前景的非侵入性评估方法。

3. 基于肌肉协同肌电模式识别的功能性电刺激

功能性电刺激（Functional Electrical Stimulation，FES）在辅助脑卒中后运动功能恢复方面有着良好的前景，但程式化刺激模式制定方法的缺乏限制了 FES 的临床疗效。2019年，来自上海交通大学的研究者[4]发表了关于"基于肌肉协同肌电模式识别的 FES（Synergy－Based FES）"的前瞻性临床研究，检验了 Synergy－Based FES 技术在缺血性脑卒中患者上肢运动功能恢复中的有效性。该研究分为两部分，第一部分纳入 3 名缺血性脑卒中患者，观察 Synergy－Based FES 在改善运动动力学方面的瞬时效果，发现 Synergy－Based FES 能够提高肩肘运动的峰值速度；第二部分同样纳入 3 名患者，进行了为期 5 天，每天 1 小时的 Synergy－Based FES 辅助下任务训练，结果显示，治疗后患者 Fugl－Meyer 得分和运动动力学指标都优于治疗前。Synergy－Based FES 是 FES 技术在脑卒中运动功能治疗方面的一个潜在发展方向。

4. 高分辨率经颅直流电刺激的应用

高分辨率经颅直流电刺激（High Definition transcranial Direct Current Stimulation，HD－tDCS）是神经调控技术的研究热点之一。香港中文大学的一项研究[5]结合使用 HD－tDCS 与脑电图/肌电图技术，比较了阳极、阴极和空白电极作用于损伤侧初级运动皮质的 HD－tDCS 在单侧脑卒中患者（包括缺血性和出血性脑卒中）皮质－肌肉一致性调控中的效果。该研究为一项前瞻性、单盲、随机对照、交叉研究，共纳入 11 名患者，在 10－min 1－mA HD－tDCS 干预前后分别进行腕部等长收缩任务训练，任务训练过程中对皮质－肌肉一致性、皮质振荡功率谱密度等参数进行分析，不同干预间的洗脱期为一周以上。结果显示，阳极 HD－tDCS 刺激显著改善了患者的皮质－肌肉一致性，而阴极和空白电极刺激未产生显著影响。

5. 运动训练与营养有机结合

优质蛋白与碳水化合物的摄入是运动功能恢复的基础，豆奶作为一种常见的经济、便捷、易消化食品,能够提供丰富的优质蛋白与碳水化合物。中国台湾地区的台北护理健康大学的一项前瞻性研究[6]探讨了脑卒中恢复期患者(文中未明确脑卒中类型)康复训练后立即饮用豆奶与运动功能恢复的关系。该研究使用随机、双盲设计,共纳入 22 名患者,干预 8 周,每周 3 次。豆奶添加组患者每天完成运动训练和作业治疗后分别立即饮用 250ml 豆奶,安慰剂组患者在相同时间饮用等量甜水。与安慰剂组相比,豆奶添加组患者的握力、8 分钟步行速度、6 分钟步行距离均有显著改善。该研究为临床脑卒中康复运动训练与营养支持结合的模式提供了科学依据,但样本量较小,需要进一步的研究进行验证。

6. 多模式引导下环咽肌失弛缓症的肉毒毒素注射

脑卒中后吞咽障碍的发生率为 37% ~78% ,其中由环咽肌失弛缓症引起吞咽障碍占比是 5.7% 。环咽肌失弛缓症既可表现为松弛幅度减少或无松弛,也可表现为松弛持续时间缩短,导致通过食管的食物减少或不能通过,增大了渗漏及误吸的风险。环咽肌失弛缓症可引起吸入性肺炎、脱水、营养不良、窒息等并发症,降低患者的生活质量。目前针对环咽肌失弛缓症的干预措施包括常规吞咽康复训练、吞咽神经肌肉电刺激、环咽肌导管球囊扩张、A 型肉毒毒素注射和手术切开。A 型肉毒毒素注射具有疗效明显、微创、可重复注射、安全等优势,作为一种新的治疗技术,近年来在国内广泛用于保守治疗无效的环咽肌失弛缓症。由于环咽肌解剖位置较深,周围毗邻许多重要结构,如甲状腺、颈部大血管、颈丛神经等,且应避免注射到咽缩肌等其他肌群。因此需要引导技术对其准确定位,目前的主要注射引导技术包括内镜引导、肌电图引导、CT 引导、超声引导、球囊引导等,每种方法各有优缺点。

肌电图引导需要体表定位后经皮插入电极,进针过程损伤周围组织的机会大,且定位环咽肌困难;单纯超声引导较难观察到环咽肌的位置;内镜引导需要在麻醉或者镇静下经喉镜进行,对身体情况较差的患者很难实施;CT 引导的方式具有辐射性,较难实时动态显像,需要放射科等相关科室配合。2019 年中山大学附属第三医院温红梅等采用超声 + 肌电图 + 球囊三种方式联合引导,对一例延髓右侧急性梗死后吞咽障碍患者(65 岁、男性)进行环咽肌肉毒毒素注射,将超声探头置于颈前右侧,可见球囊,在超声引导下,插入肌电图针,到达环咽肌处时,嘱患者吞咽,可见及听到肌电信号的变化,注射 50U(用生理盐水稀释至 0.5ml)A 型肉毒毒素(保妥适);2 周后在颈前左侧注射 50U(用生理盐水稀释至 0.5ml)A 型肉毒毒素。肉毒毒素注射前,吞咽造影检查示:环咽肌基本不开放,食物难以通过食道。肉毒毒素注射后,吞咽造影检查时:环咽肌开放尚可,食团顺利通过食道。三种方式联合引导定位方法取长补短,优势互补,创新性地实现了环咽肌的经皮精准定位及注射，且疗效显著[7]。

7. 经颅磁刺激在吞咽障碍康复中的新应用

重复经颅磁刺激（repetitive Transcranial Magnetic Stimulation，rTMS）是近十几年发展起来的一种治疗手段，近年来被越来越多地用于脑卒中后功能障碍的治疗。rTMS 无创、不良反应少、操作简单，为临床上治疗脑卒中后吞咽障碍提供了新的治疗手段。

近年来 rTMS 已广泛应用于吞咽障碍的临床康复中，其最常用的治疗原则可被归纳为"健侧抑制，患侧兴奋"，这一原则的理论基础是半球间的竞争模型。但"半球间竞争模型"并非唯一的大脑功能重建模型。曼彻斯特大学有学者认为卒中后吞咽功能的恢复有赖于健侧大脑半球的代偿而非患侧大脑半球功能的重塑，即健侧代偿模式。为了更好地描述脑卒中后恢复过程中受损侧大脑半球及非受损侧大脑半球的关系，有学者提出了"双相平衡恢复模型"。在此模型中，引入了一个新参数"结构保留度"，即卒中后神经通路及连接的保留程度。结构保留度高则半球间竞争模式较代偿模式更占优势，而代偿模式在结构保留度较低时占优势。

基于上述理论，国内学者近年来开展了多项相关研究。青岛大学附属医院欧阳瑶等人探讨了高频 rTMS 对健侧大脑半球舌骨上肌群皮质对应区的兴奋作用，以及对单侧大脑半球卒中后患者吞咽障碍的疗效。将 40 例脑卒中患者（包括缺血性和出血性脑卒中，病程 >2 周）随机分为试验组和对照组，试验组采用 5Hz 高频经颅磁刺激健侧大脑舌骨上肌群皮质对应区结合传统吞咽康复训练，对照组仅予以传统吞咽康复训练，治疗后两组患者的表面肌电图（surface Electromyogram，sEMG）的吞咽时程和最大波幅，吞咽造影（Video Fluoroscopic Swallowing Study，VFSS）评分，标准吞咽功能评价量表（Standardized Swallowing Assessment，SSA），渗漏－误吸量表（Penetration Aspiration Scale，PAS）较治疗前均有改善，试验组的改善程度较对照组明显。研究结果表明采用 5Hz 高频经颅磁刺激健侧大脑半球舌骨上肌群皮质对应区，可有效地改善单侧大脑半球卒中后患者的吞咽障碍[8]。

东南大学附属中大医院蔡倩等则采用高频 rTMS 刺激双侧大脑半球下颌舌骨肌皮质代表区治疗脑卒中后吞咽障碍，将 60 例脑卒中患者（包括缺血性和出血性脑卒中，年龄 40～80 岁，脑卒中病程及吞咽障碍持续时间为 1～2 个月）分为双侧刺激组、单侧刺激组及对照组，每组 20 例。3 组患者均给予常规吞咽功能训练，双侧刺激组在吞咽训练基础上对双侧大脑半球下颌舌骨肌皮质代表区进行高频（10 Hz）rTMS 刺激，单侧刺激组则对患侧大脑半球下颌舌骨肌皮质代表区进行高频（10 Hz）rTMS 刺激。健侧相同刺激点给予安慰性磁刺激，对照组则在双侧大脑半球相同位置给予安慰性磁刺激。于治疗前、治疗 2 周后分别 SSA、吞咽障碍结局和严重度量表（DOSS）及 PAS 评定 3 组患者吞咽功能改善情况。研究结果显示双侧高频 rTMS 刺激能有效改善脑卒中患者吞咽功能，其疗效优于单侧高频 rTMS[9]。

南京医科大学附属常州第二人民医院学者探讨 rTMS 结合神经肌肉电刺激(Neuro-muscular Electrical Stimulation,NMES)治疗卒中后吞咽障碍的效果,他们将脑卒中患者(包括缺血性和出血性脑卒中,年龄 50~75 岁,病程 < 2 个月)分为四组,假刺激 rTMS + NMES 组、患侧 10HZ rTMS + NMES 组、健侧 1HZ rTMS + NMES 组、双侧 10HZ rTMS + NMES 组。于治疗后和治疗一个月后采用吞咽困难分级量表(Degree of Dysphagia,DD)和 DOSS 评估吞咽功能。研究结果提示 rTMS 能显著提高患者吞咽功能,双侧高频刺激疗效显著优于单侧刺激[10]。

尽管有许多研究表明 rTMS 可以改善卒中后吞咽功能,但目前仍有许多问题尚未明确:rTMS 如何改善吞咽功能;治疗效应如何得以持续;最佳刺激部位的确定及如何精准定位;rTMS 治疗卒中后吞咽障碍的最佳刺激参数如何设定。因此关于 rTMS 治疗卒中后吞咽障碍仍需广大学者进一步深入研究,使其更好地应用于临床。

8. 辣椒素在脑卒中后吞咽障碍中的应用

在一项随机双盲对照试验中,苏州大学附属第一医院采用天然辣椒素治疗脑卒中后吞咽障碍,将 60 名脑卒中(包括缺血性和出血性脑卒中,年龄大于 55 岁,病程 1 周内)患者随机分为辣椒素干预组和对照组,辣椒素干预组接受辣椒素的刺激,对照组给予安慰剂刺激,3 周后辣椒素干预组的容积黏度测试(Volume-Viscosity Swallow Test,V – VST),进食评估问卷调查工具 – 10(Eating Assessment Tool,EAT – 10),SSA,饮水试验(water swallow test)较对照组均明显改善,研究结果表明天然辣椒素可促进脑卒中吞咽困难患者吞咽功能的恢复。天然辣椒素刺激是一种低成本、易开展、安全的治疗脑卒中后吞咽障碍方法[11]。

9. 长期留置鼻胃管对老年性脑卒中后吞咽障碍患者吞咽功能的影响

福建医科大学附属第一医院的一项研究探讨了长期留置鼻胃管对老年性脑卒中(包括缺血性和出血性脑卒中)后吞咽障碍患者吞咽功能的影响。30 名老年性脑卒中吞咽障碍患者(年龄大于 60 岁),留置鼻胃管均超过 2 个月,在拔管前和拔管后 5 小时进行吞咽造影检查,拔管后功能性吞咽障碍量表评分(Functional Dysphagia Scale,FDS)、咽期运送时间、会厌谷及梨状窦残留情况、PAS 均较拔管前明显改善,结果提示长期留置鼻胃管对老年性脑卒中后吞咽障碍患者的吞咽功能存在消极作用,其影响主要在咽期[12]。

10. 肩手综合征的康复治疗

肩手综合征(Shoulder Hand Syndrome,SHS)是脑卒中后偏瘫患者常见并发症,多发生于脑卒中患病后 1~3 个月,严重影响脑卒中患者上肢运动功能恢复。肩手综合征主要临床表现包括患侧上肢水肿、肩手疼痛、肩关节半脱位及关节活动功能受限等。如不给予及时有效干预,容易导致患者偏瘫,侧肩及手部永久性畸形,严重时患者手部功能可能完全丧失。目前关于肩手综合征的确切发病原因尚未明确,临床亦无特效治疗手段。

山东省荣成市人民医院卢红玉等的研究将 90 例缺血性脑卒中后 SHS 患者(肩手综合征分期为 I 期,即急性期)分为观察组及对照组,每组 45 例,2 组患者均在积极治疗原发病基础上辅以常规康复训练及患肢局部低频电刺激,观察组患者还给予经颅超声治疗。于治疗前、治疗 4 周后分别采用疼痛视觉模拟评分法(Visual Analogue Scale,VAS)、Fugl - Meyer 运动功能量表上肢部分及 Barthel 指数对两组患者患侧上肢水肿、疼痛程度、运动功能及日常生活活动能力进行评定。研究结果表明低频电刺激联合经颅超声治疗能进一步缓解脑卒中后肩手综合征患者患肢水肿及疼痛程度,促进患肢功能及 ADL 能力改善。并且患者在治疗过程中均能耐受,均未出现明显不良反应[13]。

上海市公惠医院朱韫钰等采用肌内效贴结合常规康复训练治疗脑卒中后 SHS 患者(包括缺血性和出血性脑卒中,年龄 40 ~ 75 岁;肩手综合征分期为 I 期,即急性期;病程≤60 天),治疗 3 周后试验组的 VAS 评分和手部肿胀程度与对照组相比显著改善,肌内效贴结合常规康复训练可有效地缓解脑卒中后肩手综合征的患肢疼痛,并减轻水肿[14]。

除了非侵入性的治疗外,广西壮族自治区江滨医院黄澄等采用 B 超引导下星状神经节阻滞辅助治疗脑卒中后肩手综合征患者(包括缺血性和出血性脑卒中,脑卒中后 3 个月内发病,卒中部位均在大脑中动脉供血区域,年龄 45 ~ 75 岁),治疗 14 天后患者自我妨碍量表(Self Handicapping Scale,SHS)、VAS 和 Fugl - Meyer 评定量表(Fugl - Meyer Assessment,FMA)评分明显改善,治疗总有效率高于对照组,该技术对肩手综合征的疗效确切,能够显著地改善患者患侧上肢水肿、疼痛及上肢运动功能[15]。

11. 脑卒中肩痛康复治疗

偏瘫侧肩痛是脑卒中患者常见症状,可发生在脑卒中后任何时期,以 2 周至 2 个月内发病居多,发生率为 31% ~ 84%。患者偏瘫侧肩关节有明显压痛点,在被动活动甚至静止时也会出现疼痛,疼痛抑制肌肉收缩,使主动活动更加困难,这种恶性循环严重阻碍患者上肢功能、心理功能和康复治疗的信心,且常规物理治疗及止痛药物不能有效缓解。近年来超声引导下注射治疗被用于偏瘫肩痛的治疗,疗效确切。

广西壮族自治区人民医院刘夕霞等利用肌骨超声诊断技术探索脑卒中后偏瘫肩痛的病因组成特点,并探讨超声引导下注射治疗对脑卒中偏瘫肩痛的康复治疗效果,主要治疗手段包括关节腔的积液抽吸,腱鞘、滑囊内或关节腔内药物注射。该研究显示,在 50 例脑卒中后偏瘫肩痛患者(包括缺血性和出血性脑卒中,发病 6 个月以内,且为首次脑卒中发病,单侧肢体瘫痪)中,肱二头肌长头肌腱积液或炎症占比最高(25 例,50%),其次为肩峰

下 - 三角肌下滑囊积液或炎症(24 例,48%)。上述病因在大部分病例中通常两种或三种合并存在,相互促进影响,导致肩痛加重及各方向活动度均减低。观察组采用超声引导下注射治疗,治疗后观察组患者 VAS 和 FMA、ADL 的评分及肩关节活动度较对照组改善显著[16]。

在一项回顾性队列研究中,来自浙江大学医学院附属邵逸夫医院的学者比较了肩峰下三角肌下滑囊注射类固醇激素和 A 型肉毒毒素治疗脑卒中后偏瘫肩痛的治疗效果。研究纳入 38 例脑卒中患者(包括缺血性和出血性脑卒中,肩痛病程大于 2 个月,VAS 评分 >3 分),A 型肉毒毒素注射组 18 人,类固醇激素注射组 20 人,注射后两组患者 VAS 评分均较前明显改善,两组间的 VAS 评分和 FMA 评分改善情况的差异无统计学意义。治疗后随访期间未见任何副作用。研究证实肩峰下三角肌下滑囊注射 A 型肉毒毒素跟注射类固醇激素一样能减轻偏瘫肩痛。[17]

除腱鞘、滑囊内或关节腔内药物注射外,超声引导下肩胛上神经阻滞也被用于治疗脑卒中后偏瘫肩痛。南通大学附属海安医院朱小兰等将 92 例脑卒中后肩关节疼痛(包括缺血性和出血性脑卒中,发病时间 <1 年)患者随机分为两组,每组 46 例。干预组在超声引导下将罗哌卡因和复方倍他米松的混合液注射到肩胛上神经周围以治疗偏瘫肩痛,对照组采用超声引导下肩胛上神经注射 0.9% NaCl 溶液。研究结果表明超声引导下肩胛上神经阻滞是治疗偏瘫肩痛患者安全有效的方法[18]。

超声引导下注射治疗偏瘫肩痛显示了良好的治疗作用,也有学者报道电刺激、针刺、神经肌肉关节促进技术等也能改善偏瘫肩痛。南京医科大学第一附属医院在一篇荟萃分析中指出电刺激可能是有效管理脑卒中偏瘫肩痛的方法,可能有助于改善日常活动能力及肩关节外旋[19]。江苏省中西医结合医院探讨了针刺联合神经肌肉关节促进技术治疗脑卒中偏瘫肩痛的疗效,40 名脑卒中偏瘫肩痛患者(包括缺血性和出血性脑卒中,年龄 35~85 岁,病程 2 周至 6 个月)被随机分为治疗组和对照组,治疗组接受针灸联合神经肌肉促进疗法,对照组只接受针灸治疗,治疗后治疗组的 VAS 评分、FMA 评分、被动关节活动度(Passive Range Of Motion,PROM)改善情况明显优于对照组,针刺联合神经肌肉关节促进技术可改善偏瘫肩痛患者的上肢运动功能,缓解疼痛,增加关节活动度,效果优于单独针刺[20]。

12. 中枢痛康复治疗

脑卒中后出现的与损伤区域相关并排除其他原因引起的疼痛,被称为脑卒中后中枢性疼痛(Central Poststroke Pain,CPSP),发病率有 2%~25%,最早可在脑卒中发生后的几天内出现,并且迁延至数月,甚至数年,严重影响患者的活动能力及生活质量。CP-SP 在临床上诊断率低,其产生的机制尚不明确,导致 CPSP 的预防和治疗方面存在一定的限制。目前主要以神经病理性疼痛治疗药物为主,但口服药物疗效不确定,且有较多不良反应,并可能引起药物依赖,故推荐等级不高。中国人民解放军空军军医大学第一附属医院孙玮等人观察 rTMS 对 CPSP 的治疗效果,并探讨其作用机制。选取脑卒中 CPSP 患者(包括缺血性和出血性脑卒中,年龄 18 ~ 60 岁,CPSP 病程 > 1 个月,Brunnstrom 分期 ≥ Ⅱ 期)40 例,分为治疗组和对照组,每组 20 例。治疗组给予患侧大脑初级运动皮质(M1 区)rTMS,刺激频率为 10 Hz,刺激强度为 80% 静息运动阈值,对照组给予假刺激。每周 6 次,共治疗 4 周。经治疗后治疗组患者的目测类比法 VAS 评分、患侧静息运动阈值(Resting Motion Threshold,RMT)、皮质静息期(Cortical Silent Period,CSP)及运动诱发电位(Motor Evoked Potential,MEP)潜伏期较对照组显著改善。结果提示高频 rTMS 可减轻脑卒中后中枢性疼痛,作用机制可能是提高了脑卒中患者患侧大脑皮质的兴奋性[21]。

13. 心脏及呼吸功能康复治疗

随着临床对呼吸功能康复逐渐重视,脑卒中患者心脏及呼吸功能康复已成为当前研究热点,现有研究显示心脏及呼吸康复在提高脑卒中患者运动功能恢复、呼吸肌力量、增强咳嗽能力、降低卒中相关肺炎发病率、改善吞咽功能和心理状态等方面均具有一定疗效。

中国康复研究中心(北京博爱医院)、首都医科大学的邹国盛等进行的前瞻性研究选取脑卒中恢复期患者 100 例,分为对照组和观察组。对照组常规康复治疗,观察组在此基础上给予心肺康复治疗。结果显示治疗后,观察组 FMA 评分明显高于对照组;SAS 和 SDS 评分明显低于对照组;观察组用力肺活量(Forced Vital Capacity,FVC)、1 秒用力肺活量(Forced Expiratory Volume in 1st second,FEV1)和 FEV1/FVC 均高于对照组。各组比较均有统计学差异。研究证实心肺康复能进一步促进脑卒中患者运动功能恢复,改善心理状态,增加肺功能[22]。

安徽医科大学第二附属医院康复医学科的付娟娟等在常规康复的基础上增加体表膈神经电刺激治疗脑卒中患者(年龄 30 ~ 70 岁,病程 3 ~ 12 周),治疗 4 周后治疗组的 FVC、FEV1、峰值呼气流速(Peak Expiratory Flow,PEF)、最大呼气压(Maximal Expiratory Pressure,MEP)、最大吸气压(Maximal Inspiratory Pressure,MIP)较对照组提高更多,研究结果表明体表膈神经电刺激可改善恢复期脑卒中患者肺通气功能及吸气肌肌力[23]。南京医科大学附属江宁医院刘建华等的研究结果也显示体外膈肌起搏治疗后,患者呼吸功能得到改善,脑卒中后疲劳缓解[24]。广州市番禺区中心医院的刘超等将 64 例脑卒中患者(病程 > 14 天,年龄 50 ~ 80 岁,伴有肺部感染)分为对照组和治疗组,对照组给予常规呼吸内科治疗,治疗组在对照组治疗方案的基础上增加呼吸神经生理促进疗法和外膈肌起搏器(功能性电刺激)。2 组患者均每周治疗 6 次,共治疗 3 周。于治疗前和治疗 3 周后(治疗后)分别对 2 组患者进行血气分析,包括动脉血氧分压(PaO_2)、动脉血二氧化碳分压($PaCO_2$),动脉血氧饱和度;C 反应蛋白(C - Reactive Protein,CRP);B 超检查(平静呼气末与平静吸气末的膈肌移动度、用力呼气末与用力吸气末的膈肌移动度、平静呼气末与吸气末时膈肌厚度差值)和肺功能评估(FEV1、FVC)等评估。研究结果表明呼吸神经生理促进疗法结合功能性电刺激(体外膈肌起搏治疗)可以明显改善脑卒中后呼吸功能,提高膈肌移动度和厚度降低肺感染风险[25]。

武汉市第四医院的杨涛等研究了呼吸康复训练治疗重症监护病房内出血性脑卒中相关性肺炎(Stroke Associated Pneumonia,SAP)的临床疗效,60 例自发性脑出血所致 SAP 患者(基底节脑出血,并在出血后 24 小时内行微创血肿清除术,脑出血量大于 30ml)分为观察组及对照组,每组 30 例。2 组患者均给予控制血压、减轻脑水肿、抗感染、营养支持及吞咽功能训练等干预。观察组患者在上述基础上辅以呼吸康复训练。于治疗前、治疗 7 天及 14 天时检测 2 组患者白细胞计数、血降钙素原水平及肺功能,并于治疗 7 天及 14 天时评定 2 组患者临床疗效,同时记录对比 2 组患者住院期间抗生素持续使用时间、ICU 住院时间及病死率等。结果显示在常规干预基础上辅以呼吸康复训练能明显提高脑出血所致 SAP 患者临床疗效,缩短抗生素疗程及 ICU 住院时间[26]。

14. 语言障碍康复

语言(language),即通过应用符号达到交流,包括对符号的运用和接受能力。失语症是脑卒中后的主要语言障碍,指对语言符号的感知、辨别、理解、运用及表达等功能受损或丧失,多因大脑语言中枢或语言相关区域损伤所致。

常用失语症康复训练方法包括:Schuell 法、阻断去除法、强迫性诱导失语症治疗(Constraint Induced Aphasia Therapy,CIAT)以及计算机辅助语言训练等。随着脑科学的发展,失语症康复出现了一些新见解和技术方法,如下:

(1)神经调控技术

首都医科大学康复医学院,中国康复研究中心(北京博爱医院)神经康复科陶媛媛等研究者纳入了 32 例恢复期脑卒中后失语症患者,常规语言训练同时,16 例给予左侧额下回(L - IFG)阳极经颅直流电刺激(transcranial Direct Current Stimulation,tDCS),16 例给予假 tDCS,1 天 1 次。2 周后,观察到 tDCS 阳极刺激左侧额下回对视觉和听觉通道的命名能力均有显著改善作用[27]。

最近,rTMS 对于脑血管意外失语症患者语言障碍显示出有益的作用。rTMS 可以通过调节刺激参数恢复大脑左右半球的平衡生理状态。低频 rTMS(≤1Hz)通常用于降低皮质兴奋性,而高频 rTMS(≥5Hz)则可促进皮质兴奋性。海南医学院第二附属医院康复治疗科,南京中医药大学,华中科技大学同济医学院附属同济医院康复医学科王莉等研究者纳入脑卒中后亚急性期非流利性失语症患者 45 例,常规语言训练同时,随机分为三组,0.5Hz 组、1Hz 组、伪刺激组,右侧额下回三角部低频 rTMS 干预,1 天 1 次,10 天后,观察到 1Hz 及 0.5Hz 的 rTMS 均可有效改善脑卒中后亚急性期非流利性失语症患者的语言功能,0.5HzrTMS 在改善患者听觉理解能力方面较优,1HzrTMS 在改善患者自发言语能力方面较优,且安全性均良好[28]。成都中医药大学有研究者[29]对 rTMS 脑血管意外后失语症的国内外发表文献进行了一项荟萃分析,提示了 rTMS 在脑卒中失语症患者中应用的安全性和前景。

（2）传统中医技术

华北理工大学附属医院、开滦总医院赵各庄医院、中国人民解放军第二五五医院杨艳君等[30]研究者纳入 96 例缺血性脑卒中后失语症患者,对照组给予常规辨证取穴,治疗组给予针刺八脉交会穴,两组均接受 Schuell 语言训练。12 周后,观察到针刺八脉交会穴联合 Schuell 语言训练可以明显改善脑卒中失语症患者的语言理解及表达能力、语言沟通能力和脑动脉的血流速度。

（3）其他方法

吉林大学第一医院康复医学科的研究者[31]通过将 40 例脑卒中失语症患者,分为对照组和实验组。常规语言训练同时,试验组给予注意力训练。5 周后,评估两组患者自发言语,听觉理解,重复和命名,计算失语症商（Aphasia Quotient,AQ）。观察到逐步的 5 周注意力训练可以改善脑卒中失语症患者的语言功能,尤其是听力理解和命名的功能。

复旦大学附属华山医院康复医学科孙长慧等[32]研究者纳入了 40 例符合入组标准的脑卒中后 Broca 失语症患者,治疗组（20 例）进行改编的旋律语调治疗,对照组（20 例）进行常规言语康复训练。治疗时间每日 1 次,每次 30 分钟,每周 5 天,20 次为 1 个疗程,连续治疗 3 个疗程。观察到以有语调和节奏的训练词库的旋律语调治疗可以更有效地改善脑卒中后 Broca 失语症患者的言语功能及日常生活的语言沟通能力。

南京医科大学附属脑科医院康复医学科、西南大学、上海中医药大学康复医学院的研究者[33]纳入 42 例脑卒中患者,探讨基于镜像神经元理论的运动观察疗法对于改善脑卒中后失语症患者的语言功能。观察动作每天 2 次,每周 5 天。连续 4 周接受 30 分钟常规语言治疗基础上增加 10 分钟的语言治疗和 20 分钟的基于镜像神经元理论的运动观察疗法,对照组仅给予常规语言康复训练,观察到运动观察疗法可以显著增加脑卒中患者语言功能的恢复。

15. 认知障碍康复

脑卒中后认知障碍,轻、中度患者会出现注意力下降、反应延迟以及记忆力减退等症状,决策以及推理方面较为困难,重度患者主要表现为血管性痴呆,不但存在重度记忆力以及思维障碍,同时还存在重度表述以及语言理解障碍。

随着脑科学的发展,在认知障碍的康复治疗方面出现了一些新见解和技术方法,如下:

（1）神经调控技术

西南医科大学、四川省人民医院康复医学科罗红等[34]研究者纳入 30 例出血性脑卒中认知障碍患者,随机分为观察组及对照组,每组 15 例。两组患者均给予常规药物治疗、肢体物理治疗和针对性认知康复干预,观察组在此基础上给予高频 rTMS 刺激左额叶背外侧区。经 3 周治疗后,高频 rTMS 组患者认知功能改善情况明显优于对照组,静息态 fMRI 下认知区域（即左额叶背外侧）功能连接模式发生转变及相关脑区的代偿。

大连医科大学附属第二医院、大连市中心医院王立童等[35]研究者纳入脑卒中恢复期伴认知功能障碍患者 68 例,试验组采用子午流注针刺结合高频 rTMS 干预脑卒中认知功能障碍患者。每天 1 次,每周治疗 5 次,共治疗 8 周。治疗结束后观察到子午流注针刺结合高频 rTMS 治疗可明显提高脑卒中患者认知功能,并改善患者日常生活自理能力。

（2）传统康复方法

深圳市蛇口人民医院、无锡市同仁康复医院张园园等[36]研究者纳入了急性脑卒中后认知障碍患者 70 例,实验组采用三焦针法结合计算机辅助认知训练进行干预,对照组采用计算机辅助认知训练,每日治疗 1 次,每周 6 天,16 周结束后随访,观察到三焦针法结合计算机辅助认知训练能有效改善脑卒中患者的认知功能,提高日常生活自理能力,较单纯计算机辅助认知训练疗效更好,且在提高日常生活自理能力方面较对照组组起效更快,远程疗效更佳。

（3）其他疗法

南京医科大学、上海第一人民医院、上海交通大学的研究者[37]纳入了 225 例脑卒中认知障碍患者,将患者随机分为四组（体育锻炼组、认知训练组、体育锻炼和认知训练组、对照组）。本研究评估了体育锻炼和认知训练相结合的干预措施对血管性认知功能障碍卒中幸存者认知功能的影响。所有受试者均接受为期 36 周,每周 3 天的治疗。观察到体育锻炼联合认知训练组对所有四个任务的认知能力均有显著改善。

16. 情感障碍康复

情感障碍的康复治疗主要在以下方面有所进展:

（1）神经调控技术

宁夏医科大学、首都医科大学、北京博爱医院的研究者[38]纳入了 26 例卒中后抑郁（Past Stroke Depression，PSD）患者，随机分为试验组接受 tDCS，阳极和阴极分别是放置在左右背外侧前额叶皮质（PFC）上。对照组接受假刺激。患者接受了功能性近红外光谱技术（functional Near Infrared Spectroscopy ，fNIRS）检测治疗前后，结合情绪化的面部性别判断任务和一项"1－back"工作记忆任务以评估反应时间和相对浓度变化 PFC 中的氧合血红蛋白（Oxy－Hb）的含量。观察到 tDCS 可以显著改善负面情绪和工作记忆的处理能力，PSD 患者 PFC 有氧代谢增强。

（2）传统康复方法

福建中医药大学附属康复医院脑病康复科、福建省康复技术重点实验室吴加勇等[39]研究者纳入了 60 例 PSD 患者，随机分为 2 组，药物组采用西药口服盐酸氟西汀胶囊治疗，针刺组采用针刺百会、四关穴治疗。实验结束后，观察到针刺百会、四关穴与口服盐酸氟西汀胶囊治疗脑卒中后，抑郁情绪均有较好的改善，针刺则作为一种替代补充治疗手段，充分发挥了有效、安全、无毒副作用等的优点，能提高患者生存质量，为治疗 PSD 开拓了一种新思路。

吉林大学第一附属医院康复医学科的研究者[40]对于针灸治疗 PSD 的一项 Meta 分析提示：针灸是一种有效且安全的 PSD 治疗方法，在改善抑郁症状方面比药物治疗更有效，需要进一步的高质量 RCT，以系统地评估 PSD 针灸的有效性并制定标准化的针灸方案。

（3）其他疗法

中国台湾地区的台湾大学的研究者[41]纳入了 62 例 PSD 患者，随机分为干预组和对照组，干预组在 8 周内进行了 16 项社会支持干预措施。社会支持计划是每周实施两次。采用 10 个项目的抑郁症简表（CES－D10）评估。观察到社会支持和健康教育可以提高 PSD 患者抑郁量表评分。

此部分参考文献请扫码：

四、中国脑卒中诊治医疗质量管理与控制

(一)脑卒中救治医疗质量指标

脑卒中医疗质量改进要以医疗质量指标为基础,规范医院诊疗流程和临床医务人员诊疗行为。2019 年,国家卫生健康委员会医政医管局牵头,国家神经系统疾病医疗质量控制中心组织,国家神经系统疾病医疗质量控制中心主任、国家神经系统疾病医疗质量专家委员会主任委员王拥军教授作为脑梗死医疗质量指标编写负责人,组织全国脑卒中质控及临床专家修订完成《脑梗死医疗质量指标(2020 版)》,并于 2020 年 1 月 9 日公开发布[1]。该套指标基于 2018 版进行修订,修订后共包含 27 项质控指标,其中 9 项对指标名称进行了规范描述修改,2 项对指标内容及计算公式进行修改,增补 7 项质控指标。修改前后比较具体见表 2-5。

表 2-5　《脑梗死医疗质量指标》2018 版与 2020 版比较

2018 版	2020 版
1. 脑梗死患者神经功能缺损评估率	相同
2. 急性脑梗死患者急诊就诊 30 分钟内完成头颅 CT 影像学检查率	名称规范为"发病 24 小时内脑梗死患者急诊就诊 30 分钟内完成头颅 CT 影像学检查率"
3. 急性脑梗死患者急诊就诊 45 分钟内临床实验室诊断率	名称规范为"发病 24 小时内脑梗死患者急诊就诊 45 分钟内临床实验室检查完成率"
4. 发病 4.5 小时内脑梗死患者 rt-PA 静脉溶栓率	修改为"发病 4.5 小时内脑梗死患者静脉溶栓率"
5. 静脉溶栓的急性脑梗死患者到院到给药时间小于 60 分钟的比率	名称规范为"静脉溶栓的脑梗死患者到院到给药时间小于 60 分钟的比例"
6. 发病 6 小时内急性前循环大血管闭塞性脑梗死患者血管内机械取栓率	名称规范为"发病 6 小时内前循环大血管闭塞性脑梗死患者血管内治疗率"
7. 入院 48 小时内脑梗死患者抗血小板药物治疗率	脑梗死患者入院 48 小时内抗血小板药物治疗率
8. 发病 24 小时内非致残性脑梗死患者双重强化抗血小板药物治疗率	致残性脑梗死患者发病 24 小时内双重强化抗血小板药物治疗率
9. 入院 48 小时内不能行走患者进行深静脉血栓预防比率	不能自行行走的脑梗死患者入院 48 小时内深静脉血栓预防率

续表

2018 版	2020 版
10. 脑梗死患者住院 1 周内血管评价率	脑梗死患者住院 7 天内血管评价率
11. 住院期间脑梗死患者他汀类药物治疗率	相同
12. 住院期间合并房颤的脑梗死患者抗凝治疗率	相同
13. 脑梗死患者吞咽功能筛查率	相同
14. 脑梗死患者康复评估率	相同
15. 出院时脑梗死患者抗栓治疗率	相同
16. 出院时合并高血压的脑梗死患者降压治疗率	相同
17. 出院时非心源性脑梗死患者他汀类药物治疗率	修改为"出院时脑梗死患者他汀类药物治疗率"
18. 出院时合并糖尿病的脑梗死患者降糖药物治疗率	相同
19. 出院时合并房颤的脑梗死患者抗凝治疗率	相同
20. 脑梗死患者住院病死率	名称规范为"脑梗死患者住院死亡率" 增加了脑梗死患者血管内治疗指标 9 项： 发病 24 小时内脑梗死患者血管内治疗率 发病 24 小时内脑梗死患者血管内治疗术前影像学评估率 发病 24 小时内脑梗死患者行血管内治疗 90 分钟内完成动脉穿刺率 发病 24 小时内脑梗死患者行血管内治疗 60 分钟内成功再灌注率 发病 24 小时内脑梗死患者行血管内治疗术后即刻再通率 发病 24 小时内脑梗死患者行血管内治疗术中新发部位栓塞发生率 发病 24 小时内脑梗死患者行血管内治疗术后症状性颅内出血发生率 发病 24 小时内脑梗死患者行血管内治疗术后 90 天 mRS 评估率 发病 24 小时内脑梗死患者行血管内治疗术后 90 天良好神经功能预后率

（二）脑卒中诊治医疗质量控制与提升

1. 基于病案首页信息分析全国三级公立医院卒中医疗质量

2019 年国家神经系统疾病医疗质量控制中心基于病案首页信息分析全国三级公立医院卒中医疗质量现状[2]。该研究采用病案首页主要诊断和其他诊断的疾病编码,提取医院质量监测系统中 2013 年 1 月 1 日至 2018 年 12 月 31 日脑梗死(I63)和脑出血(I61)两种类型卒中住院患者信息。并描述卒中患者人口学信息、住院费用及其付费方式、危险因素诊断及出院时情况。结果显示,全国 506 家三级公立医院共计 8 426 489 例卒中患者中,脑梗死、脑出血和蛛网膜下腔出血患者分别为 7 558 404 例和 868 085 例,男性患者居多,中位年龄分别为 69.0(60.0 ~ 77.0)岁和 61.0 (51.0 ~ 70.0) 岁。卒中患者付费方式以社会基本医疗保险为主,全自费方式的比例呈逐渐下降趋势(14.1% 降至 9.7%)。卒中危险因素较高的疾病为高血压病(61.6% ~ 67.7%)、糖尿病(11.1% ~ 25.3%)、冠心病/心肌梗死(6.9% ~ 24.1%)、血脂异常(5.3% ~ 13.6%)、心律失常(4.9% ~ 11.9%)、心衰(2.8% ~ 10.0%)和心房颤动(2.3% ~ 5.3%)。卒中患者住院死亡率呈逐年下降趋势(1.9% 降至 1.2%)、非医嘱离院 444 419 例(5.3%)。这项研究为我国卒中持续质量改进提供宝贵数据,提示中国脑卒中医疗质量不断改进的趋势。

2. 基于中国卒中中心联盟数据分析脑梗死医疗质量

急性脑梗死尽早实现血管内再灌注(静脉溶栓和血管内介入治疗)是改善患者预后的重要治疗方式。反映血管内再灌注医疗质量的重要指标包括:①发病 3.5 小时内静脉溶栓率,即单位时间内发病 3.5 小时内脑梗死患者静脉给予溶栓治疗的例数占同期发病 3.5 小时内到院的脑梗死患者例数的比例;②90 分钟内完成股动脉穿刺率,即发病 24 小时内行血管内治疗的脑梗死患者中 DPT(从到院就诊到完成股动脉穿刺时间)小于 90 分钟的患者所占的比例;③术后 90 天良好神经功能预后率,即发病 24 小时内行血管内治疗的脑梗死患者中术后 90 天行 mRS 评估小于等于 2 分的患者所占的比例。反映脑梗死患者的其他医疗服务质量指标还包括:入院 48 小时内不能自行行走的患者 DVT(深静脉血栓)预防率、吞咽困难筛查率、康复评估率、出院时抗栓治疗率、出院时合并房颤患者抗凝治疗率、出院时他汀类药物治疗率、出院时合并高血压患者降压治疗率、出院时合并糖尿病患者降糖药物治疗率、住院死亡率等。

脑梗死医疗质量数据来源于国家神经系统疾病信息平台中的脑血管病监测平台和脑血管病再灌注治疗登记(ANGEL 登记及 ANGEL – ACT 登记)。

2018 年度脑血管病监测平台全国 31 个省份纳入了 269 428 例脑梗死住院患者,以静脉溶栓为核心的内科治疗质控指标分析结果详见表2-6。

2016—2018 年脑血管病再灌注治疗登记全国 27 个省份纳入了 5 314 例急性脑梗死血管内治疗病例，DPT 中位时间基本波动在 100 ~ 110 分钟（图 2-4A）。90 分钟内完成股动脉穿刺率仅在 40% 左右（图 2-4B），提示仍需持续改进。

2016—2018 年全国行血管内治疗的急性脑梗死患者 90 天良好功能预后有上升趋势，如图 2-5 所示。

表 2-6　2018 年脑梗死住院患者医疗质量指标

医疗质量指标	结果，% （95% CI）
过程指标	
发病 3.5 小时内静脉溶栓率[#]	24.2 （23.9 ~ 24.6）
入院 48 小时内不能自行行走的患者 DVT 预防率[#]	42.3 （41.9 ~ 42.6）
吞咽困难筛查率	79.6 （79.4 ~ 79.7）
康复评估率	75.3 （75.1 ~ 75.4）
出院时抗栓治疗率	87.6 （87.4 ~ 87.7）
出院时合并房颤患者抗凝治疗率	43.8 （43.1 ~ 44.5）
出院时他汀类药物治疗率	89.3 （89.2 ~ 89.4）
出院时合并高血压患者降压治疗率	64.3 （64.1 ~ 64.5）
出院时合并糖尿病患者降糖药物治疗率	78.4 （78.1 ~ 78.7）
结局指标	
住院死亡率	0.4 （0.4 ~ 0.4）

[#]入院 48 小时内不能自行行走的患者 DVT 预防率定义：单位时间内，入院 48 小时内不能自行行走的脑梗死患者给予 DVT 预防措施（抗凝药物和/或联合间歇充气加压）的例数，占同期不能自行行走脑梗死住院患者的比例。

CI：置信区间

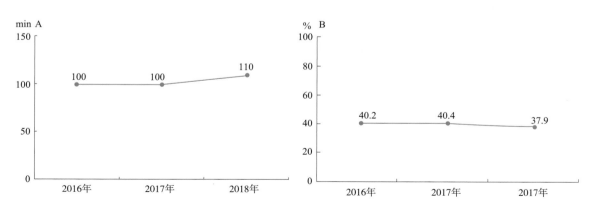

图 2-4　2016—2018 年全国急性脑梗死血管内治疗指标趋势

注：A. DPT 中位时间；B. 90 分钟内完成股动脉穿刺率

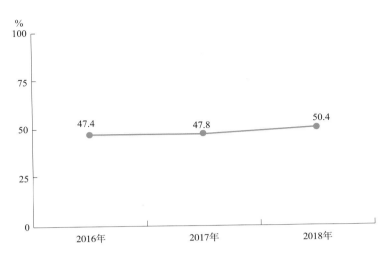

图 2-5 2016—2018 年全国发病 24 小时内脑梗死患者行血管内治疗 90 天良好功能预后率变化

(三)人工智能在脑卒中医疗质量改进中的应用

国家神经系统疾病医疗质量控制中心将人工智能技术应用于脑卒中医疗质量研究和持续改进中。

1. 基于多中心、大样本影像数据开发神经影像自动判读工具

(1)急性梗死病灶自动识别及分割

基于 U - Net 算法对中国卒中登记(CNSR)Ⅲ多中心数据集 2 850 例头部 DWI、ADC 影像资料进行训练及验证,实现对急性梗死病灶的自动准确识别以及分割,Dice score = 0.865,Accuracy = 0.942,Precise = 0.858,Recall = 0.978。并结合标准模板实现对梗死解剖部位及血供的自动判读。(图 2-6)

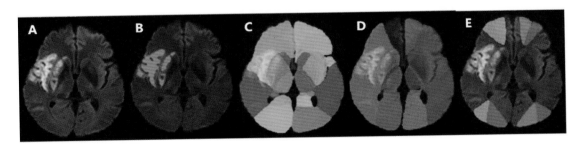

图 2-6 急性梗死病灶识别及分割

注:A. DWI 序列;B. 梗死自动识别;C. 结构自动分割;D. 血供自动分割;E. 分水岭区自动分割

(2)头 MRA 狭窄自动判读

利用深度学习算法实现头 MRA 狭窄血管自动定位及狭窄程度计算。(图 2-7)

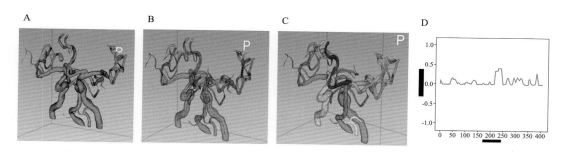

图 2-7　MRA 狭窄血管识别

注：A. 血管重建；B. 血管中线抽取；C. 血管识别；D. 狭窄程度计算

2. 临床诊疗辅助决策系统及医疗质量改进研究

国家神经系统疾病质控中心王拥军教授团队自主研发的天泽·脑血管病诊疗辅助决策系统，通过人工智能技术自动分析神经影像资料，结合临床信息实现自动化的脑梗死病因分型及发病机制判断，基于知识库中的临床指南循证医学证据辅助脑梗死急性期管理及二级预防决策支持。（图 2-8）

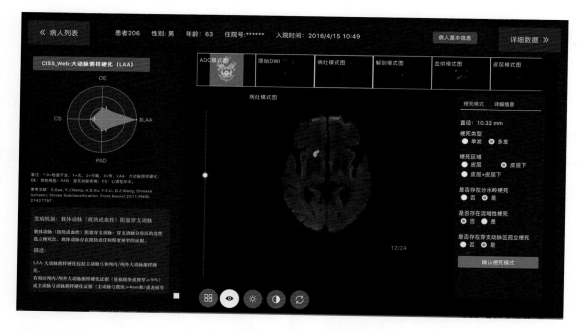

图 2-8　天泽·脑血管病诊疗辅助决策系统

基于该人工智能的脑血管病临床诊疗辅助决策系统，在全国范围内开展医疗质量改进研究——金桥工程 Ⅱ 研究。通过整群随机对照研究评价脑血管病临床诊疗辅助决策系统对急性缺血性卒中患者结局，包括：新发复合血管事件、致残、死亡等影响，以及对卒中医疗质量改进的作用。通过结合人工智能和区块链技术致力于将优质医疗资源下沉到基层，规范脑血管病急性期诊治及二级预防管理，推进脑血管病诊疗的标准化和同质化。

此部分参考文献请扫码：

五、中国脑卒中相关重大科研支持和成果

（一）脑卒中临床研究领域

2019—2020 年，国内外在卒中风险评估、卒中治疗、卒中预后及卒中康复方面开展了广泛研究。针对卒中风险评估，明确了空气污染及部分生物代谢过程对卒中风险并且不良的睡眠模式、房颤合并多发脑微出血的抗凝治疗与卒中风险增高相关。关于卒中治疗，在静脉溶栓时间窗延长、单独血管内取栓治疗、椎基底动脉闭塞型卒中干预方面均取得了较大突破。同时，双抗治疗的有效性及安全性被进一步验证，而双抗治疗、卒中后血压调节中的个体化治疗也被强调。在卒中预后方面，利用新型循环标志物、血流动力学参数预判卒中预后，并关注于卒中后认知障碍、抑郁、便秘等影响生活质量的事件。此外，研究还利用体外反搏技术促进患者功能康复。

在过去一年上述研究进一步推动了卒中预防、治疗、康复层面的进展，为卒中高危人群及卒中患者带来了福音，相关成果也在众多行业高水平期刊发表。

1. 主要研究进展

（1）卒中发病 9 小时内灌注成像引导下静脉溶栓治疗[1]

目前，《2018 缺血性卒中诊治指南》将静脉溶栓时间窗限定在了卒中发病后的 4.5 小时内，这使相当一部分的患者丧失了静脉溶栓的机会。而相比较传统一刀切的时间窗法，影像灌注成像提示不同患者在发病 4.5 小时后脑组织存在差异，部分患者仍有挽救脑组织的可能性，通过溶栓治疗实现再灌注，依旧能够改善功能预后。

一项多中心、随机、安慰剂对照Ⅲ期临床试验共入组 225 例患者，以探究缺血性卒中发病 4.5 小时后，当患者灌注成像仍存在可挽救脑组织时，溶栓时间窗是否能延长至 9 小时。被试均在卒中发病后 4.5~9 小时内，或醒后卒中（距离睡眠中点 <9 小时），随机分配至阿替普酶治疗组（113 例）和安慰剂治疗组（112 例）。结果显示，在主要有效性指标

方面,阿替普酶治疗组相比安慰剂组,90 天内改良 Rankin 量表(mRS)评分 0~1 分患者比例显著增加(RR 1.44,95% CI 1.01~2.06,$P = 0.04$),表明溶栓治疗显著增加不伴/伴轻度神经功能障碍患者比例,改善患者功能预后。在安全性方面,随访 90 天内两组间死亡率没有显著差异(RR 1.17,95% CI 0.57~2.40,$P = 0.67$),但阿替普酶治疗组症状性颅内出血风险增加(RR 7.22,95% CI 0.97~53.5,$P = 0.05$)。

但由于该项试验提前终止,结论效力有限,并在次要有效性指标方面,两组间缺乏显著差异,因此还需在日后开展试验,探究该时间窗内溶栓治疗的有效性和安全性。

(2)急性大血管闭塞性缺血性卒中直接动脉治疗的疗效评估[2]

对于缺血性卒中,血管内取栓术前或术中应用阿替普酶静脉溶栓的疗效尚不明确。阿替普酶可以增加缺血区早期再灌注,溶解取栓术后远端的残余血栓。然而,对于血管近端、体积较大的局部血栓,溶栓治疗作用有限,甚至可能使血栓破裂、向远端迁移,进一步复杂化血管内取栓治疗、增加脑出血的风险。

为了明确前循环大血管闭塞性缺血性卒中的患者,在发病 4.5 小时内单独血管取栓治疗是否不劣于阿替普酶联合取栓治疗,一项前瞻性、多中心、随机、开放性标签临床试验共入组 656 例被试,1:1 随机分配至单独血管取栓治疗(327 例)和静脉溶栓 - 血管取栓联合治疗(329 例)。分析结果显示:单独血管内取栓治疗不劣于联合治疗,主要结局(随访 90 天 mRS 得分)的校正共同比值为 1.07(95% CI 0.81~1.40,$P = 0.04$)。在安全性方面,90 天内严重不良事件发生率在两组间相似,单独血管内取栓治疗组为 121 例(37%),联合治疗组为 121 例(36.8%)。症状性、非症状性颅内出血事件风险也无显著差异(RR 0.70,95% CI 0.36~1.37,$P = 0.3$;RR 0.92,95% CI 0.75~1.14,$P = 0.45$)。

因此本研究证明单独颅内取栓治疗相比联合治疗的非劣效性,但由于 95% CI 下限刚好高于 0.8 的预设值,并未进行正式的优效性分析,该研究的结论还需日后开展更广泛的试验在不同人群中进行验证。

(3)急性椎基底动脉闭塞的血管内治疗[3]

既往研究已证实:前循环近端大血管闭塞的卒中患者接受机械取栓治疗能够显著获益。但临床上的另一类卒中——椎基底动脉闭塞,虽然发病率低但严重致残和死亡率高达 70%,目前尚未有研究证实血管内治疗对其预后的影响。

该项研究在我国 28 个临床分中心招募椎基底动脉闭塞 8 小时内的患者,比较血管内治疗联合药物治疗(干预组)和单纯药物治疗(对照组)的有效性和安全性。试验主要结局指标为 90 天 mRS 评分≤3 分,主要安全性指标为 90 天内的死亡率。原计划入组 344 例患者,但由于较高的跨组率、各中心招募有效率下降,导致试验提前终止,最终共随机入组 131 例患者,其中血管内治疗组 66 例、药物治疗组 65 例。在有效性方面,采用意向性治疗分析(ITT),机械取栓相对于单纯药物治疗并未显示出优越性(OR 1.74,95% CI 0.81~3.74,P=0.23)。但由于该试验跨组率较高、样本量缩减,可能导致结果存在一定偏差。研究者进一步采用符合方案集分析(PP)、实际治疗分析(AT),均得到一定证据提示血管内治疗联合药物治疗组患者90天内预后可能较好(OR 2.90,95% CI 1.20~7.03;OR 3.02,95% CI 1.31~7.00)。安全性方面,血管内治疗联合药物治疗组患者症状性颅内出血发生率较高,但两组间90天死亡率无显著差异(P=0.54)。该研究可作为指导后循环闭塞卒中患者治疗选择的最佳现有证据。

(4)空气污染与卒中风险[4]

空气污染是我国乃至全球的环境问题。全球疾病负担研究预估:在2017年有294万人死于PM2.5,而其中大约48%是由于PM2.5所引发的缺血性心脏病或卒中。既往关于PM2.5长期暴露与卒中风险的队列研究主要集中在欧美国家,但相关空气污染的健康影响可能并不适用于污染程度更严重的中低收入国家如中国、印度。

因此,该研究基于来自卫星的高质量、高分辨率PM2.5数据,并结合中国动脉粥样硬化性心血管疾病风险预测(China-par)队列,调查PM2.5长期暴露与卒中及其各亚型发生率的关系。分析纳入了117 575例不伴卒中病史的患者,随访900 214人年,共发生3 540例卒中(393例/100 000人年),其中63.0%(n=2 230)为缺血性卒中,27.5%(n=973)为出血性卒中,8.2%(n=291)为未知亚型,1.3%(n=46)为缺血性合并出血性卒中。

将PM2.5暴露浓度四等分,经过多因素(教育、吸烟、饮酒、体育活动、体重指数、高血压)校正后,暴露于第二、第三和第四分位的被试危险比分别为1.11(95% CI 0.98~1.26)、1.30(1.13~1.49)和1.53(1.34~1.74),且PM2.5浓度每升高10μg/m³,总卒中风险显著增加13%(1.13,1.09~1.17),缺血性卒中风险增加20%(1.20,1.15~1.25),出血性卒中风险增加12%(1.12,1.05~1.20)。我国的这项前瞻性队列研究表明:长期暴露于高PM2.5水平与急性卒中、缺血性卒中和出血性卒中风险增加均显著相关,并确定了PM2.5水平与卒中及其亚型之间几乎是线性的暴露-响应关系。

另外,也有文献报道[5]空气粗颗粒污染物PM(2.5~10)的浓度每升高10μg/m³,卒中日死亡率增加0.21%(95%后验区间PI:0.08~0.35)。

(5)轻型卒中和TIA患者氯吡格雷联合阿司匹林治疗的结局预后[6]

急性非致残性脑血管事件高危人群氯吡格雷治疗(CHANCE)研究已经证实:在中国人群中,氯吡格雷联合阿司匹林的双抗治疗对轻型卒中或TIA患者的二级预防有效,并且出血风险未显著增加。但在后续针对非亚裔人群的验证研究——新发TIA和轻型缺血性卒中患者血小板抑制治疗(POINT)研究中发现:双抗治疗组主要出血事件风险增加。这可能是两个试验不同的双抗治疗疗程(CHANCE:21天;POINT:90天)或者被试氯吡格雷代谢状态的差异所导致的。因此,双抗治疗的有效性和安全性仍存在一定的不确定性,治疗的最佳持续时间也有待明确。

为了精确估计双抗治疗在轻型卒中或 TIA 患者中的有效性和安全性,该研究汇总分析了来自上述 2 个大型随机临床试验,共 10 051 例患者个体水平的数据。被试分别在 12 小时(POINT)和 24 小时(CHANCE)内随机分配至氯吡格雷联合阿司匹林或单独阿司匹林治疗组,并接受后续 90 天的随访观察,主要疗效指标为主要缺血性事件(缺血性卒中、心肌梗死或缺血性血管源性死亡),主要安全性指标为主要出血事件。最终结果表明:在 90 天内,氯吡格雷联合阿司匹林双抗治疗相比单独阿司匹林治疗能显著降低主要缺血性事件的风险(HR 0.70,95% CI 0.61 ~ 0.81,$P < 0.001$),但主要体现在发病后的前 21 天(HR 0.66,95% CI 0.56 ~ 0.77,$P < 0.001$)。在安全性方面,主要出血事件在两个治疗组间无显著差异(HR 1.20,95% CI 0.61 ~ 2.39,$P = 0.6$)。该研究进一步验证了双抗治疗在广大人群中的有效性和安全性,并提示对于轻型卒中和 TIA 患者,氯吡格雷联合阿司匹林双抗治疗的有效性似乎仅限于发病后的前 3 周,进一步支持在卒中后前 21 天,进行氯吡格雷联合阿司匹林双抗治疗的疗法。

(6)ABCB1 多态性与氯吡格雷联合阿司匹林治疗疗效[7]

ABCB1 基因多态性可能影响肠道对硫酸氢氯吡格雷的吸收,但这是否会影响氯吡格雷对轻型缺血性卒中和 TIA 患者的疗效,目前尚不明确。

为了探究 ABCB1 基因多态性与氯吡格雷疗效的关系,CHANCE 研究预先设定了该二级分析,对 2 836 例氯吡格雷联合阿司匹林(n = 1 414)和单独阿司匹林(n = 1 422)治疗的患者进行基因分型,分别为:ABCB1 – 154T > C [rs4148727]、ABCB1 3435C > T [rs1045642]、CYP2C19 * 2 [681G > A,rs4244285]、CYP2C19 * 3 [636G > A,rs4986893]。主要疗效指标为 3 个月内卒中复发,主要安全指标为 3 个月内任何出血事件。结果显示,双抗治疗相比单纯使用阿司匹林,在兼有 ABCB1 – 154 TT 和 3435CC 基因型患者中 3 个月内卒中复发风险显著降低(HR 0.43;95% CI 0.26 ~ 0.71,$P < 0.001$),血管复合事件(缺血性卒中、出血性卒中、心肌梗死和血管性死亡)、缺血性卒中风险也有显著下降(HR 0.42,95% CI 0.26 ~ 0.69,$P < 0.001$;HR 0.42,95% CI 0.26 ~ 0.70,$P < 0.001$)。并且,当这部分患者 CYP2C19 功能正常时,双抗治疗对于卒中二级预防的效果更为明显(HR,0.28,95% CI 0.12 ~ 0.63,$P = 0.002$)。不过,在 ABCB1 – 154 TC/CC 或 3435CT/TT 基因型患者中,双抗治疗获益并不显著(HR 0.78,95% CI 0.60 ~ 1.03)。安全性方面,ABCB1 基因型与双抗治疗的出血风险无关。

本研究提示:在临床工作中,需结合患者 CYP2C19 及 ABCB1 基因型个体化选择抗血小板治疗。

（7）氯吡格雷联合阿司匹林在 CYP2C19 功能障碍伴 ESRS 高风险患者中的疗效[8]

急性非致残性脑血管事件高危人群氯吡格雷治疗（CHANCE）研究基因亚组表明，携带 CYP2C19 功能丧失的等位基因（LoFA）患者，由于细胞色素 P－450（CYP）酶功能低下，氯吡格雷不能转化为活性物质发挥作用，导致这类患者不能从氯吡格雷联合阿司匹林治疗中获益。但轻型卒中和 TIA 患者的预后与许多因素有关，其中基于 ESRS（Essen Stroke Risk Score）评分的危险因素评估对于预后也有重要影响。

本研究为了探究携带 CYP2C19 LoFA 患者伴 ESRS 评分高风险时，是否仍可以从双抗治疗中获益。分析共纳入了 2 933 例轻型卒中/TIA 患者，其中 1 726（58.8%）例为 LoFA 携带者，1 068（36.4%）例为 ESRS 高风险人群（ESRS 得分≥3），以 1 年内卒中复发为主要结局。结果显示，在 CYP2C19 LoFA 携带者中，氯吡格雷联合阿司匹林双抗治疗相比单纯阿司匹林治疗在降低卒中复发风险方面没有显著差异。但根据基因型和风险水平进行分层，双抗治疗的卒中风险比（HR）在低风险 LoFA 携带者、高风险 LoFA 携带者、低风险非 LoFA 携带者和高风险非 LoFA 携带者中分别为 1.00（0.70～1.42），0.63（0.41～0.97），0.62（0.40～0.96）和 0.52（0.31～0.88）。这表明：虽然从整体来看 LoFA 携带者不能从双抗治疗中获益，但当合并 ESRS 评分高风险时，患者仍能从双抗中显著获益。本研究结果为在临床实践中，结合 CYP2C19 基因型和 ESRS 风险来筛选双抗治疗潜在获益人群提供了一定证据。

（8）急性缺血性卒中的血压调节悖论[9]

对于急性缺血性卒中患者的最适基线血压值，目前尚未统一。较高的血压值虽然能够维持侧支循环血流量，减小最终梗死体积，但也会增加脑水肿、出血转化等不良事件的风险。

该研究关注于大动脉闭塞/狭窄型急性缺血性卒中患者，探究卒中后基线血压与脑侧支循环血量、脑组织梗死体积变化、患者功能预后的关系。研究利用国际脑卒中灌注成像登记（INSPIRE）中发病 12 小时内、前循环大血管狭窄＞50% 的 306 例被试。基线血压定义为急诊首次监测血压。主要结局为良好的功能预后（第 90 天 mRS 得分 0～1 分）。CT 灌注成像（CTP）上延迟时间（DT）＞3 秒的部位为急性低灌注损伤区，延迟时间＞6 秒为严重低灌注损伤区，两者的体积之比反映侧支循环血流量。梗死核心区为相对脑血流量＜30% 区域，梗死体积变化为最终梗死体积与基线 CTP 所示梗死核心区的差异。再灌注定义为在后续随访中，CTP 急性低灌注损伤区域缩小 90% 以上。

结果经多因素校正后显示：在侧支循环血流量方面，收缩压每上升 10mmHg，DT＞3 秒/DT＞6s 比值显著上升（COEF＝0.05，95% CI 0.03～0.07，$P < 0.001$），而基线梗死核心体积（COEF＝－0.03，95% CI －0.04～－0.02，$P < 0.001$）和急性缺血损伤区减小（COEF＝－0.005，95% CI －0.01～－0.0006，$P < 0.03$）。但在结局预后方面，收缩压

每上升 10mmHg，良好功能预后比例下降 12%（OR = 0.88，95% CI 0.78 ~ 0.995，P = 0.048），最终梗死体积增加（COEF = 0.009，95% CI 0.006 ~ 0.012，P < 0.001）。

而根据患者再灌注状态进行亚组分析得到，较高的基线血压在再灌注/非再灌注组中都提示较好的侧支循环代偿，但在未再灌注患者中，较高的血压与梗死体积增加、功能预后较差相关；而在灌注组患者中，较高血压与梗死体积减小相关，提示更好的功能预后。因此，该研究提示，基线血压的高低对于患者预后的影响可能根据再灌注状态的不同而有所差异。在临床实践中，对于急性缺血性脑卒中患者在再灌注治疗前进行积极降压治疗可能是不合适的。

不过，另有研究[10]基于视觉评分反映侧支循环血流量，得出在大脑中动脉 M1 段闭塞的急性缺血性卒中，侧支循环血流量增加与更低的出血转化（OR 0.99，95% CI：0.98 ~ 1.00，P = 0.009）、更好的功能预后（OR 1.02，95% CI 1.01 ~ 1.03，P = 0.001）相关。

（9）颅内动脉粥样硬化患者的血流动力学与卒中风险[11]

在亚洲人群中，颅内动脉粥样硬化性狭窄（ICAS）是缺血性卒中的一大病因。而对于伴 ICAS 的卒中患者，现有的医疗手段仍不能理想地降低卒中复发风险。这可能由于研究者对此类患者潜在的卒中机制认识依旧不明确。

因此，该研究强调影响脑健康的另一关键因素——脑血流动力学，利用计算流体动力学（CFD）模型，在症状性 ICAS 患者中探究血流动力学参数与卒中复发的关系。该分析共纳入了 CTA 上存在 50% ~ 99% ICAS 的 245 例急性缺血性卒中患者。基于 CFD 模型，计算 ICAS 病灶前后压力比值 PR（压力$_{狭窄后}$/压力$_{狭窄前}$）、跨病灶血管壁剪切力比值 WSSR（血管壁剪应力$_{狭窄颈部}$/血管壁剪应力$_{狭窄前}$）。主要结局为 1 年内同一供血区域缺血性卒中复发（SIT）。结果显示：低 PR（HR 3.16，95% CI 1.15 ~ 8.72，P = 0.026）、高 WSSR（HR 3.05，95% CI 1.25 ~ 7.41，P = 0.014）与 SIT 独立相关，且当患者同时合并低 PR 和高 WSSR 时，相比较 PR 和 WSSR 正常患者，发生 SIT 的风险进一步升高（HR = 7.52，95% CI 1.94 ~ 29.20，P = 0.004）。此外，大多数 SIT 患者呈现分水岭和/或皮质区多发梗死，这提示该类患者卒中发生的机制可能与低灌注、动脉 - 动脉栓塞有关。

该研究显示了基于 CTA 的 CFD 模型得到的 ICAS 病灶血流动力学特征，在相关患者风险分层中的潜在价值。未来的研究需进一步明确血流动力学参与 ICAS 卒中的机制。

2. 其他研究进展

（1）卒中后抑郁与卒中复发、死亡风险的关系[12]

在卒中患者中，卒中后抑郁的发病率约 30%，它经常提示较差的预后。为了进一步明确卒中后抑郁与卒中复发、死亡不良结局的相关性，本研究汇总了 15 个前瞻性队列，共

250 291 例被试,随访时间 1 ~ 15 年不等。Meta 分析结果显示,卒中后抑郁与死亡风险增高显著相关(HR 1. 59,95% CI 1. 30 ~ 1. 96),但与卒中复发之间的关系依旧未明确。该研究结果强调了对现有卒中患者进行定期抑郁症状评估的必要性。

(2)卒中后便秘[13]

便秘在卒中后患者中非常常见,但其病理机制尚不明确。该研究共入组 71 例卒中患者和 24 例健康对照,发现卒中后便秘的特征是直肠感觉阈值升高($P < 0.001$),而非肛门直肠蠕动改变。并且在脑干梗死的患者中,可能由于从直肠传入大脑的通路中断,便秘的症状更常见($P = 0.045$)。此外,排便欲望阈值(OR 1.079, 95% CI 1.003 ~ 1.162, $P = 0.043$)和少体力活动(OR 0.992,95% CI 0.986 ~ 0.999,$P = 0.025$)也是卒中后便秘的独立危险因素。

(3)房颤伴脑微出血患者抗凝治疗的颅内出血风险[14]

脑微出血(CMBs)提示颅内出血倾向,影像上 CMBs 的存在可能限制心房颤动患者的抗凝治疗。该项研究共分析了 237 例已经/将要使用华法林治疗的房颤患者,得到房颤伴 CMBs 患者 2 年后颅内出血风险更高(3. 6% vs. 0. 7%, $P = 0.129$)。在 0 ~ 4 个 CMBs 患者中,颅内出血风险低于缺血性卒中,但当 CMBs 数量≥5 个时,颅内出血风险变得更高。另外,对脑出血的预测,CMBs 数量(C 指数:0. 82)比 HAS - BLED(C 指数:0. 55)、CHA2DS2VASc(C 指数:0. 63)评分更敏感。

(4)睡眠状态与卒中风险[15]

为了研究夜间睡眠时间、午睡时间、睡眠质量和睡眠时间变化与卒中及其各亚型的关系,研究利用东风 - 同济队列 31 750 例被试,得出睡眠时间过长(≥9 h/晚)、午睡时间过长(> 90 min)与卒中风险增高相关(HR 1. 23, 95% CI 1. 07 ~ 1. 41;1. 25,1. 03 ~ 1. 53)。并且,相比睡眠质量好的被试,睡眠质量差的被试发生卒中、缺血性卒中和出血性卒中的风险分别高出 29% 、28% 和 56% (HR 1. 29, 95% CI 1. 09 ~ 1. 52;HR1. 28,95% CI 1. 05 ~ 1. 55;HR 1. 56, 95% CI 1. 07 ~ 2. 29)。

(5)卒中后认知障碍[16]

为了明确卒中前后患者认知功能下降的情况,该研究纳入了英国老龄化纵向研究中的 9 278 例不伴痴呆和卒中病史的被试,平均随访时间为 9. 1 ± 3. 8 年,其间共 471 例(5. 1%)患者发生卒中。相比未发生卒中的患者,卒中患者在卒中发生前已呈现出更快的认知功能减退,体现在整体认知力、记忆、语义流畅性和时空定向方面。同时,卒中急性期认知功能迅速下降,之后数年患者认知能力依旧以较发病前更快的速度下降。

(6)颅内动脉狭窄患者中 Lp - PLA2 水平与双抗治疗疗效[17]

　　该研究纳入 CHANCE 研究中的 797 例有颅脑 MRI 数据和脂蛋白相关磷脂酶 A2(Lp - PLA2)检测结果的轻型卒中和 TIA 患者。当该类患者合并颅内动脉狭窄(ICAS)时, Lp - PLA2 水平和氯吡格雷联合阿司匹林双抗治疗在预防卒中复发和复合血管事件中存在显著的相互作用。当 ICAS 患者不伴 Lp - PLA2 升高, 双抗治疗相比单独阿司匹林治疗, 能够显著降低卒中复发和血管复合事件的风险(HR 0.33, 95% CI 0.12 ~ 0.89, P = 0.028; 0.33, 0.12 ~ 0.89, P = 0.028)。

　　(7)脂质代谢与脑卒中风险[18]

　　既往血脂水平与脑卒中风险的关系尚不明确。本研究包含中国 6 个人群队列共 267 500 例被试, 平均随访 6 ~ 19 年, 得到总胆固醇(TC)、低密度脂蛋白胆固醇(LDL - C)、甘油三酯每升高 1 mmol/L, 缺血性卒中风险增加 8% (HR 1.08, 95% CI 1.05 ~ 1.11)、8% (HR 1.08, 95% CI 1.04 ~ 1.11)、7% (HR 1.07, 95% CI 1.05 ~ 1.09)。但当 TC 水平较低(< 120 mg/dL)时, 相比 TC 浓度为 160 ~ 199.9 mg/dl 的患者, 出血性卒中风险又显著增加(HR 1.43, 95% CI 1.11 ~ 1.85)。而对人体相对有益的高密度脂蛋白胆固醇(HDL - C), 当其浓度低于 50mg /dL 时, 缺血性和出血性卒中的风险均增高。

　　另有一项针对糖尿病患者的研究[19]表明, 相较于 HDL < 30mg/dl, 当 HDL 分别为 30 ~ 39.9, 40 ~ 49.9, 50 ~ 59.9, 60 ~ 69.9, 70 ~ 79.9 和 ≥80 mg/dl 时, 缺血性卒中的风险比为 0.89, 0.82, 0.75, 0.78, 0.76 和 0.75 ($P_{趋势}$ < 0.001), 出血性卒中的风险比为 0.89, 0.69, 0.66, 0.47 和 0.94 ($P_{趋势}$ = 0.021)。

　　而涉及脂质代谢与脑卒中的机制, 另一项探究载脂蛋白(a)[LP(a)]和卒中、阿尔茨海默病发生风险的孟德尔随机化研究[20]表明:高 Lp(a)浓度与大动脉卒中风险增加以及小血管卒中、阿尔茨海默病风险降低具有因果关系。

　　(8)同型半胱氨酸(HCY)代谢相关物质与卒中风险

　　HCY 是脑卒中的一个独立危险因素, 外源补充叶酸可以有效降低体内 HCY 浓度。中国脑卒中一级预防(CSPPT)试验已证实叶酸补充治疗对我国高血压患者的卒中一级预防有效。一项研究[21]利用 CSPPT 中 19 503 例患者数据, 得到与依那普利单独降压治疗相比, 当患者联合叶酸治疗时, 预计平均终生无卒中生存期增加 1.75 个月(IQR: 0.73 ~ 2.39 个月)

　　另外, 甜菜碱——一种 HCY 相关代谢产物, 在叶酸未强化地区, 可能成为决定体内 HCY 水平的关键因素。但其代谢产物氧化三甲胺(TMAO)是高血压患者首发卒中的危险因素。因此, 另一项研究[22]也从 CSPPT 中纳入 1 244 例被试, 采用巢式病例对照研究, 得到基线血清甜菜碱水平与首次缺血性卒中风险呈 U 形关联。当甜菜碱水平 < 77.7 mmol/L, 随着甜菜碱的增加, 患者首次缺血性中风的风险降低(每增加 10 mmol/L, OR 0.87, 95%

CI 0.77～0.99）；而当甜菜碱水平≥77.7 mmol/L 时，首次缺血性中风的风险随着甜菜碱浓度的增加而增加（OR 1.17，95% CI 1.01～1.36）。不过，血清甜菜碱水平与首次出血性卒中之间没有显著相关性。

（9）预测卒中预后的新型循环生物标志物[23]

卒中是一种复杂的综合征，但已有的危险因素不能充分反映各个机制途径，因此不能很好地解释卒中后的不良预后。一项探究新型生物标志物与卒中预后的研究发现了 5 种与卒中后死亡及严重残疾（mRS≥3 分）风险相关的生物标记物，包括高敏 C 反应蛋白、补体 C3、基质金属蛋白酶 -9、肝细胞生长因子和抗磷脂酰丝氨酸抗体，当患者同时合并上述五种生物标记物升高时，卒中后死亡、严重残疾的风险大大增加（OR 3.88，95% CI 2.05～7.36）。因此，在原有传统危险因素模型中引入这 5 类生物标志物，可以大大提升卒中预后结局的预测能力。另外，血浆多种金属浓度（铝、砷、镉、铁、硒）[24]、血清视黄酸（RA）水平[25]也分别被指出与缺血性卒中风险及疾病预后相关。

（10）钙拮抗剂治疗急性缺血性脑卒中[26]

卒中发生时，血管闭塞后脑血流的下降会引起脑组织细胞钙离子内流，最终导致脑细胞的死亡，而钙拮抗剂或许可以阻断这一过程，从而减少卒中相关组织损伤。研究者针对钙拮抗剂改善卒中患者预后的疗效，纳入 34 个研究，共 7 731 例被试，囊括多种钙拮抗剂（尼莫地平、氟桂利嗪、伊拉地平等），最终得出结论：钙拮抗剂干预治疗不影响患者卒中后死亡、残疾风险。

（11）体外反搏技术与卒中康复[27]

体外反搏技术（ECP）可以通过升高血压、加快脑血流速度，改善缺血性卒中患者的脑灌注和侧支血供。研究入组 30 例 4～21 天首发卒中伴上肢无力的患者，1:1 随机分配至真 ECP 治疗组和伪 ECP 治疗组，在基线、1 天、30 天检测患者上肢运动能力及初级运动皮层（M1）兴奋性。结果显示，与卒中后基线相比，真 ECP 治疗组患者上肢握力显著改善（$P < 0.001$），通过单脉冲经颅磁刺激（TMS）反映的同侧 M1 兴奋性在真 ECP 治疗组中增高（$P < 0.001$）。

此部分参考文献请扫码：

（二）脑卒中相关专业科研教育和人才培养投入

2019 年我国脑卒中相关的继续医学教育项目开展数量和规模稳步提升。CME 项目的实施,有助于医院、科研院所间建立友好合作,以及开展高层次卫生人才的联合培养和学术交流,用教育推动医疗发展。

根据国家级 CME 项目系统管理网站统计,2019 年 1 月 1 日至 12 月 31 日,我国大陆地区举办的脑卒中继续教育项目共 126 项,包括内科、外科、影像、护理等 8 个学科方向（图 2-9）。

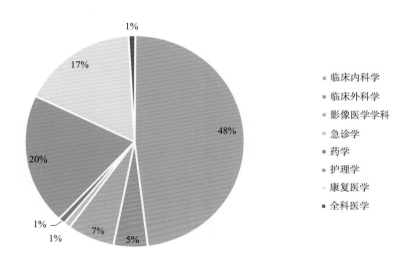

图 2-9　2019 年脑卒中继续教育涉及的学科分布

其中网络授课数量 18 项,平台包括好医生医学教育中心、北京华医网科技平台、北京双卫医学技术培训中心以及国家卫生计生委能力建设和继续教育中心,占总继续教育项目的 14.29%,比重较 2018 年（9.24%）有所上升。加强继续医学教育网络和远程医学教育建设,充分利用现代信息技术,为广大卫生技术人员提供最前沿的新理论、新技术,是脑卒中继续医学教育工作发展的必然趋势。这些网络课程项目在极大节省培训成本的同时也扩大了覆盖面,对于一些理论基础型课程的快速普及起到了积极作用,例如脑卒中的预防新进展和规范化应用、基层医院卒中中心建设及救治关键技术等。

2019 年,全国共有北京市、河北省、新疆维吾尔自治区等 22 个省份开展了脑卒中相关的线下继续教育项目（图 2-10）。其中,开展数量最多的地区分别为上海、湖北、江苏、北京和广东,这和交通便捷程度以及专科水平等因素有很大的关系。

与以往不同,2019 年的继续医学教育课程设置更加合理,质量更高。

从课程内容来看,研究方向的划分更加细化,大致分为脑卒中的筛查与预防、急救、诊

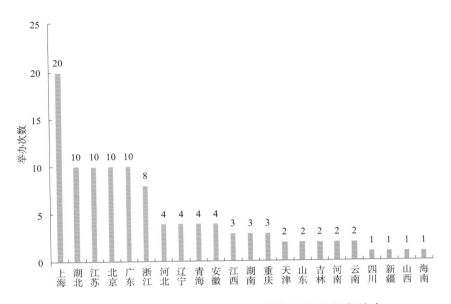

图 2-10 2019 年脑卒中继续医学教育课程举办地点

疗、并发症的处理、护理、康复以及管理建设与质量控制 7 个方向(图 2-11)。学科间更注重知识交互,课程涵盖领域更加完善(图 2-12)。

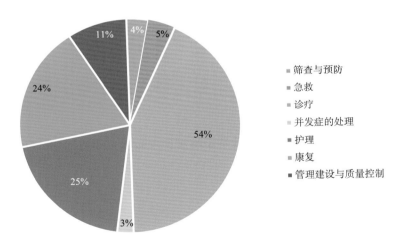

图 2-11 2019 年国家级脑卒中继续医学教育项目研究方向涉及次数饼分图

从授予的学分来看,时间较短,质量较低的小班学习课程已经非常少了,取而代之的是 5 分及以上的、培训时间 1~3 天的系统课程较多,占所有课程的 80.2%(图 2-13)。

同时从培训人数来看,仍然以 100~400 人次的培训次数最多,这种规模的培训既保证了学员在学习过程中的参与度,又很好地利用了场地、交通和培训组织等资源(图 2-14)。

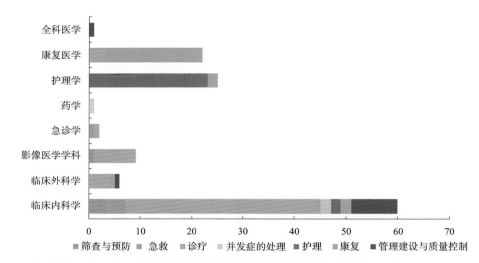

图 2-12　2019 年国家级脑卒中继续医学教育项目学科与研究方向细分

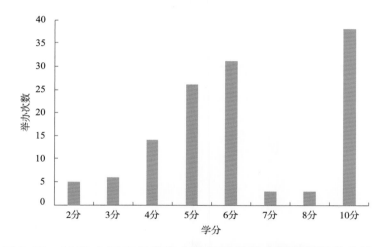

图 2-13　2019 年国家级脑卒中继续医学教育课程授予学分情况

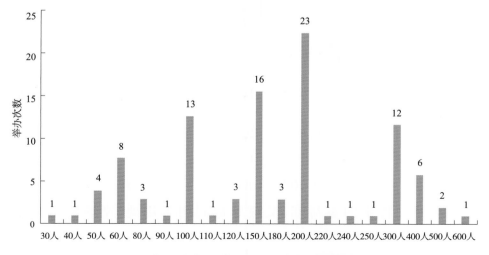

图 2-14　2019 年国家级脑卒中医学教育每期课程拟招生人数

（三）重要的培训会议及培训班

1.“2019 中国脑卒中大会”于 2019 年 5 月 17~19 日在北京顺利召开（图 2-15）

本次大会由国家脑防委、中国老年保健医学研究会及中华预防医学会联合主办,秉承权威性、前瞻性、学术性和专业性的特点,围绕脑卒中静脉溶栓治疗、动脉取栓治疗、脑血管病规范化诊治、检验、血管超声和影像等脑卒中防治关键技术,及卒中中心建设、心脑血管病联合防治、数据成果转化、两岸三地脑血管病防治等不同角度开设了 40 余个论坛。为各级政府、医疗机构和专家学者搭建了深入交流与合作的平台,共探我国脑卒中防治新模式,全方位促进我国脑卒中防治新发展。

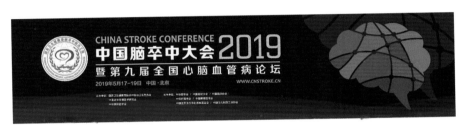

图 2-15　2019 中国脑卒中大会

2. 中国卒中学会第五届学术年会暨天坛国际脑血管病会议 2019（ CSA& TISC 2019）于 2019 年 6 月 28~30 日在北京国家会议中心顺利召开

本次大会由中国卒中学会、国家神经系统疾病医疗质量控制中心、美中神经科学与卒中促进学会、国家神经系统疾病临床医学研究中心、世界卒中组织、美国心脏学会/美国卒中学会联合主办;由北京天坛医院、全国脑血管病防治研究办公室等协办。围绕脑血管病危险因素预防与控制、脑小血管病、脑血管病介入、急性卒中院内管理、脑血管病联合影像技术、抗凝等方面开设多个论坛,为各级医疗机构专家学者搭建起交流平台,极大促进我国脑卒中领域的发展。

第三部分

中国脑卒中防治体系建设进展

一、区域脑卒中防治网络建设

（一）卒中专科联盟建设

1. 成立背景

随着脑卒中防治工作的深入，尤其是"减少百万新发残疾工程"目标的明确，为加强区域医疗机构协作，充分发挥社会组织与专家团队的力量，推广卒中防治关键适宜技术，在首都医科大学宣武医院、上海长海医院、河南省人民医院、福建医科大学附属第一医院、吉林大学第一医院、苏州大学附属第一医院、聊城市人民医院等单位和崔丽英、华扬、刘建民、缪中荣、李天晓、康德智等国内一批从事脑卒中防治工作的知名专家积极倡议下，于2019年9月成立中国卒中专科联盟，其机构设置及标志见图3-1、图3-2。选举王陇德院士当选第一届联盟主席。

2. 工作任务

中国卒中专科联盟由一批具备较好基础的医疗机构和从事脑卒中防治工作的知名医务工作者组成，配合卫生健康行政部门开展脑卒中防治的各项工作：一是落实"减少百万新发残疾工程"工作措施；二是推进卒中中心建设，开展卒中中心现场指导工作；三是加强技术规范化培训，推广普及脑卒中防治适宜技术；四是推动中国城市卒中急救地图建设，打造"卒中一小时黄金时间救治圈"；五是做好脑卒中高危人群筛查与干预项目，为卫生健康行政部门制定政策提供更多数据支撑和科学依据;六是加强宣教工作,在基层人民群众中广泛普及脑卒中防治知识。同时,建议各省紧密结合中国卒中专科联盟的各项工作任务和要求,尽快组织省内有关医疗机构和医务工作者成立省级卒中专科联盟,有条件的地级市也要尽快成立当地卒中专科联盟,配合卫生健康行政部门共同推进脑卒中防治工作。

3. 工作进展

中国脑卒中专科联盟机构设置后(见图 3-1),积极推动脑卒中相关学科发展,协助卫生健康主管部门组织开展脑卒中防治工作,制定了《中国卒中专科联盟章程》《管理办法》和标识。各地积极响应中国卒中专科联盟的号召,先后在河南、山东、新疆、广东、广西、云南、吉林、山西等十余个省份成立当地的区域联盟。

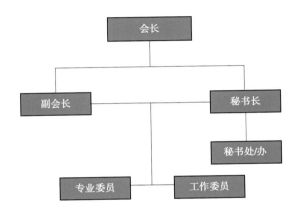

图 3-1 中国卒中专科联盟机构设置

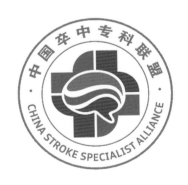

图 3-2 中国卒中专科联盟标志

4. 工作规划

(1)完善中国卒中专科联盟建设

1)成立相关专业委员会和工作委员会。

2)根据情况增补委员和常务委员。

3）推动各地成立省级卒中专科联盟。

（2）积极开展培训工作

1）推广"减少百万新发残疾工程"关键适宜技术培训工作。计划在全国组织召开多场溶栓、取栓、影像诊断等技术培训班。

2）开展卒中中心建设工作培训。计划在全国范围内开展省级培训 6～8 场。

3）开展"规范指导临床"巡讲活动。计划由"规范指导临床"培训管理办公室及脑卒中开展关键适宜技术巡讲团开展巡讲 50 余场。

（3）积极推动多项公益活动

1）推广"千县万镇卒中识别行动"。发动联盟内的卒中中心单位和基地医院单位，组织医护人员和脑心健康管理师，对县医院、乡卫生院等基层单位的医护人员进行卒中识别培训。

2）开展"心脑健康中国行"公益活动。组织联盟内的知名专家，到少数民族地区、中西部地区、贫困地区和革命老区等开展"心脑健康中国行"大型义诊公益活动，计划举办 6～8 场。

3）开展"世界卒中日"等宣教活动。10 月 29 日在北京举办世界卒中日系列宣教活动，同时组织各卒中中心单位和基地医院在全国各地开展"世界卒中日"宣教活动。

（4）探索卒中专病医联体建设，推动卒中分级诊疗

卒中急救地图和专科联盟是开展区域卒中防治网络体系建设的主要抓手，这些工作不仅强调规范的卒中诊疗流程和技术，更强调能否推动落实整个区域的双向转诊，建立向下转诊的有效通道，将卒中康复期及稳定期患者及时转诊至下级医疗机构，实现各级医疗资源优化配置。

中国卒中专科联盟将紧密配合国家卫生健康委脑防委的工作，通过信息化平台对卒中患者实行急救全流程信息的记录，鼓励医疗机构双向转诊落实。

（二）卒中急救地图建设进展

1. 卒中急救地图建设历程

急性脑卒中目前面临着公众识别率低、院前转运效率不高、院前院内协作欠佳、院内绿色通道不畅等诸多问题，制约着急性脑卒中患者得到高效、规范的救治。近年来国家卫生健康委脑防委大力推进我国卒中防治体系建设，急性脑卒中院内诊治流程大大优化。为进一步推动脑卒中急救工作的规范开展，打造"区域卒中黄金一小时救治圈"，建立快速高效的急性期脑卒中救治模式，国家脑防委于 2017 年 6 月正式启动了"中国卒中急救地图建设"工作。

为解决地图名称、功能、建设标准及标识不统一等一系列问题,在组织"国家卒中急救地图工作委员会"专家多次讨论后,国家脑防委根据国内实际情况,开发了"中国卒中急救地图平台",按照统一规划、统一标准、统一平台原则,于 2018 年 12 月 1 日正式开展以城市为单位申报管理的"中国卒中急救地图"建设工作,逐步建立以急救系统为纽带,以各级卒中中心为主体的区域脑卒中防治急救工作网络体系。

中国卒中急救地图建设工作应在国家脑防委领导下,各地政府指导和政策支持下,由省级卫生行政部门对本省范围内的各地市卒中急救地图运行进行管理,由市级卫生健康委协调组织区域内具有救治急性脑卒中能力的医院(包括高级卒中中心和防治卒中中心)、院前急救系统等共同建设(图 3-3)。

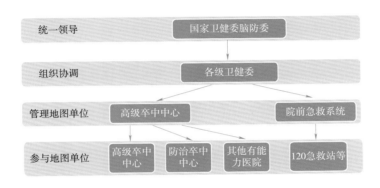

图 3-3　中国卒中急救地图建设模式

国家脑防委开发的"中国卒中急救地图平台"(见图 3-4)包括针对公众的卒中地图微信公众号(见图 3-5),针对院前急救人员及院内绿色通道人员使用的卒中急救地图 App和针对地图管理单位、院前急救管理单位及市级卫生行政管理部门使用的中国卒中急救地图管理平台,分别满足社会大众、卫生行政部门、专业医疗机构的不同需求。

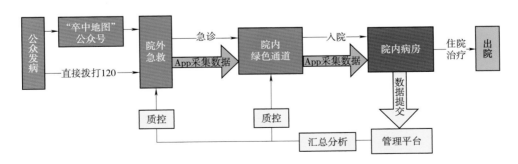

图 3-4　"中国卒中急救地图平台"工作模式

在各地政府和卫生健康主管部门支持下,由管理医院组织区域内医疗机构申报卒中急救地图,利用先进的"互联网 +"信息技术,推动区域卒中防治网络体系构建,逐步由各地级市卒中急救地图合力构建成一张覆盖全国的卒中救治地图,完成落实分级救治与区域协同并举的"区域卒中黄金一小时救治圈"模式(图3-6,图3-7)。

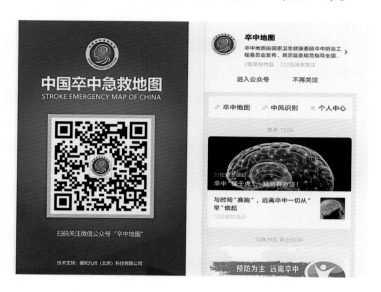

图3-5 "卒中地图"公众号平台

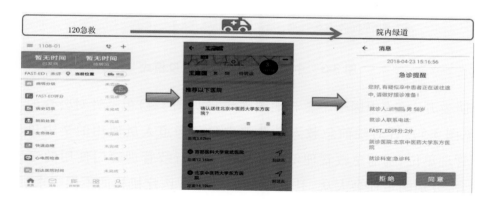

图3-6 "卒中急救地图"App 院前急救端

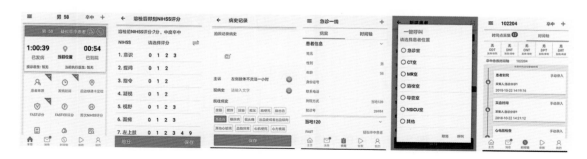

图3-7 "卒中急救地图"App 院内绿色通道端

2. 中国卒中急救地图建设进展

（1）公众宣教

国家脑防委办公室通过面向医院征稿等方式，持续每周在卒中急救地图微信公众号进行科普宣教工作。截至2019年12月，微信公众号共推送100余篇科普宣教文章，总阅读量近300万人次，公众号关注人数10万余（见图3-9）。通过持续开展科普宣教工作，不断扩大"卒中地图"公众号的知名度和影响力，进而达到关口前移、提升公众知晓率的目的（见图3-8）。

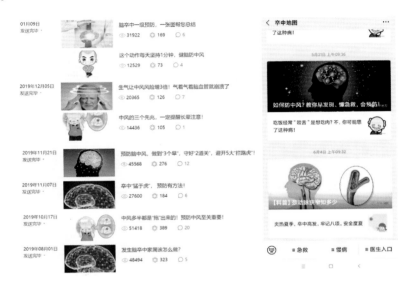

图3-8　"卒中急救地图"的科普宣教工作

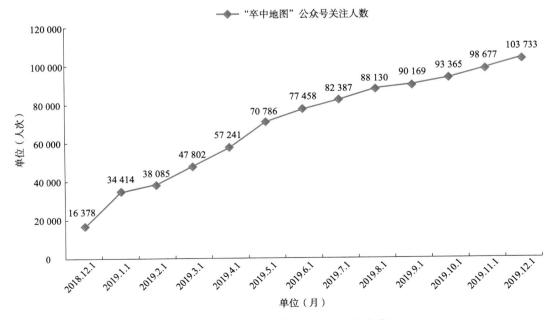

图3-9　"卒中地图"公众号关注人数

（2）卒中急救地图申报认证

截至 2019 年 11 月,中国卒中急救地图平台已有 23 个省份的 100 个城市发布了卒中急救地图,1 400 多家医疗机构成为中国卒中急救地图医院(图 3-10)。卒中急救地图可让群众快速了解自己所在区域内各医院的卒中救治能力,减少院前延误,让更多患者在时间窗内到达医院。

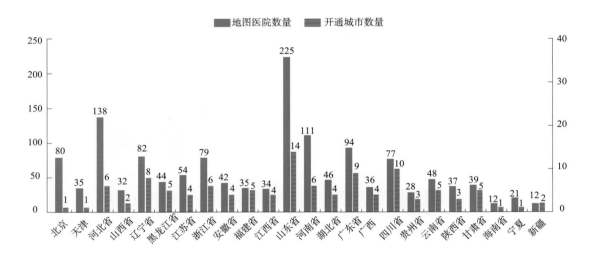

图 3-10　中国卒中急救地图开通城市与医院数量

（3）卒中急救地图上报数据

截至 2019 年 11 月,全国 1 400 余家卒中急救地图医院,共有 185 家医院持续开展了急性卒中病案的上报工作,共陆续上报了近万例急性卒中病案。其中,保定市、沈阳市、大连市、惠州市、聊城市、西安市、白银市、泸州市持续组织地图医院每月上报,开展工作较为突出。在上报的病案中,缺血性脑卒中为 7 774 例,占比 84.3%。确诊为缺血性脑卒中的患者中,ODT 时间中位数为 131 分钟,进行静脉溶栓的患者为 5 259 例,DNT 中位数为 46分钟,静脉溶栓好转率为 49.88%(NIHSS 评分);进行血管内介入开通的患者 792 例,DPT中位数为 108 分钟,血管内介入开通好转率为 37.52%(NIHSS 评分)。

（4）持续优化卒中急救地图建设

国家脑防委办公室于 2019 年 5 月中国脑卒中大会上,首次单独设立"卒中急救与地图建设论坛",组织积极开展卒中急救地图建设工作的卫生行政部门和医疗机构进行建设经验的分享和交流。部分工作成绩突出地区的卫生行政部门领导、院前急救系统和地图管理医院负责人分别在论坛上介绍了不同部门间配合的经验,对参会的各地图单位具有重要的借鉴意义。

在开展"中国卒中急救地图"建设工作 1 年多的时间里,国家脑防委办公室多次组织

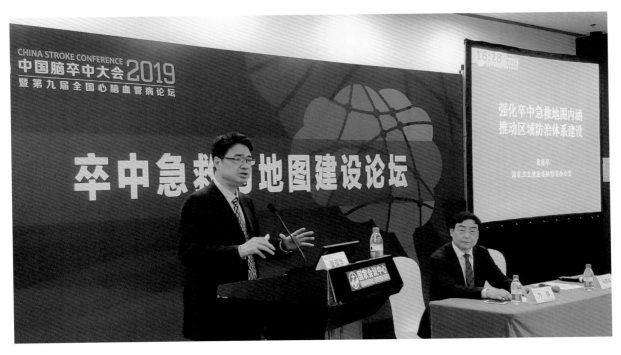

图 3-11 中国脑卒中大会"卒中急救与地图建设论坛"

积极开展地图建设的卫生行政部门和管理医院,对"中国卒中急救地图平台"的申报、数据上报流程及管理平台功能等内容进行意见和建议的征集,并不断地改进和优化。2019年,"中国卒中急救地图平台"共进行了十余次更新,目前已基本实现与"国家卒中中心建设管理平台"直报数据的互联互通,避免了重复填报,减少人力成本。

(三)中国千县万镇中风识别行动

1. 成立背景

2019 年,"心脑血管疾病防治行动"纳入国务院正式印发的《健康中国行动(2019—2030)》,为进一步加强脑卒中综合防治工作,推动"减少百万新发残疾工程"实施,降低脑卒中危害,保障人民群众健康权益。国家卫健委脑防委于 2019 年脑卒中防治工程总结会上启动"中国千县万镇中风识别行动"。

"中国千县万镇中风识别行动"是一项系统性的活动,需要卫生行政部门、医院、社会和个人共同推进。在卫生行政部门指导下,整合利用好社会资源,充分发挥各高级卒中中心区域辐射作用,大力推进脑卒中急救体系建设,优化脑卒中院前急救转运机制,完善上下级转诊制度,推动卒中规范化诊疗,打造"区域卒中黄金一小时救治圈"。针对社会公众要把专业术语转化成科普语言,让老百姓看得懂、记得住、做得到,提高脑卒中相关疾病知晓率、治疗率和控制率。"中国千县万镇中风识别行动"需要全社会共同关注、共同行动！

2. 组织架构

（1）国家脑防委办公室会同各地高级卒中中心、防治卒中中心成立中风识别行动工作管理办公室，负责中风识别行动工作的整体组织协调和指导管理。

（2）各地高级卒中中心、防治卒中中心按照项目工作要求制定本地区具体工作方案，成立由高级卒中中心、防治卒中中心与乡镇卫生院相关负责人共同组成的卒中识别行动工作办公室，由高级卒中中心、防治卒中中心负责人担任组长，负责组织开展本地区卒中防治知识普及、卒中早期识别及卒中救治有效转运工作。

（3）职责分工

1）各地高级卒中中心、防治卒中中心，提供技术支持与指导，工作质控，开展学习交流、评估、总结等。

2）各卒中中心工作办公室要依据工作方案等有关文件，制订具体实施计划，做好前期动员、组织实施、媒体宣传和管理工作，着力制定好卒中及时有效转运机制的对口支援方案，保障中风早期识别及卒中急救有效转运工作正确实施。开展针对基层医疗卫生单位相关人员的卒中识别、急救技术指导、有效转运机制的工作培训。

3）各乡镇卫生院应明确工作组联系人，将工作开展材料、宣教内容、培训材料、有效转运方案等送往各卒中中心工作办公室。办公室定期审核、做动态管理分析并反馈改进。

3. 工作任务

（1）建立并完善以防治卒中中心为主体、社区卫生服务中心或乡镇卫生院急救站点为网底、高级卒中中心急救站点为支撑的卒中防治网络体系。

（2）加强面向社会大众的卒中健康教育，通过举办健康讲座、健康咨询、义诊活动、开办宣传专栏等方式，提高社会大众对急性脑血管意外的认识，以增高在卒中发生时呼叫院前急救号码的比例。

（3）强化对基层医务工作者的培训，通过举办培训班、现场指导等方式提高基层医务工作者的卒中识别能力，以高级卒中中心和地区防治中心的技术为依托，培养一批基层医院的卒中救治业务骨干，以点带面形成卒中早期识别、咨询和有效转运的基层卒中救治服务平台。建立县-乡（镇）-村一体化的卒中识别及有效转运救治的长效机制，突破卒中救治瓶颈。

二、脑卒中筛查与防治基地医院建设

国家卫健委脑防治工程在全国 31 个省份和新疆生产建设兵团遴选了 327 家区域龙头三级医院作为脑卒中筛查与防治基地医院。

全国各基地医院按照工程要求,充分发挥医院脑卒中防治领导小组的作用,完善组织架构和管理制度,制定工作流程和工作规范,统一协调,推进多学科、多层次、多专业及多领域合作。积极推广院前"脑卒中高危人群筛查和脑卒中患者急性发作联合急救"、院中"高危筛查和多学科联合诊治"和院后"随访干预"的整体化防治模式,有效提升了当地卒中救治水平。

积极参与脑卒中高危人群筛查和干预项目。全国基地医院在各地卫生健康行政部门组织下,与疾控机构和基层医疗卫生机构密切配合,推动预防、筛查、干预、康复全程管理服务模式,并建立长期稳定干预随访队列。截至 2019 年,累计完成 900 余万例人群的脑卒中高危因素筛查和综合干预工作,百万人群前瞻干预队列已具规模,为国家慢性病防控提供决策依据和支撑。

(一)项目完成情况

2019 年,全国 31 个省份和新疆生产建设兵团 200 多个项目地区总计完成筛查和干预任务 125 万例,其中社区、乡镇人群的筛查和干预任务 85 万例,院内综合干预任务 40 万例,超额完成项目任务。

(二)2019 年项目工作亮点

1. 探索符合国情的脑卒中筛查与防治工作模式并推广至各地

项目工作开展 8 年来,逐步完善了人群开展脑卒中危险因素筛查及综合干预的工作流程和方案,形成了一套完整的工作模式。2019 年 6 月,经国家卫生健康委疾控局组织,由工程办公室起草的《脑卒中人群筛查及综合干预技术方案》正式印发,方案明确了各级卫生健康行政部门与医疗机构的职责,建立了标准化的筛查、干预和质控流程,统一了相关技术操作规范和考核标准。方案的发布为项目进一步推广提供了政策保障。

2. 规范开展人群综合管理工作

2019 年,国家卫生健康委脑防委培训的 600 余名脑心健康管理师参与到了筛查项目工作中,逐步完善院前宣教预防和高危筛查,院内个体化干预和健康教育,院后康复指导和综合管理的工作模式。湖北省第三人民医院、淮南市第一人民医院、大连市中心医院、长沙市中心医院等通过实践探索,建立了一套成熟的脑卒中健康管理工作模式,推动了筛查项目工作高质量开展。

3. 构建健康宣教体系

2018 年度全国项目单位共开展科普宣教 13 135 场、举行健康讲座 7 226 场,发布宣传卒中相关知识稿件 800 余篇。大连市中心医院、承德市中心医院、丽水市中心医院、宁德市医院等积极开展宣传教育工作,提高了项目参加者的依从性,为完成本辖区内项目工作提供了有力保障。心脑健康、卒中地图、中国脑心健康管理师和半月刊等公众宣传微信平台目前已有 15 万余人关注,单篇科普文章最高阅读量已达 7 万余人次。卒中大会期间印发半月刊 3 000 份,各相关单位累计印发万份以上。此外,脑防委办公室还创新性地打造了"脑心健康之声"的网络广播平台,紧扣脑血管病防治热点,定期推送科普文章,宣讲健康知识,受到人民群众欢迎。

三、中国卒中中心建设进展

(一)中国卒中中心建设概况

中国卒中中心是指在卫生健康行政部门统筹规划下,将医院神经内科、神经外科、神经介入、急诊科、重症医学科、影像科、康复科等学科进行整合,通过多学科协作对卒中专病开展高质量、全流程、标准化的诊疗与管理,是一种以"病人为中心"的医疗管理模式。

国家脑防委最早于 2012 年开始组织专家筹划并制定《中国卒中中心建设标准》。2015 年 5 月,中国卒中中心建设工作正式启动,同年 6 月,首批 15 家高级卒中中心挂牌仪式在上海举行,标志着我国卒中中心建设工作迈出了第一步。从理念的提出到实践的探索,经过数年的不懈努力,中国卒中中心建设逐渐探索出一条具有中国特色、以分级管理为特点的卒中中心建设规划道路。

两级指高级卒中中心和防治卒中中心,其中高级卒中中心分为示范高级卒中中心和高级卒中中心两层,防治卒中中心分为综合防治卒中中心和防治卒中中心两层。高级卒中中心由国家脑防委进行统一管理,综合防治卒中中心由国家脑防委与各省级脑卒中防治工作委员会共同评审、认证,防治卒中中心由各省级脑卒中防治工作委员会评审、认证。

中国卒中中心建设是一把手工程,卒中中心网络的实施和推进需要国家卫生行政管理部门组织牵头、指导监督。根据国家脑防委的规划,中国卒中中心是以高级示范卒中中心为模范单位,区域高级卒中中心为主力,带动区域内的防治卒中中心共同发展,打造区域卒中防治体系。区域内各级卒中中心依托院前—院内急救体系、卒中院内绿色通道、多学科团队、区域医联体等平台,与区域内急救系统、其他医联体单位进行紧密协作,建立起高效的区域卒中救治网络,发挥自身技术优势,节约医疗资源,逐步形成一套组织架构完备、技术流程规范、质控管理科学,具有中国特色的卒中中心组织管理体系。

(二)中国卒中中心建设进展

1. 我国卒中中心规模

国家脑防委联合各省卫生健康委医政医管部门以及相关专家,成立了国家卒中中心管理指导委员会,大部分省份也以省级卫生行政部门牵头成立了省级脑卒中防治工作委员会,对卒中中心建设开展评审、认证和质量评价工作。2019 年,国家脑防委共组织 20 余批次专家对 200 余家卒中中心进行了现场调研,以查促建,推动了卒中中心建设和防治工作规范化开展。截至 2019 年 12 月,国家脑防委共计授牌示范高级卒中中心 30家,高级卒中中心(含建设单位)466 家,综合防治卒中中心 181 家,防治卒中中心 717 家(表 3-1)。高级卒中中心建设已在 30 个省份及新疆生产建设兵团广泛开展,其中以山东、广东、河南、江苏四省数量最多,宁夏等偏远地区建设发展仍很滞后,西藏尚未开展卒中中心建设。

表 3-1　中国卒中中心数目与各省份和新疆生产建设兵团分布数量

省份	高级卒中中心				防治卒中中心		
	示范高级卒中中心	高级卒中中心	高级卒中中心建设单位	高级卒中中心总数(含建设)	综合防治卒中中心	防治卒中中心	防治卒中中心总数
北京市	1	6	4	11	2	3	5
天津市	1	3	3	7	15	4	19
河北省	2	17	2	21	20	93	113
山西省	0	12	7	19	13	17	30
内蒙古	0	5	5	10	1	22	23
辽宁省	3	11	11	25	0	12	12

省份	高级卒中中心				防治卒中中心		
	示范高级卒中中心	高级卒中中心	高级卒中中心建设单位	高级卒中中心总数（含建设）	综合防治卒中中心	防治卒中中心	防治卒中中心总数
吉林省	2	3	1	6	7	4	11
黑龙江省	1	5	7	13	8	12	20
上海市	1	3	1	5	1	6	7
江苏省	4	21	7	32	0	21	21
浙江省	1	14	5	20	9	19	28
安徽省	1	6	10	17	7	39	46
福建省	0	5	6	11	1	11	12
江西省	0	10	1	11	0	7	7
山东省	2	24	18	44	22	90	112
河南省	5	19	8	32	27	35	62
湖北省	3	8	5	16	6	57	63
湖南省	0	9	3	12	2	1	3
广东省	0	18	22	40	5	17	22
广　西	0	10	5	15	5	7	12
海南省	0	3	3	6	0	1	1
重庆市	0	4	5	9	2	10	12
四川省	1	17	11	29	10	36	46
贵州省	1	5	3	9	4	32	36
云南省	0	3	6	9	8	105	113
西藏	0	0	0	0	0	0	0
陕西省	1	10	1	12	0	21	21
甘肃省	0	7	4	11	6	16	22
青　海	0	0	0	0	0	1	1
宁　夏	0	1	0	1	0	0	0
新　疆	0	5	4	9	0	16	16
建设兵团	0	1	3	4	0	2	2
合计	30	265	171	466	181	717	898

2. 卒中中心申报单位现状分布

截至 2019 年年底，全国范围内有 335 家高级卒中中心申报单位和 1 019 家防治卒中中心申报单位已通过中国卒中中心管理平台第一步预申报，等待满足半年工作数据汇总及建设条件后进入下一步审核认证。各省份申报单位分布数量见表 3-2。

表 3-2　各省份和新疆生产建设兵团卒中中心申报单位分布情况

省份	防治卒中中心待审核总数	高级卒中中心待审核数	合计
北京市	7	11	18
天津市	22	2	24
河北省	101	12	113
山西省	36	10	46
内蒙古	40	12	52
辽宁省	12	17	29
吉林省	22	3	25
黑龙江省	25	13	38
上海市	2	7	9
江苏省	36	11	47
浙江省	53	14	67
安徽省	24	19	43
福建省	16	6	22
江西省	9	5	14
山东省	158	33	191
河南省	65	19	84
湖北省	24	7	31
湖南省	3	8	11
广东省	27	34	61
广西	6	18	24
海南省	2	1	3
重庆市	15	2	17
四川省	60	13	73
贵州省	80	11	91
云南省	78	15	93
西藏	0	0	0
陕西省	27	8	35
甘肃省	42	9	51
青海省	1	0	1
宁夏	0	2	2
新疆	25	13	38
建设兵团	1	0	1
合计	1 019	335	1 354

3. 全国高级卒中中心 2019 年直报工作数据统计

（1）上报数据的病种分布

2019 年全年共 466 家高级卒中中心（包括已挂牌、建设单位）参与数据直报，上报病例数据合计 153 374 例。其中缺血性脑卒中占 71.55%，脑出血占 16.03%，蛛网膜下腔出血占 6.17%（图 3-12）。

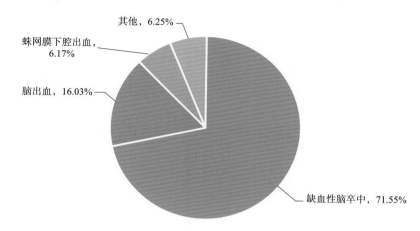

图 3-12　高级卒中中心数据直报卒中病种分布比例

（2）卒中防治关键技术开展情况

2019 年 466 家医院上报单纯静脉溶栓、取栓、颈动脉内膜切除术（CEA）、颈动脉支架成形术（CAS）、动脉瘤夹闭术和动脉瘤介入术等脑卒中防治关键适宜技术的分类统计数据见表 3-3。

表 3-3　2019 年度高级卒中中心关键技术直报数据情况

月份	单纯静脉溶栓例数	直接取栓例数	桥接取栓例数	CEA 例数	CAS 例数	动脉瘤夹闭术例数	动脉瘤介入术例数
1	4 374	1 799	504	406	1 170	817	2 037
2	4 450	1 791	478	249	886	783	1 875
3	4 878	1 807	519	566	1 540	955	2 401
4	4 762	1 657	413	563	1 468	930	2 247
5	5 194	1 902	509	539	1 650	1 024	2 385
6	5 302	1 999	523	563	1 770	998	2 333
7	5 661	1 995	511	651	1 937	985	2 481
8	5 419	2 007	529	669	1 828	884	2 352
9	5 403	1 921	556	619	1 696	996	2 432
10	5 032	1 748	681	502	1 386	979	2 340
11	5 288	1 947	657	607	1 625	1 109	2 727
12	5 616	2 333	794	666	1 693	1 250	2 832
合计	61 379	22 906	6 674	6 600	18 649	11 710	28 442

1）静脉溶栓和血管内介入再通治疗：在中国卒中中心建设工作的持续深入推动下，我国急性缺血性脑卒中（AIS）静脉溶栓和血管内介入再通治疗（包括：动脉溶栓、机械取栓、导管吸栓、支架置入等）工作得到蓬勃发展。2019 年度，全国高级卒中中心开展静脉溶栓例数 61 379 例（使用药物包括 rt－PA 和尿激酶及替奈普酶等其他药物，下同）（图 3-13）入院到给药的时间（Door to Needle Time，DNT）中位数为 44 分钟，较去年在静脉溶栓例数明显增加的情况下，DNT 中位时间继续缩短。

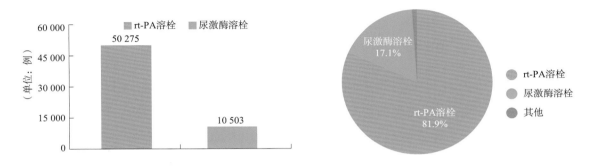

图 3-13　2019 年度高级卒中中心静脉溶栓工作开展情况（分药物统计）

2014 年（卒中中心建设启动前）AIS 的介入再通仅开展 1 821 例，在卒中中心建设工作的推动下，各类介入再通技术快速普及推广，2019 年度 AIS 的介入再通技术开展均呈现上升趋势，高级卒中中心总计约完成 26 594 例，其中直接取栓 22 906 例，桥接取栓 6 674 例（图 3-14）。

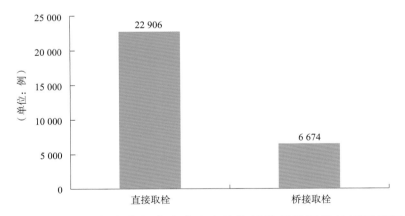

图 3-14　2019 年度高级卒中中心直接取栓及桥接取栓的开展情况

2）CEA 和 CAS 开展情况：CEA 和 CAS 是脑卒中防治工程重点推广的适宜技术，在高级卒中中心建设标准中也明确要求。在卒中中心建设工作的推动下，这两项技术得到快速推进，手术例数明显增加。2019 年度高级卒中中心 CEA 手术上报例数 6 600 例，上报 CAS 共 18 649 例（图 3-15）。

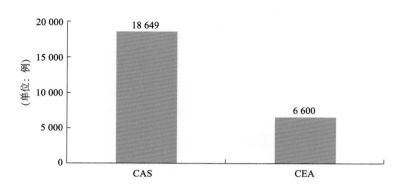

图 3-15　2019 年卒中中心 CEA 和 CAS 手术例数

3）动脉瘤介入及外科夹闭开展情况：动脉瘤介入或夹闭手术是动脉瘤性蛛网膜下腔出血治疗的重要手段，也是代表高级卒中中心处理复杂脑血管病的核心技术。2019 年度，颅内动脉瘤的介入栓塞技术例数发展迅猛，累计完成 28 442 例，已经超过开颅夹闭手术的 2 倍，显示出此项适宜技术巨大的应用潜力，这与微侵袭神经外科理念的发展及神经介入技术的推广普及相吻合（图 3-16）。

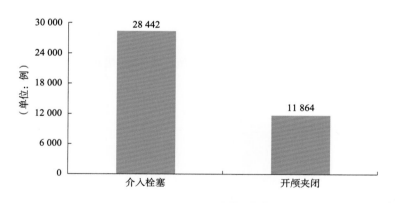

图 3-16　2019 年度卒中中心动脉瘤性外科及介入治疗开展情况

（3）百家高级卒中中心两年直报数据对比

为体现卒中中心建设进展，共统计了从 2017 年挂牌成为高级卒中中心的百家医院，并对其工作数据进行分析。

1）静脉溶栓工作：从 2018 年到 2019 年的工作数据可以看到百家卒中中心的溶栓工作量趋于稳定，反映随着卒中中心建设工作的持续深入开展，各地的卒中中心的工作稳步开展（表 3-4）。

表 3-4 2018 年度和 2019 年度百家高级卒中中心溶栓情况对比

年份	单纯静脉溶栓例数	单纯静脉溶栓 DNT 中位数（分钟）	rt-PA 溶栓例数	rt-PA 溶栓 DNT 中位数时间（分钟）	尿激酶溶栓例数	尿激酶溶栓 DNT 中位数时间（分钟）
2018 上半年	8 245	45	7 137	45	1 108	50
2018 下半年	9 389	46	8 098	44	1 276	47
2019 上半年	9 410	40	7 966	40	1 335	44
2019 下半年	8 731	38	7 445	38	1 117	40
总计	35 775		30 646		4 836	

我国高级卒中中心建设要求 DNT < 60 分钟的患者比例逐步增加,目标到 75% 以上。百家高级卒中中心 2019 年直报数据显示,中位 DNT 时间已缩短到 44 分钟以内,同比去年进一步缩短,较全国平均时间也有明显缩短(图 3-17)。

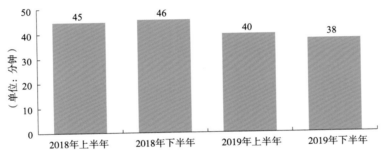

图 3-17 2018 年度与 2019 年度百家高级卒中中心静脉溶栓 DNT 中位数对比

2)其他卒中防治关键技术开展对比:汇总 2018 年到 2019 年的工作数据,可以看到百家卒中中心的单纯急诊取栓、桥接取栓、CEA、CAS、动脉瘤夹闭术和动脉瘤介入术等卒中防治关键适宜技术的开展稳中有增,反映出各地在卒中中心建设过程中稳抓内涵建设,注重卒中救治的能力和水平的提升(表 3-5)。

表 3-5 2018 年度和 2019 年度百家高级卒中中心关键技术开展情况对比

年份	单纯急诊取栓例数	桥接取栓例数	CEA 例数	CAS 例数	动脉瘤夹闭术例数	动脉瘤介入术例数
2018 上半年	2 211	921	1 389	4 029	3 585	6 626
2018 下半年	2 374	865	1 396	3 357	2 675	5 468
2019 上半年	3 143	957	1 438	3 578	2 454	5 698
2019 下半年	3 000	870	1 815	3 861	2 789	6 424
合计	10 728	3 613	6 038	14 825	11 503	24 216

（4）全国防治卒中中心数据直报情况

2019年度防治卒中中心的数据直报显示,2019年度全国防治卒中中心共开展静脉溶栓 22 076例,其中尿激酶溶栓6 896例,占比31.2%,高于高级卒中中心尿激酶静脉溶栓的比例(表3-6)。

表3-6 2019年度防治卒中中心关键技术数据直报情况

月份	单纯静脉溶栓例数	rt－PA溶栓例数	尿激酶溶栓例数	去骨瓣开颅血肿清除术例数	立体定向椎颅血肿抽吸术例数
1	1 600	1 132	443	149	189
2	1 510	1 094	407	168	196
3	1 630	1 137	476	193	254
4	1 672	1 179	487	203	256
5	1 983	1 340	634	203	301
6	2 034	1 397	626	182	257
7	2 195	1 476	703	168	231
8	2 081	1 340	712	181	256
9	1 940	1 308	612	204	273
10	1 820	1 181	624	219	364
11	1 767	1 199	549	227	348
12	1 844	1 203	623	278	455
总计	22 076	14 986	6 896	2 375	3 380

四、中国心源性脑卒中防治项目建设进展

2018年4月,国家脑防委办公室在全国范围试点启动中国心源性卒中预防规范化管理项目(以下简称"心源性脑卒中项目")。心源性脑卒中项目由国家脑防委办公室组织实施,脑卒中防治工程专家委员会房颤卒中专业委员会、中国医师协会心律学专业委员会、中华医学会心电生理和起搏分会提供学术及技术支持。2018年5月5日,在中国脑卒中大会上,96家医院被授予"中国心源性卒中防治基地"建设单位,覆盖全国主要省份及城市。

心源性脑卒中项目启动至今,各基地医院积极响应,开展了大量工作,取得了显著的成绩。截至2019年11月,心源性脑卒中项目分别在江苏省、辽宁省、湖南省、陕西省等省份开展省级联盟建设,在83家基地医院建立了院内项目管委会,有效地推动了项目执行。

例如建立四川大学华西医院,中国医科大学附属第一医院,西安交通大学第一附属医院以及武汉亚洲心脏病医院等一批明星示范基地,以建立合作中心单位的形式辐射周边。

(一)项目具体工作及实施

1. 区域评审

心源性脑卒中项目办公室组织专家于2019年3月30日至2019年5月13日分别采用书面和答辩汇报形式对七大区中国心源性卒中防治建设基地共83家医院的建设情况进行了评审。评审严格按照中国心源性卒中防治基地认证标准,由参评单位进行工作汇报,评审专家根据完成情况进行现场打分。

2019年7月26日,专家组在西安召开了"中国心源性卒中防治建设基地"项目工作会议,总结中国心源性卒中防治基地工作,并公布了七大区中国心源性卒中防治建设基地的评审结果,按照中国心源性卒中防治基地认证标准,目前所有参评医院均达到合格标准,其中69家医院达到优秀基地标准,有14家医院达到合格基地标准。

2. 数据录入

自2018年5月,心源性卒中防治基地项目工作开展以来,房颤相关数据录入工作有序进行,经过一年的努力,2019年5月相关数据均上传至中国脑血管病大数据平台。

(二)项目开展

各建设基地均应开展院内规范化诊疗培训和院外患者健康宣教工作,不断推动基地建设深入开展(图3-18至图3-21)。

(1)中国心源性卒中防治建设基地分中心充分依托全国七大区域,深入各省基层医疗单位,建立省级联盟的相互合作。北京市、广东省、辽宁省相关工作得到了国家脑防委、本省卫健委和当地卫生部门的支持和积极参与。

(2)中国心源性卒中防治建设基地分中心和合作医院的建设项目:参与中国心源性卒中防治建设基地分中心和合作医院的建设项目的条件较完善的医院,例如四川大学华西医院,宁波市第一医院,浙江大学附属第一医院,西安交通大学第一附属医院,中国医科大学附属第一医院,武汉亚洲心脏病医院等,均开展了合作医院/分中心防治基地建设项目,通过数十家不等的分中心/合作医院的规范化培训学习,建立共同的标准,将心源性卒中防治项目进一步推向二级及基层医院。

(3)心源性卒中防治社区项目,以防治基地专家牵头,组织专家委员会,制定社区危险因素筛查、房颤筛查,房颤高卒中风险病人的筛查,以及早期预防、患者教育等相关工作,例如以江苏省人民医院陈明龙教授团队代表的江苏—江都模式,提出的"二级预防多学科,一级预防下基层"的理念,应用于临床实践,开展了心源性卒中的筛查工作,通过对患者进行综合干预和队列研究,探索中国心源性卒中防治最有效的、最早期的、最前期的方法。

下一步,心源性脑卒中项目将继续按照《脑卒中防治综合工作方案》要求,切实解决当前心源性卒中预防工作中患者意识薄弱、医生认识不足及医院多学科协作不充分等问题,降低患者心源性脑卒中发病率,进一步做好心源性卒中预防规范化诊治工作。

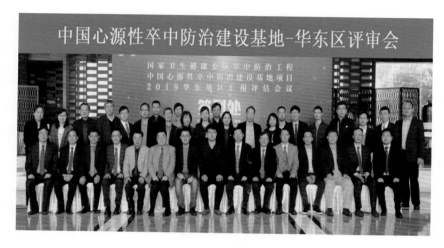

图 3-18　中国心源性卒中防治建设基地华东区评审会

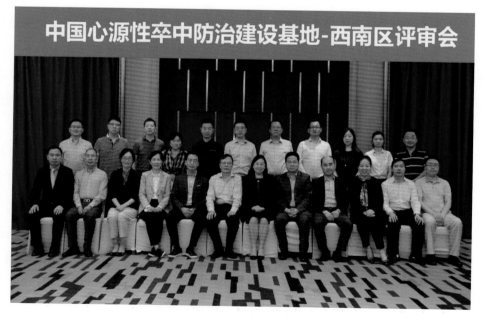

图 3-19　中国心源性卒中防治建设基地西南评审会

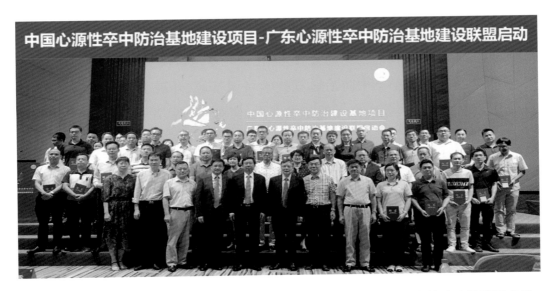

图 3-20　中国心源性卒中防治基地建设项目 – 广东心源性卒中防治基地建设联盟启动

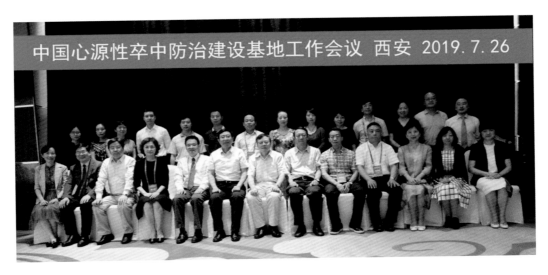

图 3-21　中国心源性卒中防治建设基地工作会议

五、脑卒中防治技术规范化培训及推广进展

(一)培训工作概况

近年来,我国脑卒中防治工作得到快速推进,取得一定成效,脑卒中防治相关适宜技术在临床得到广泛运用和推广。从全国脑卒中诊疗情况调查数据看,脑卒中防治相关适

宜技术开展也存在区域推广差异大、技术种类开展不均衡、人才梯队建设不同步等问题，严重制约着我国脑卒中防治工作的深入开展。国家脑防委始终将推进脑卒中防治技术规范化培训作为推动脑卒中防治工作的重要举措，依托基地医院和卒中中心建设，通过建章立制、编写统一教材、建立脑卒中防治适宜技术培训基地、开展多种形式的培训班和沙龙等措施，有力提升了广大医务工作者的技术水平，使更多的患者受益于脑卒中防治适宜技术的推广普及，取得了显著的社会效益和经济效益。

（二）培训工作进展

近几年，我国脑卒中防治培训工作围绕"关口前移、重心下沉、提高素养、宣教先行、学科合作、规范诊治、高危筛查、目标干预"的 32 字方针，快速推进，在卒中中心建设中的相关培训工作也取得一定成效。但管理思维更新、关键适宜技术规范化开展和专业技术人员缺乏等问题仍严重制约着我国卒中中心建设的深入开展。过去一年，国家脑防委着力卒中中心建设需要，将管理与专项技术培训相结合，通过举办专题会议、开展基层技术培训、选拔卒中中心培训基地等多种形式加强培训，成效显著。

1. 卒中中心建设管理培训

国家卫生健康委脑防委针对各级行政管理人员召开卒中中心建设专项管理培训，邀请各省份卫生健康委医政部门负责人及高级卒中中心医院领导参加，主要内容为卒中中心建设工作重点内容并展示推广优秀示范单位管理经验。此外，国家脑防委每年定期举办中国脑卒中大会、中国脑卒中防治工程总结会、中国卒中中心建设培训会、脑卒中防治适宜技术培训会等一系列会议；同时，在卒中中心现场指导评价中，引入现场培训相结合的形式，为有关管理人员提供学习交流平台，使管理人员及时掌握最新脑卒中防治形势及政策动向，在提升各级管理者对脑卒中防治工作了解的基础上，推动其对脑卒中的重视和支持力度，为推动脑卒中防治工作提供有力保障。

（1）中国脑卒中大会

2019 年 5 月 16 ~ 19 日，中国脑卒中大会在北京召开（图 3-22），来自国内外的 400 余位专家学者及基地医院、卒中中心单位院长参加会议，本次会议共吸引到国内外脑卒中防治领域的专家学者 6 000 余人参会。大会组织开展了包括血管超声、出血性卒中外科干预、蛛网膜下腔出血与颅内动脉瘤、脑心同治学科合作等在内的 34 个学术论坛，开设了卒中急救与地图建设、高级卒中中心建设、防治卒中中心建设、脑卒中筛查与防治基地医院管理等 7 个管理论坛。

（2）脑卒中防治工程总结会

2019 年 12 月 6 ~ 8 日，2019 年脑卒中防治工程总结会在武汉顺利召开（图 3-23），来

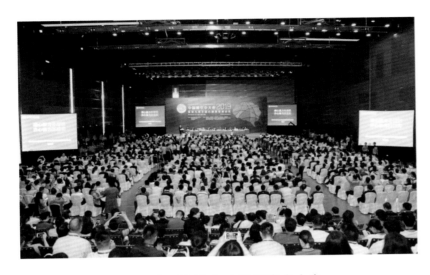

图 3-22　2019 年中国脑卒中大会

自全国脑卒中筛查与防治基地医院、卒中中心医院的院长、知名专家教授、医务人员等 1 800 余人参会。

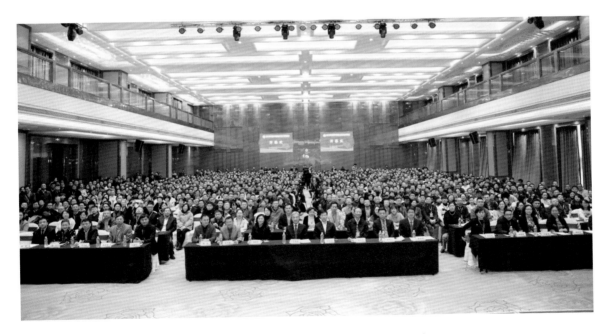

图 3-23　2019 年脑卒中防治工程总结会

（3）全国卒中中心建设培训会

2019 年共举办 6 期全国卒中中心建设培训会，累计培训 1 500 余人。培训会内容涵盖卒中中心建设工作要点、信息化建设、学科融合、绿色通道建设、健康管理师等多个方面。

2. 卒中中心建设专项培训

根据卒中中心直报数据分析,脑卒中防治相关适宜技术开展也存在区域推广差异大、技术种类开展不均衡、人才梯队建设不同步等问题,特别是在中西部地区,相关适宜技术开展例数仅占全国总例数的 2% ~ 3%,严重制约着我国脑卒中防治工作的深入开展。

(1)脑卒中防治适宜技术(溶栓、取栓)培训班

2019 年,国家脑防委先后在南京、重庆、上海、天津、常州、漳州等地举办脑卒中防治适宜技术(溶栓、取栓)培训班。培训内容包括急性缺血性脑卒中血管内治疗进展、急救体系建设、影像评估、取栓基本技术、材料选择、围手术期管理、并发症预防和处理、特殊复杂病例的取栓策略以及从失败案例中吸取的经验教训等。培训期间,各承办医院的卒中团队还开展了急性脑梗死血管内介入取栓手术直播、录播,培训效果得到学员的广泛好评,累计培训 600 余人。

(2)脑心健康管理师培训班

2019 年,国家卫生健康脑卒中防治工程委员会成功举办 5 期脑心健康管理师培训班(图 3-24),累计培训学员 500 余人,培训内容涵盖神经病学、神经外科学、内科学、康复医学、护理学、营养学、健康管理学等领域,进一步充实了全国脑心健康管理师队伍。至此,全国脑心健康管理师培训班已举办 12 期,累计培训学员 1 000 余人,为实施脑卒中"防、治、管、康"全周期工作模式提供了人才支持和保障。

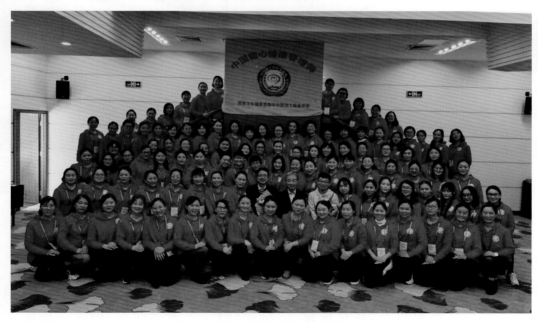

图 3-24　全国脑心健康管理师培训班

3. 开展中国卒中中心培训基地评选

2019 年,为深入推动全国区域卒中防治体系建设,加强卒中专科医联体分级诊疗工作,进一步提升我国卒中中心整体能力和水平,国家脑防委开展"中国卒中中心培训基地"评选工作,根据我国各高级卒中中心的建设水平、卒中防治关键适宜技术应用和推广、培训能力等情况,授予首都医科大学宣武医院等 26 家单位为"中国卒中中心培训基地"(图 3-25)。授牌医院综合影响力高、卒中中心建设模式成熟、亮点突出、具备良好教学实力,各培训基地作为卒中中心申请或建设单位观摩和培训基地,将严格按照《中国卒中中心培训基地管理办法(试行)》有关要求,落实培训工作职责,为提升我国脑卒中防治工作水平做出新的贡献。

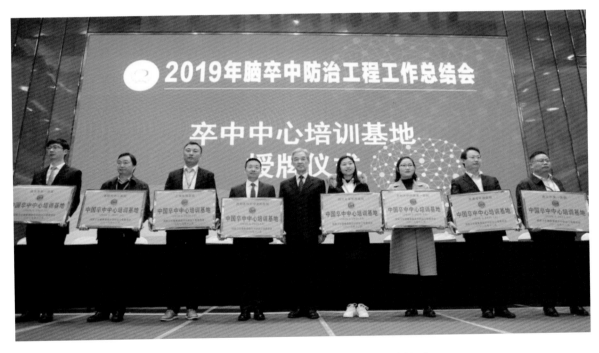

图 3-25　中国卒中中心培训基地授牌仪式

4. 创新培训形式,提升培训效果

为进一步提升培训质量,深入推进卒中中心管理、技术、人才等要素建设,国家脑防委办公室不断创新培训形式,打破时间、地域的限制,推动卒中中心规范化、同质化培训有序开展。

(1)探索网络培训模式

通过中国心血管病网、中国心脑学院、中国心脑健康微信订阅号等网络平台,将相关专业培训视频及部分专题学术会议视频、幻灯片等内容上传分享,为广大医务人员开展远程网络培训搭建平台。特别是面对突如其来的新型冠状病毒肺炎疫情,国家脑防委办公室因时制宜,借助互联网在脑卒中防治领域率先组织召开 2 期"抗疫情、战卒中"疫情时期脑卒中救治策略全国视频研讨会,邀请北京、上海、武汉等地奋战在抗"疫"一线的国家卫生健康委脑卒中防治工程专家委员会的专家们进行在线交流,就当前新型冠状病毒感染肺炎疫情防控形势下,如何做好脑卒中患者救治和医护患防护工作分享经验。

1)全国第一期"抗疫情、战卒中"疫情时期脑卒中救治策略视频研讨会(2020 年 2 月 13 日):国家脑防委副主任王陇德院士、华中科大协和医院胡波教授、南昌大学二附院副院长祝新根教授、华中科大同济医院王芙蓉教授、北京宣武医院张鸿祺教授、北京宣武医院焦力群教授、北京天坛医院王伊龙教授等奋战在武汉、北京、上海抗"疫"一线的专家受邀参加会议(图 3-26)并就新型冠状病毒肺炎疫情防控形势下,如何科学、有序、安全地开展脑卒中患者救治,做好医患防护进行了经验分享和交流。会议由国家卫生健康委脑卒中防治工程专家委员会秘书长、上海长海医院刘建民教授主持。3 000 余人在线留言参与交流,累计观看视频直播 30 000 余人次。

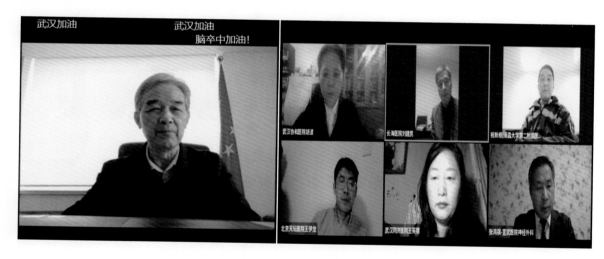

图 3-26　第一期"抗疫情、战卒中"疫情时期脑卒中救治策略视频研讨会

2)全国第二期"抗疫情、战卒中"疫情时期脑卒中救治策略视频研讨会(图 3-27)——卒中中心应在区域卒中防治工作中发挥堡垒作用(2020 年 2 月 22 日):福建医大附属第一医院康德智教授、武汉协和医院胡波教授、武汉同济医院严丽教授、湖北省第三人民医院彭小祥教授、武汉市第一医院陈国华教授、天津环湖医院佟小光教授、北京宣武医院马青峰教授、西安交大第一附属医院韩建峰教授、深圳第二人民医院任力杰教授、武汉协和医院王伟仙护士长等抗疫一线的专家就各级卒中中心应做好精细管理和抓好制度落实,充分发挥卒中中心的堡垒作用,将多学科合作落到实处等内容进行探讨。会议由上海长海医院刘建民教授主持。超过 10 000 人次观看了会议直播。

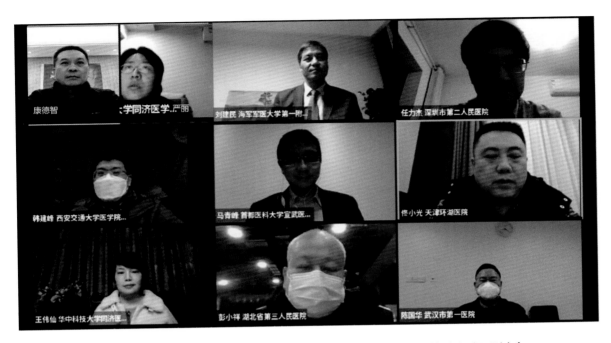

图 3-27　第二期"抗疫情、战卒中"疫情时期脑卒中救治策略视频研讨会

（2）改进培训方法

组织示范高级卒中心（如首都医科大学宣武医院、上海长海医院等）凝练培训模式，改进培训方法。采取组织包括卒中心所在单位院级领导在内的多学科组团式培训，将理论学习、经验分享、临床实践相结合，兼顾短期参访和中长期培训等形式，积极推动卒中心培训工作的开展，取得了良好的培训效果。

六、脑卒中防治全民健康教育进展

高血压、血脂异常、糖尿病，以及肥胖、吸烟、缺乏体力活动、不健康饮食习惯等是脑卒中主要危险因素。目前，我国 18 岁及以上居民高血压患病率为 25.2%，血脂异常达到 40.4%，且均呈现上升趋势。研究表明，一级预防是降低脑卒中发病率最科学的途径。

国家脑防委认真贯彻习近平总书记关于健康教育要让群众"听得到、听得懂、听得进"的指示，坚持政府主导，树立大卫生、大健康的观念。按照中共中央、国务院印发的《"健康中国 2030"规划纲要》，预防为主，积极推动脑卒中筛查和防治，将脑卒中早诊早治适宜技术纳入诊疗常规，全面提升脑卒中"防、治、管、康"综合服务内涵。

按照国家《脑卒中综合防治工作方案》，国家脑防委积极开展脑卒中等慢性病防治全民教育，建立健全健康教育体系，普及健康科学知识。各地卫生部门组织权威专家编制脑卒中防控知识和信息,建立全国脑卒中健康教育媒体资源库,确保信息的科学性和实用性,依托主要媒体提高信息传播的权威性和广泛性,借力新媒体提高信息传播可及性和群众参与度,提升健康教育效果。各地在开展全民健康生活方式行动、慢性病综合防控示范区建设等工作中将脑卒中健康教育作为重点内容,鼓励社会组织和脑卒中防治机构共同行动,推动建立自我为主、人际互助、社会支持、政府指导的健康管理模式,引导人民群众树立正确健康观,促进群众形成健康的行为和生活方式。

2019 年 7 月 9 日,心脑血管疾病防治行动被列入国家《健康中国行动(2019—2030年)》,其中在个人层面,明确提到要"防范脑卒中发生"。

(一)坚持政府主导,推动心脑血管病的宣教工作

健康教育是提升民众健康意识,增强维护和促进健康主动性,养成健康行为和生活方式的重要手段,也是推动健康中国建设的重要内容。

开展具有针对性、组织化的公众健康教育是有效预防脑卒中发生的必要途径,尤其是在城市社区、农村乡镇地区,开展多种形式、综合内容的健康教育能够提高公众对脑卒中知识的认识程度,提高疾病预防的依从性和急性期治疗的有效性,降低脑卒中发生率、复发率和病死率。

国家脑防委、中国卒中专科联盟联合各省脑卒中工作委员会以及省卒中专科联盟通过多种形式的健康教育,积极开展健康宣教工作,在全社会推动心脑血管病的科普和宣传工作。2019 年,全国共开展科普宣传 85 528 场、举行健康讲座 7 734 场,通过电视、电台、报纸、网络等开展宣传 16 710 场次。举行包括"心脑健康中国行"等多种形式的义诊6 770 场,发放宣传册 284 万余,惠及群众达 1 400 余万人次,受到了民众的欢迎。

(二)以多种形式积极组织开展宣传义诊活动

国家脑防委持续加大对人群高血压、血脂异常、糖尿病等心脑血管疾病高危因素防控知识的宣传力度。在工程委员会推动下,各级医院应积极组织、广泛动员、创新宣教模式,加大科普宣传力度,借力新媒体提高信息传播可及性和群众参与度,发挥新媒体传播快、互动强、影响广泛的优势,引导群众主动关注脑卒中预防,提高百姓的防治意识,提升健康教育效果。

1."世界卒中日"宣传活动

在 2019 年 10 月 29 日"世界卒中日",国家脑防委联合清华大学共同举办"世界卒中日"宣传、义诊周活动启动仪式(图 3-28),并与全国 200 余家基地医院联动,开展以脑卒中防治知识为主题的健康大讲堂、义诊等活动,通过多种形式向公众传达有益的提示与建

议。新华网、中央电视台、健康报等相关主流媒体连续刊登了我国脑卒中防治相关的 20 余篇报道。

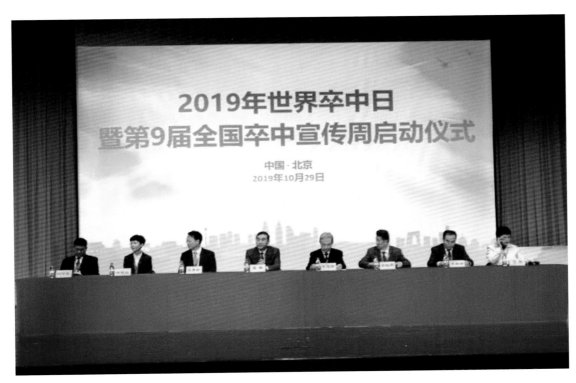

图 3-28　2019 年世界卒中日全国宣传周启动仪式

工程委员会认真按照《国家卫生健康委关于开展慢性病系列宣传日活动的通知》要求,号召全社会预防脑卒中,希望通过宣传活动的开展,让民众了解脑卒中,普及脑卒中的预防和急救知识,提高人民群众对脑卒中的预防意识,降低脑卒中的危害。

2."防治卒中宣传月"活动

为进一步提高国民健康意识,从 2015 年起,国家脑防委从每年的 9 月 28 日起开展"中国防治卒中宣传月"活动。在全国范围内组织开展了一系列面向脑卒中患者、高危人群及普通群众的以"预防卒中,关爱健康"为主题的大型社区义诊、健康大讲堂、病友会等宣传教育推广活动。

3."心脑健康中国行"活动

2019 年,工程委员会累计组织专家赴山东、吉林、河北等地的革命老区和偏远地区开展义诊、药品捐赠等活动,取得良好社会反响。

(三)多渠道开展宣教工作

1. 借助"互联网 +"新媒体,引导群众形成健康生活方式,强化"个人健康责任"理念,健康教育宣传的内容和形式与时俱进、贴近群众,做到了科学规范、通俗易懂,方便传播。积极尝试新颖、生动的展现形式,传播科学的健康知识,提供优质的健康教育服务。

工程充分利用媒介资源,利用"中国心脑血管病网""中国心脑健康"等网络平台,提供优质的健康教育服务,让网络日益成为健康教育传播的重要途径。通过网络让群众更方便快捷地了解脑血管病防治发展进程、普及健康知识,网页浏览人次近千万人。

2. 制作宣传视频,免费发放科普材料,把健康知识送到民众手中。2019 年,工程组织拍摄制作了以"争分夺秒,拯救大脑"为主题的中国脑卒中急诊救治宣传片,并在全国基地医院、相关媒体和公共场所播放。各基地医院结合"脑卒中高危人群筛查和干预项目""心脑健康中国行""世界卒中日"和"中国防治卒中宣传月"的相关主题,深入基层社区和乡镇开展健康宣教活动,制作发放 100 余万份《脑卒中百问》(图 3-29)"致民众的一封信""卒中危险评分卡"等科普材料,面对面、手把手地将脑卒中防治知识送至民众手中,并现场答疑解惑,普及健康知识,为提高当地民众脑卒中防治知识知晓率做出了积极贡献。

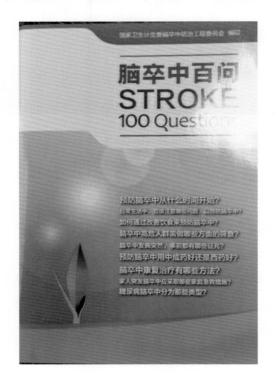

图 3-29　发放脑卒中科普宣传材料"脑卒中百问"

3. 2019 年,中国心脑血管病网,心脑健康公众号、心脑健康半月刊、喜马拉雅电台、抖音等新媒体已推送卒中防治健康科普千余篇,目前关注人数已达十余万人,进一步提高了宣教的覆盖率和人群的知晓率,让群众更方便快捷地了解脑血管病防治发展进程、普及健康知识,浏览人次已近 1 000 万。

第四部分

中国脑卒中高危人群筛查和干预项目进展

一、项目背景

脑卒中高危人群筛查和干预项目(以下简称"项目")通过对人群开展脑卒中高危因素相关知识的宣传教育、筛查体检、风险分级判断,综合随访干预等工作,提高我国居民脑卒中危险因素知晓率、控制率,从而减轻脑卒中给社会和家庭带来的经济负担和疾病负担,提高国民健康水平。

项目通过疾控机构、基地医院及基层医疗单位的分工合作,将预防关口前移到社区和乡镇,对人群开展全面的脑卒中危险因素筛查,筛查出的脑卒中高危人群及患者经医疗机构予以规范化治疗后,再由基层医疗机构开展康复及随访管理。项目建立了国家—省—地市—基层四级培训网络,针对基地医院开展脑卒中筛查与防治超声诊断、溶栓、取栓等脑卒中防治适宜技术的培训;针对基层医疗机构开展包括脑卒中危险因素防控等相关知识的培训和全员慢性病防治技能培训。项目持续开展人群健康宣教工作,提升居民的健康素养。

二、项目工作流程及管理

(一)工作流程

项目以城市社区和村镇为单位,参照第六次全国人口普查数据中的当地人口城乡、年龄、男女分布等基数,按照整群抽样的原则,在本地 40 岁及以上常住居民中科学选定筛查对象,应用心脑血管疾病危险因素筛查和干预调查表开展人群脑卒中危险因素的筛查和风险评估,血糖、血脂、同型半胱氨酸、糖化血红蛋白等检查,存在 3 项及以上危险因素或既往有脑卒中、TIA 发作即判定为高危人群,并进一步做颈动脉超声、心电图等相关检查检验,对其暴露的危险因素制定有针对性的综合干预方案,由项目基地医院制定个性化随访方案,社区卫生服务中心和卫生院按照方案进行定期随访和干预。项目还针对既往年份已筛查人群开展持续的干预随访,明确其变化情况,为制定有针对性的干预方案提供科学依据。

(二)项目管理

1. 方案管理

(1)方案制定

国家脑防委办公室每年组织公共卫生、神经内科、神经外科、超声科等多专业专家制定年度项目工作方案。各省参照国家方案,结合各地实际,制定本地区的工作方案。各项目地区按照省级工作方案制定本区的工作方案。

(2)方案管理

明确各级方案的评价核心点。国家方案强调科学性、支持政策、目标人群、技术适宜性、资金使用范围等;省级方案强调是否结合区域实际,注重可操作性和可执行性;项目医院强调目标人群确定对活动的接受程度、责任是否到人、落实是否到位。

2. 实施管理

本项目实施管理分为设置分级管理单位、逐级组织开展项目培训、加强事中管理考核等几方面。

(1)设置分级管理单位

本项目组建 3 层管理单位,国家级由卫生健康委疾控局和脑防委办公室组成国家项目管理办公室,各省根据工作实际,成立省级项目办公室,各项目地区成立项目联合工作小组。

(2)逐级组织开展项目培训

项目安排国家、省(直辖市、自治区)、市三级项目办公室组织项目启动培训会,解读学习项目工作方案、质量控制标准和网络平台操作流程。

(3)加强事中管理考核

一是项目执行前对项目点全面调研,确定计划筛查干预地区的三间分布情况,并严格把控心脑血管疾病流行病学调查情况,待完成流调数据及项目点前期调研数据后,经国家脑防委办公室数据审核通过后,各项目医院和项目点方可开展项目现场筛查干预及数据上报工作。二是项目执行过程中通过信息化技术实现血液检测数据自动上传,降低人工二次录入错误率,保证了项目数据的真实性、准确性。三是项目开展过程中,各项目单位和管理单位定期统计工作进展并汇总国家项目办,推动工作进度。四是落实三级质控管理,国家、省级项目办公室及项目地区工作小组定期组织开展数据抽查核实、现场督导核查审核等工作,国家项目办定期通报项目执行过程中存在的问题,并通过报纸、网络等途径推送先进单位工作经验,实时发布所有项目医院工作质量完成情况,及时纠正项目执行中的问题,减小偏倚,确保项目高质量完成。五是及时开展年度项目工作总结,各级项目办公室及时召开总结会,剖析存在问题,分享工作经验,为下一年度工作打实基础。

3. 项目数据质量控制

项目逐步健全全流程质控体系,覆盖项目宣传教育、心脑血管疾病流行病学调查、项目点前期调研、现场建档数据质量、年龄偏倚等项目工作的各个节点。重点通过信息系统智能校验技术、人工质控抽检等措施,进行数据质控。

(1)信息系统智能校验质控。在平台建设中,对数据完整性、一致性、及时性、准确性等进行设置,在数据录入过程中及时反馈数据问题,做到及时发现及时核实完善。

(2)设立人工审核、抽检功能结合系统质控功能,随机完成数据质控工作。

(3)建立数据质控体系。通过对数据档案流行病学调查、高危人群比例、脑卒中检出比例、年龄偏倚等核心指标进行实时质控,提高数据质量。

4. 项目结果评估

项目设计一整套评价体系,明确项目工作任务落实,强调质量控制。同时总结产出、评估项目工作效果和影响。项目从任务完成比例、工作数据的质量评估等多方面开展评估,全方位开展项目结果评估。

三、2019 年项目人群数据分析

(一)数据概况

2019 年脑卒中高危人群筛查和干预项目共覆盖全国 31 个省份的 234 家基地医院、451 个筛查干预项目点,最终经过清洗后纳入分析库的数据共 546 245 例,其中登记失访 4 275 人,登记死亡 2 552 人,覆盖全国 31 个省份的 220 家基地医院、405 个干预项目点。

1. 人群人口学特征

2019 年人群性别构成方面,男性占 41.93%,女性占 58.07%,女性所占比例高于男性,与近年筛查结果基本相似(图 4-1);城乡分布方面,城市人群占 52.97%,农村人群占 47.03%,城乡差别无统计意义(图 4-2)。

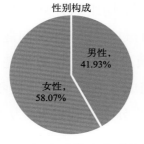

图 4-1　2019 年院外筛查人群性别构成比　　　　图 4-2　2019 年院外筛查人群城乡构成比

各年龄段分布情况:40 ~ 49 岁占 18.88%,50 ~ 59 岁占 30.32%,60 ~ 69 岁占 28.69%,70 ~ 79 岁占 17.15%,80 岁及以上占 4.97%,其中 50 ~ 59 岁人群占比最高,与前几次的筛查结果相似(图 4-3)。与第六次人口普查数据的年龄构成相近。

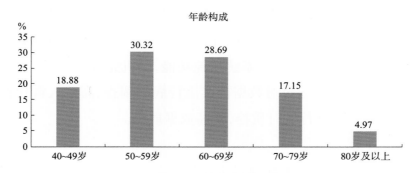

图 4-3　2019 年院外筛查人群年龄构成分布

2. 2019 年人群危险因素分析

（1）危险因素概况

高血压、血脂异常、糖尿病、房颤或瓣膜性心脏病、吸烟、明显超重或肥胖、运动缺乏、脑卒中家族史,以及既往卒中史和既往短暂性脑缺血发作史(TIA),共 10 项危险因素纳入分析,采用检出数据标化后比较,糖尿病占比最高,为 40.32%,其次为高血压,占比为 39.58%。在危险因素中,吸烟仍占据较大比重,男性为 32.69%,尽管目前政府已采取控烟政策,但仍任重道远。随着人们物质生活水平的提高,超重或肥胖占比凸显,为 13.18%,而缺乏运动的比例高达 27.77%,已经仅次于高血压、血脂异常和吸烟,成为第四大危险因素,提示健康饮食、加强运动已不容忽视。(表 4-1,图 4-4)。

表 4-1　脑卒中各危险因素检出率

危险因素	人数	检出率	标化率
TIA	9 842	1.82%	1.60%
高血压	246 178	45.64%	39.58%
血脂异常	221 574	41.08%	40.32%
糖尿病	117 205	21.73%	19.08%
房颤	6 399	1.19%	0.95%
吸烟(男性)	67 955	30.13%	32.69%
缺乏运动	147 580	27.36%	27.77%
肥胖	69 247	12.84%	13.18%
家族史	53 850	9.98%	9.65%
既往脑卒中	19 466	3.61%	2.58%

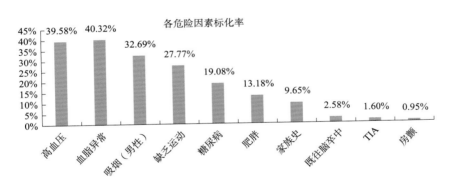

图 4-4　2019 年院外筛查人群危险因素分析

(2)危险因素地区分布

数据显示,高血压在东北地区比例最高,为 48.62%,最低为西北地区,为 35.78%;血脂异常在华北地区比例最高,为 46.39%,在华南地区比例最低,为 36.44%;糖尿病在华北地区比例最高,为 21.74%,在西北地区比例最低,为 16.05%;房颤或瓣膜性心脏病在西北地区的比例为 1.29% 明显高于其他地区,提示西北地区心源性卒中潜在的高发病风险;西南地区相比其他地区的吸烟比例最高,为 19.96%,其次为东北地区 18.86%;肥胖在华南地区比例明显低于其他地区,为 8.96%,考虑可能与气候及饮食习惯等多种因素相关,相应的其地区糖尿病发病率相对其他地区偏低;在脑卒中家族史这一危险因素中,东北地区和华中地区的比例明显高于其他地区,分别为 15.53% 和 11.31%。在危险因素中,TIA 在西北地区 TIA 比例最低为 0.49%,明显低于其他地区,可能与当地经济条件受限导致诊断不足相关;既往脑卒中发生率中华南地区比例最低,为 1.67%,可能与该地区整体卒中高危因素偏低相关(表 4-2,图 4-5 至图 4-14)。

表 4-2　卒中危险因素各地区检出率

地区	筛查人数	高血压	血脂异常	糖尿病	房颤	吸烟史	肥胖	运动缺乏	脑卒中家族史	既往脑卒中	TIA
华北	62 464	41.72%	46.39%	21.74%	0.89%	16.94%	16.36%	28.37%	11.31%	3.33%	2.33%
东北	63 532	48.62%	44.83%	18.59%	1.29%	18.86%	14.73%	26.67%	15.53%	3.94%	2.98%
华东	170 628	37.91%	36.84%	18.40%	1.03%	15.72%	13.44%	27.85%	8.92%	2.36%	1.56%
华中	91 468	37.84%	42.45%	19.80%	1.05%	18.33%	12.85%	23.58%	12.22%	2.74%	1.42%
华南	39 451	37.90%	36.44%	18.89%	0.59%	12.99%	8.96%	31.33%	6.63%	1.67%	0.49%
西南	73 213	40.16%	38.87%	19.26%	0.61%	19.96%	11.43%	28.56%	5.84%	1.89%	0.85%
西北	38 662	35.78%	41.11%	16.05%	1.22%	18.52%	13.86%	32.49%	6.95%	2.45%	1.98%
合计	539 418	39.58%	40.32%	19.08%	0.95%	17.19%	13.18%	27.77%	9.65%	2.58%	1.60%

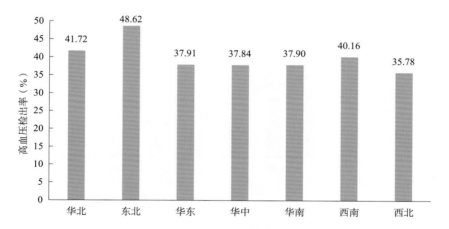

图 4-5　全国各地区高血压检出率

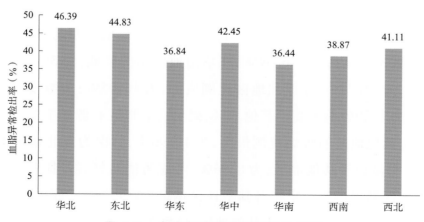

图 4-6　全国各地区血脂异常检出率

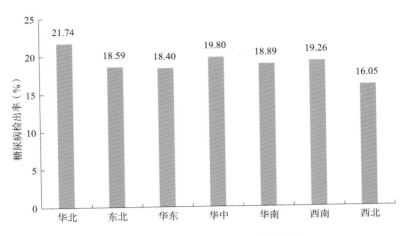

图 4-7 全国各地区糖尿病检出率

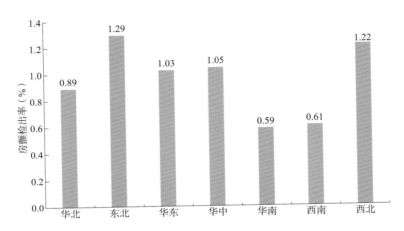

图 4-8 全国各地区房颤检出率

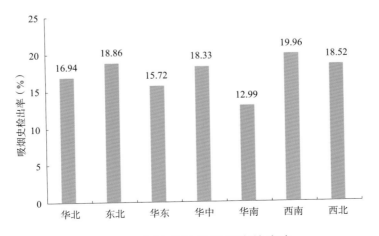

图 4-9 全国各地区吸烟史检出率

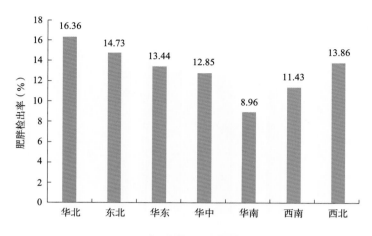

图 4-10　全国各地区肥胖检出率

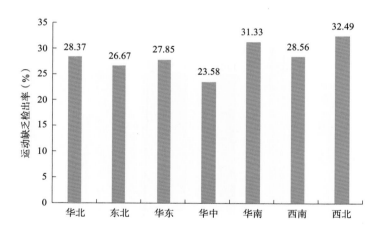

图 4-11　全国各地区运动缺乏检出率

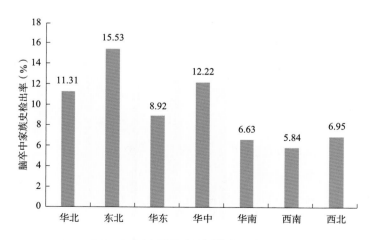

图 4-12　全国各地区脑卒中家族史检出率

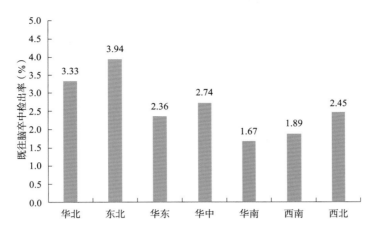

图 4-13　全国各地区既往脑卒中病史检出率

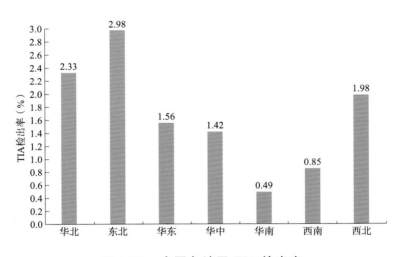

图 4-14　全国各地区 TIA 检出率

（二）脑卒中高危人群数据分析

1. 脑卒中高危人群概况

2019 年脑卒中危险度分级定义同往年，即高危人群定义为具有高血压、血脂异常、糖尿病、房颤或瓣膜性心脏病、吸烟史、明显超重或肥胖、缺乏运动、脑卒中家族史 8 项脑卒中危险因素中 3 项及以上者，或有短暂性脑缺血发作（TIA）和既往脑卒中病史者中 1 项及以上者。共检出高危人群 151 266 人，标化检出率为 26.02（图 4-15）；其中男性高危人群标化检出率为 31.40%，明显高于女性的 20.56%（图 4-16）；而不同危险度人群城乡分布比例基本相当（图 4-17）。以上结果反映调查人群中高危人群比例仍持续增长，卒中防控工作仍较严峻，应积极加强卒中宣教和防控工作。

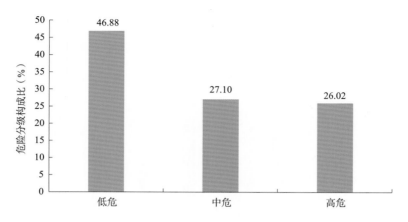

图 4-15　2019 年院外筛查人群卒中危险分级

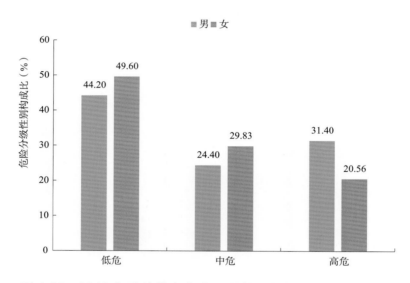

图 4-16　2019 年院外筛查人群不同危险程度分级性别构成比

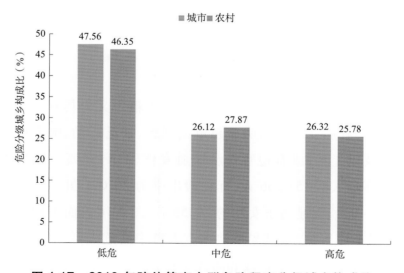

图 4-17　2019 年院外筛查人群危险程度分级城乡构成比

2. 脑卒中高危人群呈年轻化趋势

2019 年新筛查出的高危人群中,40 ~ 64 岁人群标化后占比为 73.13%,说明我国脑卒中高危人群年轻化趋势依然明显(图 4-18)。

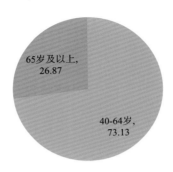

4-18 2019 年院外筛查高危人群不同年龄段构成比

3. 脑卒中高危人群的危险因素分析

数据显示,2019 年新筛高危人群中不同危险因素占比顺序与筛查总人群相同,前三位依次为高血压、血脂异常和运动缺乏,标化检出率分别为 75.25%、71.45% 和 48.62%(图 4-19),高血压在高危人群中的占比接近 80%,反映血压防控效果不理想,血压防控仍任重道远。

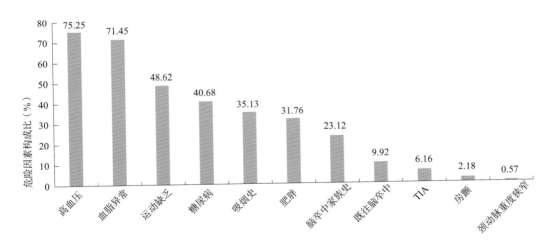

图 4-19 2019 年院外筛查高危人群危险因素构成比分析

4. 脑卒中高危人群危险因素治疗率和控制率

数据显示,2019 年调查人群中高血压患者治疗率为 57.60%,控制率为 29.38%;糖尿病治疗率为 57.02%,控制率为 34.87%;血脂异常治疗率为 17.29%,颈动脉重度狭窄治疗率为 32.89%。其中颈动脉重度狭窄治疗率较 2018 年有明显增长,提示有更多的颈动脉重度狭窄的病人得到更及时的处置(图 4-20,图 4-21)。

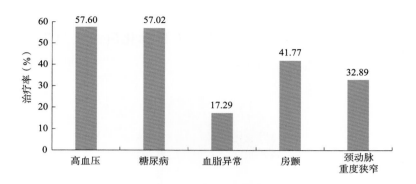

图 4-20　2019 年高危人群主要危险因素治疗率

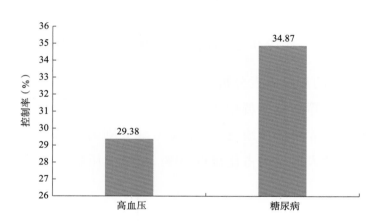

图 4-21　2019 年高危人群高血压和糖尿病控制率

（三）脑卒中患者数据分析

1. 脑卒中患者概况

2019 年筛查数据纳入分析的 40 岁以上人群共 539 418 人,其中脑卒中患者 19 466 人,标化患病率为 2.58%,根据 2019 年综合标化患病率和我国人口老龄化进度测算,我国 40 岁以上人群现患和曾患脑卒中人数约为 1 704 万。

新筛人群脑卒中患者中,男性 9 597 人,女性 9 869 人,男性脑卒中标化患病率为 2.94%,女性标化患病率为 2.22%,男性高于女性;城乡对比方面,城市脑卒中患者 10 890 人,标化患病率为 2.65%,农村患者 8 576 人,标化患病率为 2.55%,城市略高于农村(图 4-22)。

2. 脑卒中标化患病率年龄段分布

在我国 40 岁以上人群中, 70 ~ 79 岁年龄段的脑卒中标化患病率最高,为 7.00%,其次为 80 岁及以上年龄段,为 6.30%(图 4-23),结果提示目前卒中患者主要群体仍以老年人为主。

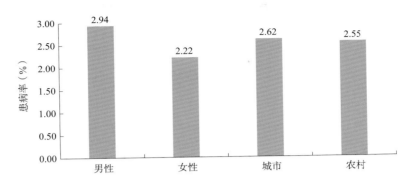

图 4-22　2019 年脑卒中患者标化患病率

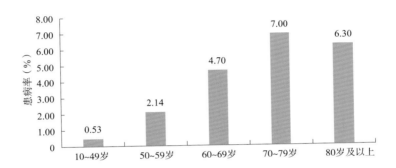

图 4-23　2019 年脑卒中标化患病率不同年龄段分布情况

一、落实"减少百万新发残疾工程"

要进一步建立健全工作机制,加强组织领导,统筹各方资源,加强人才培养。一是以血压管控为抓手,有效控制脑卒中主要发病危险因素,如糖尿病、血脂异常、肥胖等高危因素。二是继续普及脑卒中防治关键技术,明确溶栓取栓普及阶段目标,压实工作责任。三是深化开展"规范指导临床",完善技术培训体系建设。

二、持续开展卒中中心建设

一是建立区域卒中中心、基地医院的联动工作机制和模式,畅通上级医疗机构与下级医疗机构间的双向转诊通道,让患者得到更快速有效的治疗。二是推进卒中中心多学科深度融合,整合急诊科、神经科、影像科、检验科等相关学科优势资源,畅通院内卒中急诊绿色通道,提升脑卒中救治效益。三是加大对卒中防治工作的政策支持力度。在绩效分配上给予倾斜,在质量考核上更加重视,有条件的医院可以设置专岗,配备专人负责脑卒中急救协调管理等工作。四是加强质控监管,采取多种形式的动态管理,确保卒中中心建设质量,切实提升各卒中中心的救治能力和水平。坚持成熟一家,建设一家的原则,真正起到建设一家,造福一方的作用。

三、加强人才队伍建设

要结合"减少百万新发残疾工程",着力开展基层脑卒中救治适宜技术的推广工作。一是加强政策支持和保障力度,加大力度推广培训溶栓、取栓等脑卒中防治适宜技术。二是发挥专家引领作用,开展脑卒中关键技术培训班等活动,多渠道拓展脑卒中防治医护人员队伍。三是开展基层帮扶活动,输送先进理念,培养基层人才,提升基层医院规范诊疗水平。

四、健全区域脑卒中急救协作机制

一是坚持政府主导,建立急救机构与区域医疗机构间的联动工作机制和模式,即以高级卒中心为指导,急救机构、防治卒中心和基层医疗卫生机构共同组成的区域协同、精准转运的协作机制。二是加快医联体建设,逐步实现医联体网络化布局管理,畅通上级医疗机构与下级医疗机构间的双向转诊通道。三是不断提高各级医疗机构脑卒中防治诊疗水平,推动各级医院脑卒中救治工作的规范化实施,推进脑卒中防治向更高质量、更高水平和更加全面的方向发展。

五、培养群众"自己是健康第一责任人"理念

大量群众因为缺乏脑卒中防治相关知识而错过最佳救治时间窗。下一步,要在加大对高血压等脑卒中高危因素宣传力度的同时,积极开展"千县万镇中风识别行动",加强包括"中风120"在内的脑卒中急救知识普及推广,同时增强社会对"减少百万新发残疾工程"的普遍认知,提升群众对脑卒中等慢性病防治知识的知晓率,提高疾病预防的依从性和急性期治疗的有效性,降低脑卒中发生率、复发率、病死率和致残率。

一月

◎ 1月23日,国家卫生健康委员会脑卒中防治工程委员会组织"国家卒中中心建设培训基地工作研讨会"在北京召开。

◎ 1月30日,由国家卒中急救地图工作委员会,国家卒中急救地图共识专家组编写的《卒中急救地图专家共识》发布。

◎ 1月30日,由中国神经科学学会,神经损伤与修复分会,国家卫生健康委员会脑卒中防治工程委员会,中国卒中学会,急救医学分会组织编写的《"移动卒中单元"中国专家共识2019》发布。

二月

◎ 2月20日,由中国老年保健医学研究会,老龄健康服务与标准化分会,《中国老年保健医学》杂志编辑委员会,北京小汤山康复医院组织编写的《中国高龄脑卒中患者康复治疗技术专家共识》发布。

三月

◎ 3月16~17日,国家卫生健康委员会脑卒中防治工程专家委员会组织专家赴新疆石河子市召开"中西部民族地区精准帮扶培训班"。

◎ 3月17日,"2019年中国脑心健康管理师培训班"启动,计划举办5期,培训600余人。

◎ 3月30日,国家卫生健康委员会脑卒中防治工程委员会启动"区域卒中中心工作推进会",先后在苏州、重庆、长沙召开。

四月

◎ 4 月 2 日 ~ 5 月 7 日,国家卫生健康委员会脑卒中防治工程委员会办公室组织 29 组专家先后赴全国 29 个省份开展基地医院及卒中中心建设现场指导工作。

◎ 4 月 11 ~ 13 日,由中华医学会、中华医学会神经病学分会主办,中华医学会神经病学分会脑血管病学组承办的"第十九次中国脑血管病大会 2019"在南京召开。

◎ 4 月 20 日,由中华医学会老年医学分会,老年神经病学组,脑小血管病认知功能障碍诊疗指南中国撰写专家组编写的《脑小血管病相关认知功能障碍中国诊疗指南(2019)》发布。

◎ 4 月 25 ~ 28 日,由首都医科大学宣武医院,中国国际神经科学研究所,中国脑血管病杂志,首都医科大学神经介入研修学院,吴阶平医学基金会联合主办的"第十六届中国脑血管病论坛"在北京召开。

◎ 4 月 30 日,由中华医学会神经病学分会,中华医学会神经病学分会脑血管病学组组织编写的《中国急性脑梗死后出血转化诊治共识 2019》发布。

五月

◎ 5 月 16 ~ 19 日,由国家卫生健康委员会脑卒中防治工程委员会主办的"2019 中国脑卒中大会"在北京召开。

◎ 5 月 30 日 ~ 6 月 2 日,由中国医师协会、中国医师协会神经内科医师分会主办的"第十二届中国医师协会神经内科医师大会"在武汉召开。

◎ 5 月 18 日,国家卒中中心管理指导委员会 2019 第一次工作会议在北京召开。

六月

◎ 6 月 29 日,由中国卒中学会组织编写《中国脑血管病临床管理指南》发布。

七月

◎ 7 月 1 日,国家卫生健康委办公厅印发《脑卒中人群筛查及综合干预技术方案》。

◎ 7 月 12 日,国家卫生健康委员会脑卒中防治工程专家委员会启动"全国卒中中心建设（区域）培训会"，先后在合肥、乌鲁木齐、沈阳、济南、杭州、南京、南宁、西安、大连、北京召开。

◎ 7 月 19 ~ 21 日，国家卫生健康委员会脑卒中防治工程委员会主办"全国脑卒中防治工作规划讨论会"在北京召开。

八月

◎ 8 月 29 日 ~ 10 月 11 日，由国家卫生健康委员会脑卒中防治工程专家委员会启动"2019 年全国卒中急救工作推进会"，先后在郑州、上海召开。

九月

◎ 9 月 5 ~ 6 日，由国家卫生健康委疾控局主办，国家脑防委承办的"2019 年中国脑卒中防治工作会"在北京召开。

◎ 9 月 17 日，由中国医师协会神经内科医师分会，认知障碍专业委员会，《中国血管性认知障碍诊治指南》编写组编写的《2019 年中国血管性认知障碍诊治指南》发布。

◎ 9 月 19 ~ 22 日，由中华医学会、中华医学会神经病学分会主办的"中华医学会第二十二次全国神经病学学术会议"在青岛召开。

◎ 9 月 20 ~ 22 日，由中国医师协会、中国医师协会神经介入专业委员会主办，首都医科大学宣武医院、南昌大学第二附属医院承办的"第三届中国医师协会神经介入年会暨第六届中国神经介入大会"在南昌召开。

◎ 9 月 30 日，由中华医学会神经病学分会，中华医学会神经病学分会脑血管病学组组织编写的《中国各类主要脑血管病诊断要点 2019》发布。

◎ 9 月 30 日，由中华医学会神经病学分会，中华医学会神经病学分会脑血管病学组组织编写的《中国脑血管病一级预防指南 2019》发布。

◎ 9 月 30 日，由国家卫生健康委员会脑卒中防治工程委员会，中华医学会神经外科学分会神经介入学组，中华医学会放射学分会介入学组，中国医师协会介入医师分会，神经介入专业委员会，中国医师协会神经外科医师分会神经介入专业委员，中国卒中学会神经介入分会组织编写的《急性大血管闭塞性缺血性卒中血管内治疗中国专家共识》发布。

十月

◎ 10 月 27 日～11 月 30 日,国家卫生健康委员会脑卒中防治工程委员会办公室组织多组专家先后赴全国 20 余省份开展基地医院及卒中中心建设现场指导工作。

◎ 10 月 29 日,由国家卫生健康委员会脑卒中防治工程委员会主办,北京清华长庚医院,清华大学医院承办的"2019 年'世界卒中日'暨第 9 届全国卒中宣传周系列活动"启动仪式在北京举办。

十一月

◎ 11 月 12～13 日,国家卫生健康委员会脑卒中防治工程委员会主办"全国脑卒中防治工作培训会"在北京召开。

◎ 11 月 19 日～12 月 6 日,由国家卫生健康委员会脑卒中防治工程专家委员会启动"脑卒中防治关键适宜技术系列培训班",先后在南京、上海、重庆、常州、天津、聊城、漳州召开。

◎ 11 月 23～24 日,由中国医疗保健国际交流促进会神经病学分会主办,首都医科大学宣武医院承办的"中国医疗保健国际交流促进会神经病学分会第五届学术年会暨 2019 年华夏神经病学论坛"在北京召开。

◎ 11 月 24 日,由中国卒中学会,急救医学分会,中华医学会急诊医学分会卒中学组,中国老年医学学会急诊医学分会,急救与创伤研究教育部重点实验室组织编写的《卒中相关性肺炎诊治中国专家共识(2019 更新版)》发布。

◎ 11 月 30 日,由中国卒中吞咽障碍与营养管理共识专家组,中国卒中学会,国家神经系统疾病临床医学研究中心,国家神经系统疾病医疗质量控制中心组织编写的《中国卒中吞咽障碍与营养管理手册》发布。

十二月

◎ 12 月 4 日,由国家神经系统疾病医疗质量控制中心,中国卒中学会,医疗质量管理与促进分会,医疗质量管理与促进分会青年委员会,中国脑血管病圆桌会议第一次会议专家组组织编写的《中国卒中门诊建设规范》发布。

◎ 12 月 5～8 日,由国家卫生健康委员会脑卒中防治工程委员会主办的"2019 年脑卒中防治工程工作总结会"在武汉召开。

◎ 12 月 25 日,由中华医学会神经病学分会,中华医学会神经病学分会脑血管病学组组织编写的《中国脑出血诊治指南(2019)》发布。

◎ 12 月 25 日,由中华医学会神经病学分会,中华医学会神经病学分会脑血管病学组,中华医学会神经病学分会神经血管介入协作组组织编写的《中国蛛网膜下腔出血诊治指南(2019)》发布。

◎ 12 月 31 日,由国家卫生健康委员会脑卒中防治工程委员会房颤卒中防治专业委员会,中华医学会心电生理和起搏分会,中国医师协会心律学专业委员会组织编写的《中国心源性卒中防治指南(2019)》发布。